口腔修复和种植修复治疗计划

TREATMENT PLANNING
in Restorative Dentistry and Implant Prosthodontics

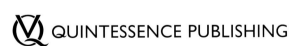

Berlin | Chicago | Tokyo
Barcelona | London | Milan | Mexico City | Moscow | Paris | Prague | Seoul | Warsaw
Beijing | Istanbul | Sao Paulo | Zagreb

口腔修复和种植修复治疗计划

TREATMENT PLANNING

in Restorative Dentistry and
Implant Prosthodontics

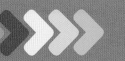
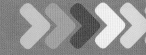

（巴西）安东尼奥·罗德里古斯　著
（Antonio H.C. Rodrigues）

陈吉华　主审

廖　岚　主译

北方联合出版传媒（集团）股份有限公司
辽宁科学技术出版社
沈　阳

谨以此书献给我的妻子Doris，我的孩子Lucas和Ana Clara，以及我的父母Zelia和Henrique。

图文编辑

杨 帆　刘 娜　张 浩　刘玉卿　肖 艳　刘 菲　康 鹤　王静雅　纪凤薇　杨 洋

This is the translation of Treatment Planning in Restorative Dentistry and Implant Prosthodontics

Author/editor: Antonio H.C. Rodrigues

© 2020 Quintessence Publishing Co., Inc.

©2022，辽宁科学技术出版社。

著作权合同登记号：06-2021第224号。

图书在版编目（CIP）数据

口腔修复和种植修复治疗计划 /（巴西）安东尼奥·罗德里古斯（Antonio H.C. Rodrigues）著；廖岚主译. —沈阳：辽宁科学技术出版社，2022.3

ISBN 978-7-5591-2370-1

Ⅰ.①口… Ⅱ.①安… ②廖… Ⅲ.①口腔矫形学②种植牙 Ⅳ.①R78

中国版本图书馆CIP数据核字（2021）第269742号

出版发行：辽宁科学技术出版社
　　　　　（地址：沈阳市和平区十一纬路25号　邮编：110003）
印　刷　者：凸版艺彩（东莞）印刷有限公司
经　销　者：各地新华书店
幅面尺寸：210mm×285mm
印　　张：19.5
插　　页：4
字　　数：400千字
出版时间：2022年3月第1版
印刷时间：2022年3月第1次印刷
策划编辑：陈　刚
责任编辑：苏　阳　殷　欣　金　烁　杨晓宇
封面设计：袁　舒
版式设计：袁　舒
责任校对：李　霞

书　　号：ISBN 978-7-5591-2370-1
定　　价：398.00元

投稿热线：024-23280336
邮购热线：024-23280336
E-mail:cyclonechen@126.com
http://www.lnkj.com.cn

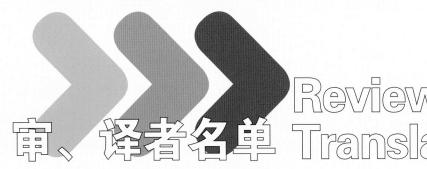

主 审

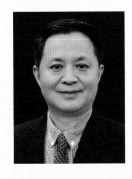

陈吉华 空军军医大学口腔医院

　　教授,博士研究生导师,主任医师,长江学者特聘教授。国家口腔疾病临床医学研究中心主任,陕西省口腔医学重点实验室及陕西省口腔疾病临床医学研究中心主任,中华口腔医学会口腔修复专业委员会主任委员,全军口腔医学专业委员会主任委员。主要从事牙科全瓷材料、高分子修复材料及仿生功能化材料的研究。获批国家发明及实用新型专利10余项。发表SCI论文100余篇,主编教材和专著6部。获中华口腔医学会和陕西省科技进步一等奖3项。

主 译

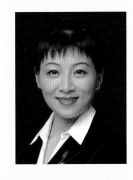

廖 岚 南昌大学附属口腔医院

　　博士,教授,博士研究生导师,主任医师,国际牙医师学院(ICD)中国区院士。中华口腔医学会口腔医学教育专业委员会常委,中华口腔医学会口腔修复专业委员会委员,江西省口腔医学会副会长,江西省研究型医院学会第二届理事会副会长。江西省口腔生物医学重点实验室-口腔生物材料方向学科带头人,江西省口腔疾病临床医学研究中心口腔修复方向学科带头人。教育部学位与研究生教育发展中心评审专家,国家自然科学基金评审专家,国家留学基金委评审专家。《口腔疾病防治》编委。美国天普大学(Temple University)牙学院和华盛顿大学(University of Washington)牙学院访问学者。

　　为《口腔修复学》江西省精品课程负责人,江西省省级虚拟仿真教学项目《牙列缺损种植修复虚拟仿真教学项目》负责人,同时获批教育部产学合作协同育人项目。指导学生作品《锌光洁牙——高效无损的柔光牙齿美白系统》获第五届中国"互联网+"大学生创新创业大赛银奖;获评江西省优秀硕士学位论文指导教师。

　　主要研究方向为口腔生物材料研发及口腔鳞癌基础与临床研究。近年主持国家自然科学基金项目3项,获国家发明专利2项,发表SCI论文20篇。为江西省卫生系统学术和技术带头人第六批培养对象,江西省高等学校第七批中青年骨干教师,江西省巾帼建功标兵。入选"江西省百千万人才工程",荣获"江西省卫生健康突出贡献中青年专家"称号。荣获首届江西省创新争先奖(个人),首届江西省医师奖,首届江西省医学科技奖(一等奖)。

副主译

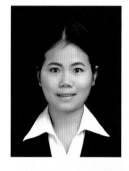

黄　敏

南昌大学附属口腔医院颞颌关节科主治医师，口腔修复学硕士。江西省口腔教育专业委员会委员、工作秘书，江西省口腔美学专业委员会青年委员，中华口腔医学会口腔修复学、口腔美学专业委员会会员。主译图书2部，参译图书2部，参与发明专利1项。

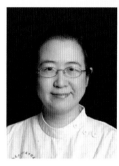

郭　菁

南昌大学口腔医学院副教授、南昌大学附属口腔医院综合急诊科副主任医师，医学博士。中华口腔医学会口腔美学专业委员会委员，江西省口腔医学会口腔美学专业委员会副主任委员。主持完成国家自然科学基金及省市级基金项目8项，发表SCI论文5篇及中文核心期刊论文3篇，主编、副主编图书共3部。

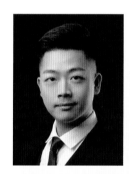

张显华

南昌大学附属口腔医院种植科主治医师，口腔种植修复学硕士。江西省口腔种植专业委员会青年委员，中华口腔医学会种植专业委员会会员，国际口腔种植学会会员，Nobel Biocare青年讲师。参与国家自然科学基金项目2项，并参与发明专利1项。发表专业论文数篇，其中SCI收录1篇。《以修复为导向的软组织管理》副主译。作为参与人共获2020年江西省医学科技奖一等奖。

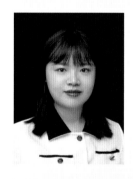

周子瑜

南昌大学附属口腔医院修复二科主治医师，口腔修复学硕士。江西省口腔种植专业委员会青年委员，中华口腔医学会会员。参与国家自然科学基金项目2项。发表SCI论文1篇，中国科技核心期刊论文1篇。作为参与人共获得2020年江西省医学科技奖一等奖。

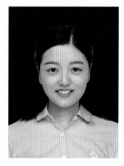

赵思语

武汉大学中南医院口腔科主治医师，南昌大学牙医学博士。中国医师协会口腔医师分会会员，中华口腔医学会会员。参与国家自然科学基金项目2项。发表SCI论文2篇，中国科技核心期刊论文1篇。作为参与人共获得2020年江西省医学科技奖一等奖。

译 者

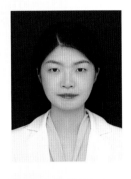

许莹莹
南昌大学医学部2021级博士研究生。

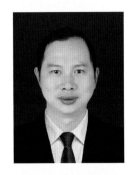

欧阳少波
南昌大学附属口腔医院修复二科主治医师。临床主要致力于颌面缺损赝复修复，前牙美学及咬合重建序列治疗。已发表国家级论文10余篇，主持省级、厅级课题3项。

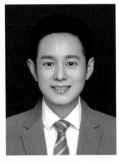

程名扬
南昌大学口腔医学院2019级硕士研究生。

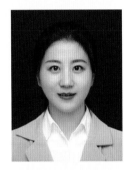

蔡 莹
南昌大学口腔医学院2020级硕士研究生。

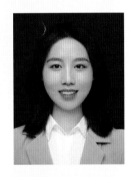

单吟芳
南昌大学附属口腔医院2020级规培生。

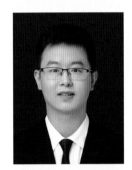

张 鹏
南昌大学附属口腔医院综合急诊科主治医师，口腔医学硕士。江西省口腔全科专业委员会委员，中华口腔医学会口腔美学专业委员会会员。

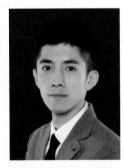

刘 哲
南昌大学医学部2019级博士研究生。

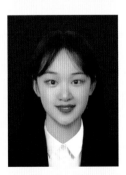

朱星蓉
南昌大学口腔医学院2018级硕士研究生。

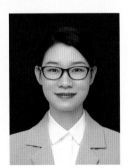

范 媛
南昌大学口腔医学院2019级硕士研究生。

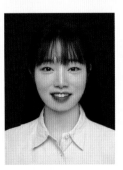

李 群
南昌大学口腔医学院2020级硕士研究生。

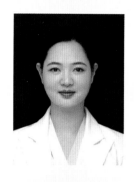

张 鹏

南昌大学附属口腔医院口腔颌面影像科主治医师，口腔医学硕士。中华口腔医学会会员、口腔颌面放射专业委员会会员。参与课题多项，发表论文数篇。

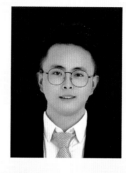

樊 欣

南昌大学医学部2020级博士研究生。

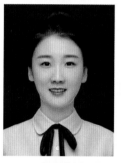

刘慧劼

南昌大学医学部2020级博士研究生。

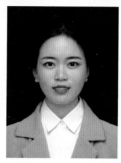

尹冬梅

南昌大学口腔医学院2020级硕士研究生。

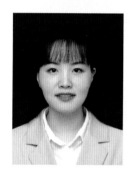

郭 丽

南昌大学附属口腔医院2019级规培生。

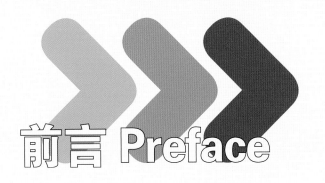

前言 Preface

制订治疗计划被公认为是所有口腔治疗中最重要的阶段之一，对治疗的远期成功起到至关重要的作用。尽管它很重要，但是在制订治疗计划过程中还是会存在一些困惑和分歧，尤其是在口腔修复学中。这归结于两方面的原因：第一，大多数口腔医学院校并未专门开设相关制订治疗计划的系统课程。在全科培训和专科培训课程中，制订治疗计划常作为特定学科（如口腔修复学、牙周病学、殆学、口腔正畸学以及口腔颌面外科学等）的一部分进行讲授。第二，缺乏相关主题的权威参考文献。虽然有关治疗计划的文献很多，但仔细研读后，几乎所有的文献和文章都未能如其所声称的那样客观、清晰、全面且以临床为导向来阐述治疗计划的制订。尽管几乎所有研究者都试图以一种宏观全面的方式讨论该主题，但最终他们在制订治疗计划时都更倾向于从自己的专业领域来考量。因此，当口腔医学生或者口腔医师在面临为患者量身制订整体治疗计划时，尤其是复杂的全口重建时，他们需要查阅大量教科书和文献，而教科书和文献都仅探讨治疗计划的某一部分内容。最终，他们不知道如何将所有信息整合在一起，又应该从哪开始治疗。

基于上述原因，为患者量身制订整体治疗计划已成为一个巨大的挑战。对于口腔医师和口腔医学生来说，这不仅是一个模糊的目标，而且还是一项难以掌握的复杂技能。此外，在各类学术会议上也很少讨论如何制订全面的治疗计划，因为鉴于制订治疗计划是最基本的技能，大多数会议组织方已默认参会者在学校已经掌握了相关的知识及信息。口腔医学生及初级医师缺乏制订全面治疗计划的知识储备和学习途径，从业人员不得不凭借直觉来解决问题，这将导致疗效非常难以预测。

如今，我们日益重视治疗的可预测性、可靠性和远期疗效，制订全面治疗计划的理念这一需求也比以往任何时候都高。我的学生们脸上的沮丧和绝望，以及如此多的口腔医师遭遇的困难处境（在面对亟待解决的复杂病例时，不知道该做什么或者往哪个方向走）皆促使我写了这本书。在本书中，我介绍了制订口腔修复治疗计划的临床指南，并概述了清晰、客观、简单的思维过程，这些均可轻松应用于日常临床实践中。本书旨在帮助各个层次的口腔医学生、全科医师和修复科医师针对成年患者制订出全面而准确的治疗计划。本书特别强调不同专业之间的相互关系以提高数据的相关性和协作性，所有专家也将有所收获。本书提出了采用系统、一致的方式来诊断和解决临床问题的理念，这种方法很简单，所有从业者都可以习得。本书内容包括整个治疗计划制订过程和其中最重要的阶段。所有制订治疗计划阶段均以浅显易懂的、循序渐进的形式进行介绍，为读者提供了从最初的程序到最终的修复治疗全过程都可参考的路线图。本书认真详尽地描述了每个阶段，罗列和讨论了最重要的主题，始终采用科学合理的循证数据，并符合道德与法律原则。此外，还特别介绍了种植治疗程序的制定，尤其是缺牙区的检查和合理选择修复方式。

本书分为3个部分，首先介绍制订治疗计划的方法，由第一次接诊的全过程拓展开来，直至提出治疗计划并获得患者知情同意的阶段。按照临床诊疗顺序，逐步讨论所有阶段。序篇概述了需要有"整体治疗"理念的理由，以及系统制订全面有效治疗计划所带来的潜在好处。书中还详细介绍了该方法是如何实施的，强调了其原则、制订治疗计划和临床应用。

第一部分讲述了如何通过临床检查收集、整理和分析信息来发现存在的问题。特别强调这套诊断程序和方法将在很大程度上有利于诊断与治疗计划的制订。同时提供了一种可靠且有条理的方案来收集和记录临床数据，包含所有阶段数据收集的临床检查列表和图表，这样就可以确保在评估过程中不会遗漏任何重要信息。该方案可提高治疗措施的可预测性，也增加了获得患者完整而准确的问题列表（诊断）和治疗计划的机会。

第二部分聚焦于通过修复治疗方案来解决已确诊的问题，强调种植体支持式修复体在牙列缺损和牙列缺失治疗中的应用。并针对牙列缺损和牙列缺失患者提出了理想及替代治疗方案。

第三部分详述了如何向患者介绍治疗方案，内容涵盖患者教育、治疗计划的描述以及获得患者知情同意。在当代口腔医学中，口腔医师在展现治疗计划时所扮演的角色正在从最终权威决策者转变为患者的治疗计划制订专家、教育家和顾问。因此，最重要的是，口腔医师要准备好全面告知患者（他/她）的口腔状况以及可选择的所有治疗方案。

做出诊断和制订治疗计划就意味着要承担专业责任，即不遗漏任何与患者相关的影响因素；偏离这种思路不可接受，也不再被容忍。因此，我们需要教导口腔医学生和所有参与修复治疗的专业人员，履行他们在管理患者综合治疗计划中的责任，并且长期以来一直都需要有效的方法来加以保障。本书提供在所有情况下均可使用的思维哲学及有条不紊的有效解决方法。如果掌握，一定会提高整体治疗长期结果的可靠性和可预测性。毫无疑问，新技术可以使治疗更易实施或更有效，但事实上正确的诊断和全面的治疗计划仍然是成功的主要决定因素。

我希望本书将有助于医师减少有关治疗计划的常见疑虑。本书将为教师、学生和口腔执业医师提供如何制订有效、全面治疗计划的基础知识，以避免在制订治疗计划阶段陷入误区。由于专门针对这一主题的相关参考资料非常稀少，编写此书是一个巨大的挑战，但是我希望本书将为医师指引正确的方向，并能帮助医师为患者制订更合适的治疗计划。

致谢 Acknowledgments

我在此感谢所有无私分享知识和经验的人，这些知识和经验对本书的完成做出了巨大贡献。他们是来自口腔各个领域的学者、教育工作者和同行，他们的思想构成了本书的治疗理念和具体内容。在此特别感谢我的导师——他任职于巴西贝洛奥里藏特市米纳斯吉拉斯联邦大学和波士顿高盛口腔医学院。此外，还要感谢所有研究者和讲师的宝贵贡献，从他们既往病例和演讲中获取了珍贵的信息，也促进了我治疗思维的形成。

虽然不可能列出所有直接或间接帮助编写本书的人，但我仍要特别感谢Ronald Granger、Dan Nathanson、Remo Sinibaldi、Zhimon Jacobson、Steven Morgano、John Cassis、Elton Zenobio和Gustavo Borges，感谢他们分享的知识和经验，提供的个人指导和支持；我对Federico Castellucci、Giovanni Castellucci、Celeste Kong、Mauricio Cosso、Jose Alfredo Mendonça、Alexandre Eustaquio Rocha和Marcus Guimaraes表示最深切的感谢，他们帮助我起草了本书的初稿；特别感谢口腔技师Rolf Ankly、Juan Kempen、Nicholas Serafin和Renata Andreotti；感谢我的学生们，在过去的10年里，他们一直是我完成这本书的动力。

写书肯定会对家庭造成影响。在写这本书的过程中，我的妻子Doris、我的孩子Lucas和Ana Clara帮我分担了压力。没有他们坚定的支持，这本书也不会问世。感谢他们的理解，牺牲了我们的家人共度的时间。

同样，我特别感谢Lisa Bywaters，她从一开始就对这个手稿充满信心。我还要感谢Bryn Grisham和Leah Huffman所做的出色工作。感谢Quintessence全体员工的耐心配合。

中文版序 Foreword

作为口腔专科医院的医师，我们总会听到患者抱怨看牙麻烦、看牙难。事实上，因为在很多情况下，患者需要来往于多个科室往复就诊，导致就诊效率低及就诊感受差。造成这一现象的原因是多方面的，但口腔专科医院分科过细，首诊医师经常只将患者主诉作为关注对象，忽视了对患者口腔整体情况的了解，缺乏全面、系统的诊疗规划应该是不容忽视的因素。近年来，各专科医院为了给患者提供更有效的诊疗服务，陆续开设了口腔综合科，而综合医院的口腔科全科设置模式及大多数口腔个体诊所，事实上也是综合诊疗性质的机构，但即便如此，综合性质的诊疗单位，如果没能从观念上认识到综合诊疗的重要性、没能抓住综合诊疗的本质，也未必能从根本上提高诊疗效率、改善患者就诊感受。

那么如何提高口腔诊疗效率、改善患者就诊感受，具体操作途径又是什么？这是大家近来广泛关注的问题，也是各院校教学内容改革的目标之一。其中，对制订整体诊疗计划的重视就是重要举措，即首诊医师对患者进行全面检查、对患者口腔整体情况有清晰掌握，然后在各专科知识基础上为患者制订一个全面的、翔实的治疗方案，患者按诊疗方案一步一步、有条不紊地开展诊疗。这不仅能有效提高治疗效率，对诊疗效果也会有更大促进作用。当然，单纯有整体诊疗的理念还是无法实现最终目标的，所以各机构近年来都在制定培训措施，以提高整体诊疗方案的质量水平。我认为这对提高口腔临床诊疗水平是非常重要的。

但整体而言，我总还是觉得如果能有一套权威的、有关整体诊疗方案制订的专著或者教材，将对这个方向的发展发挥十分必要的作用。因此，这本由南昌大学附属口腔医院廖岚教授为核心翻译的《口腔修复和种植修复治疗计划》一书，对制订整体诊疗规划的教学和培训可谓雪中送炭！

我浏览了本书的前言，作者在其中全面阐述了制订整体诊疗方案的重要性，相比而言，作者对此方面的认识比我更全面、更深刻，我也是深受启发。我认真阅读了书稿目录和大纲，能感到作者在本书内容选取及各章节先后逻辑关系的安排上花费了大量心血。充实的内容、清晰的逻辑路线图，不仅体现了整体诊疗规范的重要性，更重要的是让读者在阅读本书后能够抓住制订整体诊疗方案的纲、掌握制订整体诊疗计划的具体路径，为实现制订有实用价值的整体诊疗方案的初衷提供切实支撑！

廖岚教授和她的团队及时翻译出版本书，对我们如何在合理缩减患者就诊程序的同时又能提高诊治效果，一定会产生积极作用；特别是对口腔专科学生在学习阶段整体诊疗观念的培养及青年医师整体诊疗理念的进一步培训都是非常有益的。

祝愿本书早日和读者见面！

陈吉华

空军军医大学口腔医院教授 主任医师
中华口腔医学会口腔修复专业委员会主任委员
2021年10月 于西安

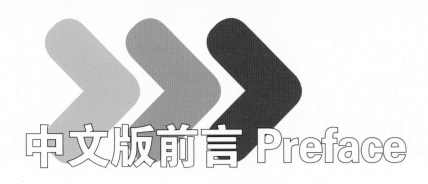

中文版前言 Preface

近年来，随着我国口腔医学各个学科与国际口腔医学领域逐步接轨，开展治疗前制订全面的治疗计划是国内外业界公认的最重要环节。在口腔修复及种植领域尤其如此。我从事口腔修复专业医疗及教育30多年，在日常口腔修复、种植修复临床医疗工作和教学实践中，发现许多高年资医师在制订治疗计划过程中还是常常会存在一些分歧，年轻医师则有更多困惑，甚至不知从何下手。因此，我深感本领域急需一本关于如何系统化、规范化制订全面治疗计划的专业图书以供大家参考。适逢国际口腔经典专著的出版摇篮——国际精萃出版社，推出2020年口腔领域学术专著之时，我精心挑选这本由美国深耕修复及种植治疗领域多年的Antonio H. C. Rodrigues博士编写的《口腔修复和种植修复治疗计划》，组织一批口腔修复及种植领域的中青年学者，在尊重原著的原则下，共同努力翻译本书，力求完美体现原著者临床科学治疗思维之精髓。

全书共14章，遵循医师如何发现临床问题、解决临床问题，如何取得患者知情同意及对患者进行必要的教育，结合大量的临床病例分析、各个治疗程序采集的照片、记录临床各种数据的图表，生动翔实地论述了口腔修复及种植专科医师在面对具体患者，特别是同时患有多种口腔疾病者，应该如何逐步制订全面的治疗计划，缜密的临床思维贯穿全文。可以说，这是一本对于口腔医师处理常见病、多发病极具临床价值的参考书。本书不仅适用于培训口腔修复及种植专科医师，对于住院医师、规范化培训医师、口腔其他专科医师开拓临床思维也是很好的参考用书。

限于翻译水平，尚有不尽完善之处，祈盼广大读者不吝指正！

我要特别感谢空军军医大学口腔医院陈吉华教授、美国华盛顿大学牙学院张海教授、四川大学华西口腔医院的满毅教授、南昌大学附属口腔医院的朱洪水教授对我们在此书翻译过程中的指导和帮助。同时也衷心感谢我们团队的辛勤努力和无私付出，才让此书这么快与读者见面。

廖岚

2021年10月24日 于南昌

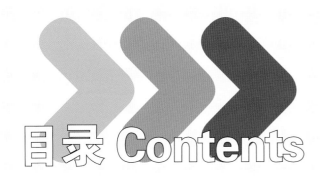

目录 Contents

第二部分
制订治疗计划的过程：为发现的问题提供解决方案

第1章

"整体治疗"理念的理论基础
A Rationale for Developing a Philosophy of Total Care

在制订治疗计划过程中产生的争议和不确定性

　　无论病变的范围和/或复杂程度如何，口腔治疗都可以分为3个阶段：①提出诊断和制订治疗计划；②进行治疗；③控制和维护[1]。初始阶段（诊断和制订治疗计划）通常被认为是所有口腔治疗中最重要的阶段，对于取得长期疗效至关重要[1]。但是，在口腔修复治疗中，治疗计划的制订存在困难且具有争议。在制订治疗计划中涉及的有关争议和不确定性不仅使治疗目标变得不明确，也使制订治疗计划本身成为口腔医学生和口腔医师难以掌握的一项技能。

　　在初始阶段，口腔医师会对如何制订一个全面、可靠的治疗计划感到困惑，这种情况十分常见。当分析一个疑难病例（图1-1）时，面临大量问题会使没有经验的医师不知所措，甚至使他们不知道从哪里开始或先做什么。即使是有经验的口腔医师，也会问诸如"我现在该做什么？"或者

"我如何才能确保准确分析了所有必要信息？"等问题。这在临床治疗中十分常见。此外，对于在治疗过程中应该由哪方面的专业人员来担任制订整体治疗计划和实施治疗的角色，也经常存在分歧。

　　造成这种困惑的原因之一是全科训练时牙学院不教授如何制订治疗计划的课程。在专科训练的课程中，通常将治疗计划作为特定学科（例如，口腔修复学、牙周病学、殆学、口腔正畸学或口腔颌面外科学等）的一部分进行讲授。由于这种缺陷，口腔医师在整个计划过程中没有固定的指导方针，并且对治疗过程中需实现的最终目标缺乏了解。没有可供参考的全面、有效的理念及行动方针，口腔医师就不得不依靠自己的直觉来制订诊断和治疗计划。

　　许多口腔医师倾向于用不同的、特定的方法来诊断和治疗每一个病例。由于患者的个体差异，所以每个病例都必须根据患者的具体特征进行规划。因此，口腔医师面临的挑战是为每一

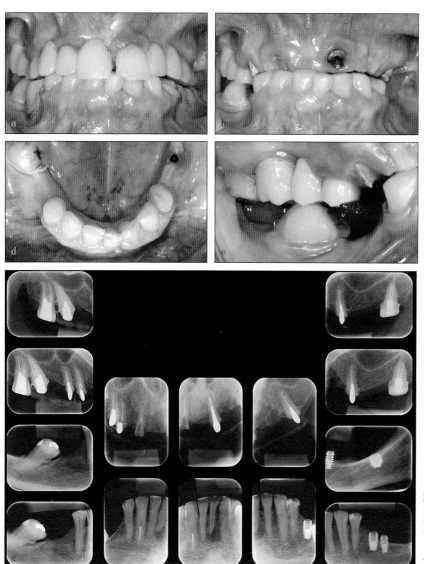

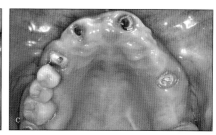

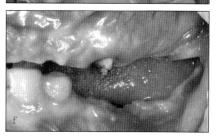

图1-1 一个涉及牙髓问题、牙齿位置问题、咬合问题和颞下颌关节问题的复杂病例。（a和b）一名患者已戴入修复体（a）和移除修复体后（b）的正面观。注意，由于缺乏后牙支持，咬合垂直距离已经改变。由于磨耗，下颌前牙的牙冠高度明显降低。右上颌中切牙唇倾可能是由于咀嚼力丧失合适的后牙支持。（c和d）上颌牙弓和下颌牙弓的殆面观显示了剩余牙齿的数量、位置和分布。（e和f）左右口内侧方照显示咬合垂直距离的变化。可能是由于咀嚼力丧失合适的后牙支持，对颌牙有伸长。（g）上下颌牙齿的根尖周X线片可见过大或过小的桩核、根尖周病变和种植体。

名患者制订一个具体的、个性化的治疗方案。但是，由于口腔医师在开始工作时不了解治疗计划的最终目标，也不知道这些目标能否实现；这样就会容易产生混淆和误导，在所有情况下使用相同的治疗思路则会相对容易很多。因为同样的方案可以用于每名患者，无论他/她的临床状况如何，这无疑会促进治疗计划的制订，也将改善口腔专业人员在讨论某个病例时的沟通方式。

另一个问题是缺乏相关文献可供参考。关于治疗计划的文章很多，但是尽管大多数研究者都在努力以一种全面的方式解决这个问题，

但仔细阅读后发现，几乎所有文章都未能如其所声称的那样客观、清晰、全面且以临床为导向，但最终他们在制订治疗计划时都更倾向于从自己的专业领域来考量。即使是同一专业领域的不同主题之间的相互关系也经常被忽视。例如，在修复治疗中关于殆架上的石膏模型的咬合。一般而言，将研究模型上殆架非常重要。此时，咬合就成为人们关注的焦点，而其他如缺牙区等同样重要领域就无法得到适当评估，并且也未对安装好的石膏模型进行全方面的分析。同样，有关咬合、固定义齿、可摘局部义齿和全口义齿的教

在制订治疗计划中引起争议和混淆的因素

- 缺乏在整体规划过程中作为参考的指导方针
- 缺乏既定目标
- 大量信息需要评估
- 收集到的数据组织不当
- 关于谁应该负责整个计划过程的问题

传统与现代的治疗计划理念

传统理念
- 基于经验基础
- 侧重于解决特定问题的治疗
- 分段治疗
- 长期预后不良

现代理念
- 循证
- 侧重于患者的整体治疗
- 全面治疗
- 长期预后良好

科书往往在某专业主题的基础上讨论治疗计划，而没有将这些与整个大专业联系起来。

因此，当口腔医学生或操作者面临针对不同个体的整体治疗计划，尤其是复杂的全口重建病例时，他/她被迫查阅多本教科书和文章，然而每本教科书和文章仅仅只探讨其中一部分。最终，人们对如何整合所有信息和第一步需要做什么存有疑问。

此外，在学术会议上也很少讨论全面制订治疗计划，因为制订治疗计划通常被视为太过基础，大多数会议组织者认为参会者在口腔院校接受培训期间就已经掌握相关知识。

毫无疑问，无法确定在完整的治疗计划过程中需要实现哪些目标，对口腔医师是一个重大考验。框1-1概述了导致此问题的因素。

回顾制订治疗计划方法的历史

为了更好地了解现代治疗计划的理念，应该了解过去制订治疗计划过程中的明显局限性，以及临床决策如何受到传统模式的影响。框1-2总结了传统和现代治疗计划理念的主要区别。

传统治疗计划理念

过去，口腔治疗包括缓解疼痛、解决美学问题或修复缺牙[2]。治疗目的是解决特定问题或聚焦于主诉相关的特定牙齿区域。通常情况下，

医师会评估特定的牙齿状况问题，然后立即提出解决问题的建议，医师得到患者同意后便开始治疗。给出问题的解决方案通常非常简单，取决于医师的诊断能力，并限于当时可用的治疗方式。治疗决定是在不确定的环境中做出的，治疗方法通常基于口腔医师的经验，没有坚实的科学基础。这种治疗概念被证明是无效的，有时对患者有害。尤其是从长远来看，它只是提供了一种分段治疗，只治疗一颗、一个象限或半口牙齿，而不考虑患者的总体情况。并且，患者将治疗决定转交给口腔医师，并表达诸如"只要做您最想做的事"或"如果我是您的父亲或母亲，您会怎么做？"这样的情况也十分普遍。

在这种情况下，口腔医师是唯一决定治疗方法的人，通常很难得到精确的诊断。即使口腔医师对治疗原理已经在心中进行了判断，也可能没有向患者充分说明诊断结果。因此，向患者提供全面治疗方案的可能性极小。即使有选择的空间时，提供的方案往往也是不假思索的，患者真正得到的信息很少，无法做出深思熟虑的决定。因此，在这些情况下，治疗计划本质上是作为一种收费手段（正式文件）和提供治疗措施的总体方向。

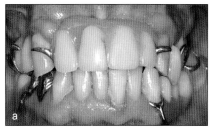
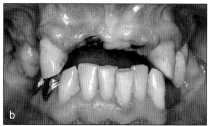
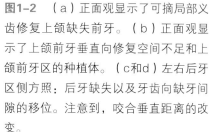
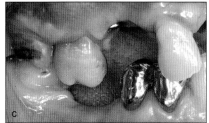
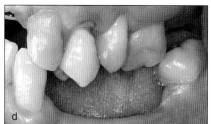

图1-2　（a）正面观显示了可摘局部义齿修复上颌缺失前牙。（b）正面观显示了上颌前牙垂直向修复空间不足和上颌前牙区的种植体。（c和d）左右后牙区侧方照：后牙缺失以及牙齿向缺牙间隙的移位。注意到，咬合垂直距离的改变。

因为信息的收集和整理是在治疗计划的不同阶段进行的，所以传统模式常常很难取得成功。通常，主要的计划步骤包括与患者第一次就诊的信息、初始临床检查、研究模型的初步印象以及辅助诊断的评估（放射线检查和模型上𬌗架后的分析）。信息和数据收集后，对其进行评估，最终确定治疗计划。理论上，这一过程是充分的，但临床应用时似乎也不起作用。该方法本身并没有提供全面诊断和制订治疗计划的指引，尤其是在更复杂的病例中，也不会去讨论不同专业领域之间的关联。因此，评估程序变得很有局限性，不够系统全面。如图1-2和图1-3所示，只注重解决一个特定的临床问题，而没有注意到其他重要的问题，这可能会影响长期治疗效果。

病例1

图1-2中的患者接受了一位口腔医师的初步检查，该患者主诉为其上颌可摘局部义齿的美学和功能不佳，并要求将其替换为种植体支持式修复体（图1-2a）。为了满足患者的期望，该口腔医师在上颌前牙区植入了两颗种植体（图1-2b）。但是，该口腔医师没有注意到其他需要考虑的重要因素，例如上颌前牙区的垂直修复空间不足、后牙数量减少、咬合面改变以及咬合垂直距离的

改变（图1-2c和d），这也许是之前牙列缺失的原因。除非进行完整的检查并解决现有存在的问题，否则将来采用种植体支持式义齿修复缺失前牙，可能会因义齿承受过度的咬合力，导致出现像之前的修复体一样失败。

病例2

图1-3中，患者主诉左侧上颌区种植体支持式修复体的固位不佳。在与首诊医师初步咨询沟通时，患者曾要求采用种植体修复缺失牙。首诊口腔医师依次安排手术并植入种植体。这个治疗只是为了解决患者特定的要求，没有进行更全面的分析来发现其他潜在的问题。

又如，前一位口腔医师在修复时并没有考虑到患者的反𬌗（图1-3a）和左侧下颌第二磨牙的颊倾（图1-3d）。导致该患者的咬合设计为：在行使功能过程中，该种植体支持式修复体侧向力过大，导致种植体松动和修复体不稳定。这是另一个典型的例子，说明除了与患者主诉和期望相关的直接因素外，还有其他因素可能会对治疗预后产生不利影响。理想情况下，应该进行全面的检查。种植修复治疗前应先矫治下颌第二磨牙的唇倾，这将获得一个稳定的咬合。这样，𬌗力可以更好地分布，最大限度地减少生物力学引起的

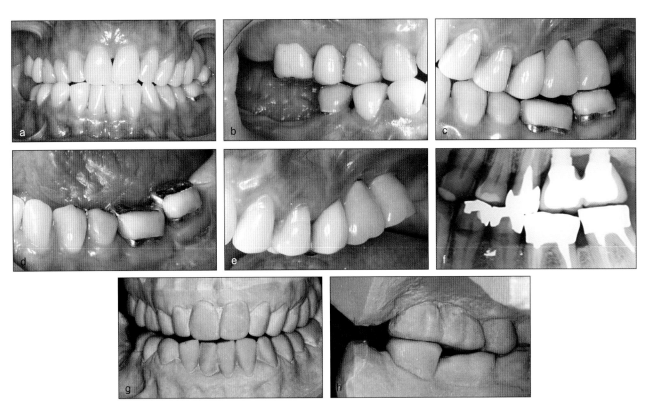

图1-3　（a）上下颌牙弓正面观显示患者右侧存在一处反𬌗。（b和c）左右后牙区侧方照。注意，左侧下颌第二磨牙显著颊倾。（d）左侧下颌后牙区侧方照，显示左侧下颌第二磨牙显著颊倾。（e）左侧上颌后牙区侧方照，显示左侧下颌第二磨牙的伸长导致咬合平面的显著改变。（f）左侧咬合翼片显示上颌种植体支持式冠修复和下颌第二磨牙的伸长。（g）模型上𬌗架分析的正面观显示了侧向运动（左侧工作侧和右侧平衡侧）。注意，右侧平衡侧的侧向移动。缺乏尖牙引导（因为反𬌗）导致了侧向𬌗干扰的发生，特别是影响种植体冠修复。由于下颌第二磨牙的伸长，使情况更加严重。（h）模型上𬌗架分析的舌面观显示了下颌第二磨牙伸长与种植体支持式冠修复体的接触。

并发症和修复失败的可能性。

现代治疗计划理念

　　然而，在现代口腔中，这种特定解决问题的治疗方式已经被一种形式完整的病例分析所取代，这种分析关注患者的综合治疗[2]。目前，进行全面诊断和制订治疗计划意味着专业人员必须具备不忽略任何后果的责任。各种新型诊断仪器的出现和技术发展，提高了诊断的精准性和制订治疗计划中的可预测性。科学研究的进展提供了大量高水平的治疗方案可供选择，以最终实现功能改善、美学需求和延长最终修复体的寿命。此

外，现代口腔已经将循证作为整个治疗计划过程的重要组成部分。这一概念包含这样一种观点，即临床决策应该基于科学原则，治疗方案必须通过准确的、循证的和可重复的研究进行验证。

　　因此，如今患者期望口腔医师能够提供关于他们个人问题的全面信息，并提供一系列的治疗选择。因此，口腔医师应该找出所有存在的问题以及可能导致问题的因素，再让患者做出治疗决定。列出问题列表是这个初始程序的重要组成部分。完成这一目标的同时，口腔医师应该考虑所有可能的治疗方案，并基于现实条件，为每名患者筛选最佳方案，始终把患者作为一个整体来考

虑。即口腔医师应该评估每种治疗方案的利弊，权衡各种治疗方案的相对优点。

医师分析完之后，必须将每一种选择的预后完整地告知患者。这可以在治疗计划介绍中完成，告知内容还应包括一些其他问题，如治疗的总费用、所需时间和复诊次数、预期不适、可能的不良事件、治疗过程中的美学局限性以及最终治疗的潜在局限性。口腔医师应了解，每一种治疗方案的预后，对于帮助患者做出明确的治疗选择都是非常有益的。并应尽可能与患者分享来自口腔专业文献中的重要信息，并结合自己的实践结果及临床经验补充这些信息。

医师只要为患者提供了选择方案和必要的科学和/或临床信息，患者就可以更可靠、更恰当地选择符合其个人利益的最佳治疗方法。这样，医师就可以设计和取得治疗计划的知情同意书，包括对诊断的了解、治疗选择的相对优势和治疗费用，并且还包括对疾病治疗和预后的解释，以及有关治疗预期的相关信息。

现代口腔治疗计划的制订，显然已经脱离了传统的方法（即与患者就几种治疗可能性进行的有限讨论），转变到目前的开放形式，其特点是提供了大量可供选择的复杂方案。同时，更多详细的诊断工具和程序的技术进步用于解决常见的口腔问题。这种影响对于口腔医师和患者来讲，都是同步的。

现代治疗理念

在制订修复治疗计划时，综合治疗的理念集合了现代治疗理念，即将患者视为一个整体的理念。它包括了3个概念：①制订综合治疗计划；②修复治疗计划的制订原则；③治疗计划制订的过程及方法。

制订综合治疗计划

修复治疗的计划通常涉及大量数据的评估，并且应在考虑患者整体的情况下进行[2]。因此，检查过程应该把患者作为一个整体来考虑，宏观考虑患者完整的口腔需求，而不是只关注每个专业的内容。如前文所述，许多口腔医师倾向于把注意力集中在一个特定的专业领域，通常只关注患者主诉，这会忽视和遗漏一些其他重要的问题。为了避免遗漏影响患者最终治疗计划的重要信息，应先制订完整的治疗计划，再考虑不同类型的专科计划。基于此，口腔医师才能够满足患者的所有需求，也不会忽视其他重要信息。这将有助于整个治疗的成功和疗效的长期稳定。

修复治疗计划的制订原则

为了顺利地进行全面分析，口腔医师必须考虑3个基本原则：

（1）患者接受检查时的状况。

（2）患者的原始健康状况。

（3）对患者理想情况的预测。

第一条原则是指能够预见到患者当前的口腔状况（例如，做出诊断）。应发现任何与正常健康状况不同的情况，查明导致此情况的问题或因素。在这个阶段，医师必须知道，在口腔修复学中，"问题"一词是用来定义与正常的区别，因为当描述如牙变形、咬合垂直距离的变化和牙齿磨损时，使用"疾病"一词不准确，甚至毫无意义。这些情况只是指与正常情况的偏差，不应被视为疾病。

第二条原则是能够看到患者在出现口腔问题之前的原始状况。它将是患者的口腔状况能否被恢复到最初健康状态的参考。

在这个阶段，应区分是后天问题还是生长发育的问题。后天问题包括龋病、不良修复体（固定及活动）、拔牙后不修复引起的后遗症等。生长发育问题包括遗传和先天问题，如错𬌗、颌骨或牙齿大小差异以及腭裂。这两类应该分别单独考虑，且需要不同类型的处理。

第三条原则是指制订一套治疗方案，使患者恢复到原来的健康状态或正常状态。通过比较患者的现有状况和原始健康状况，确定治疗目标。确定治疗目标后，就可以制订理想的治疗计划。在口腔状况恢复到原来的健康状态后，可以制订额外的计划来治疗先天性缺陷。在确定了一个切实可行的口腔治疗计划后，就可以开始治疗。

治疗计划制订的过程及方法

为了实现上一节所述的原则，必须使用特定的方法。这种方法包括对制订治疗计划过程中相关基本术语的理解。它定义了治疗计划的意义，概述了治疗结束时要达到的目标，并确定了进行计划涉及的专业人员类型。最后，拟定在整个操作过程的参考标准。这些关键因素在制订治疗计划过程中被称为"做什么、由谁做和怎么做"，是可预测性的主要先决条件。在没有清楚了解这些基本要素的情况下，制订任何治疗计划，很可能会导致不理想的治疗结果。

理解治疗计划的含义

对制订治疗计划的困惑多来源于口腔医师对治疗计划含义的误解。如果从业者对这个术语的含义没有一个清晰的概念，那么该如何完成全部任务呢？在不知道治疗计划真正意义的情况下怎么可能成功地制订它呢？

在本书中，治疗计划被定义为对先前确定的问题给出一个解决方案。在修复治疗中，解决方案是指用一种修复治疗方式（或修复体类型）解决修复问题。多数情况下，确定的问题可以被认为是诊断。根据修复术语表[3]，治疗计划定义为：为患者做出诊断后的一系列治疗计划。治疗计划

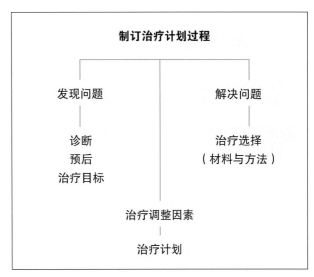

图1-4 制订治疗计划过程所涉及的要素。

必须详细，以便能够解决已经发现的问题，通常有多种治疗方法可供选择。从现代口腔医学来看，做出诊断和计划治疗承担了不遗漏患者任何信息的专业责任。即要给患者提供关于全面的口腔状况信息以及精确和全面的诊断。换句话说，诊断决定治疗。

因此，成功地制订治疗计划需要做到两点：①发现问题；②解决问题。这两方面的缺乏都可能导致对患者的治疗不足。第3个要素是治疗调整因素，也起着重要作用（见第13章）。对这3个要素的充分了解，才可以成功地制订治疗计划。图1-4说明了这3个要素之间的关系。

应明确在治疗计划结束后需要实现哪些目标

要使治疗计划取得成功，口腔专业人员应基于全局视角，了解治疗计划的目标，并明确知晓需要完成什么。在满足患者期望的同时，反映现代口腔医学的概念。

传统的治疗计划过程只是简单地完成一项治

疗[2]。

在过去，治疗计划的目的仅仅是为治疗提供指导，并作为估计治疗费用的一种手段。然而，现代治疗计划也为患者提供了理想的治疗选择，强调对患者进行综合治疗。告知患者自身的临床状况和适合他们的治疗选择。因此，治疗计划在患者宣教和知情同意方面十分有价值。患者有权并且也希望知晓治疗是否正在按照预期进行[4]。在这种情况下，治疗计划能够让患者对已经进行的治疗、当前阶段以及接下来的治疗程序清晰可见。

因此，现代治疗计划的目标如下：

• 制订一个总的治疗计划。

• 促进患者宣教。

• 获得患者知情同意。

确定实施治疗计划涉及的专业人员

根据本文所建议的方法，提供修复治疗的口腔专科医师或全科医师应承担制订计划治疗的主导责任，让患者选择最佳治疗方案[5]。特别强调，要充分获得患者的知情同意，必须要求患者签署一份确认文件，表明他们知晓了有关治疗的所有必要信息。必须将患者作为一个整体进行检查。特别是在复杂的病例中，口腔医师的责任是建立一个全面的治疗计划，包括会诊以及必要时转诊到不同的专业科室。修复专科医师或提供修复治疗的全科医师有一个独特的角色，即承担从头到尾设计和管理患者治疗的责任。此外，他/她必须清晰、有条理地收集和记录患者所有相关信息，为高效的团队合作奠定基础。在全面发现患者的问题之后，口腔医师应提出可能的治疗方案，并权衡每种方案的利弊。治疗建议要基于对患者的全面评估。在这种情况下，患者才有机会根据合理和可预测的因素选择他们认为符合其最佳利益的治疗方案。因此，患者只要充分了解不同治疗

方案的诊断、优势和成本，就能更好地做出判断，并签署知情同意书。

治疗方案

其他的口腔治疗（例如，牙体制备或种植手术）也纳入序列治疗方案，以确保治疗计划的完成度和可预测性。口腔修复治疗中的治疗计划则缺乏类似的原则。注意，"方案"这个术语并不是给治疗计划的制订设立一套严苛的准则，它的具体内容会随着口腔医师经验的丰富而不断进行调整以适应新的信息。在这里所建议的方法中，提供的指南囊括了从最初的咨询到治疗计划介绍以及知情同意的系列程序。

治疗计划的每个阶段和目标

治疗计划方案可分为4个阶段（图1-5）：

（1）收集和整合临床数据，列出问题清单。

（2）解释收集的数据，并确定诊断、预后和治疗目标。

（3）分析治疗方案并制订治疗计划。

（4）患者宣教、治疗方案介绍和知情同意。

表1-1概述了在每个阶段的任务以及完成治疗过程所需的预计复诊次数。这些信息旨在提供对更复杂病例信息收集和组织所需的费用预估。

治疗计划过程中，序列治疗对于保障治疗高效性和可靠性至关重要。关注每一个阶段，并谨慎地实现该阶段的目标，有助于制订准确的治疗计划。本节总体上介绍了一般检查过程的方法和顺序。每个阶段的详细阐述可以在后面的章节中找到。

治疗计划方案的第一步（第一阶段）包括确认患者接受检查的情况；换而言之，从正常健康状况中发现变化。应收集并记录相关检查结果。正确记录数据是提高诊断效率的必要条件。在这

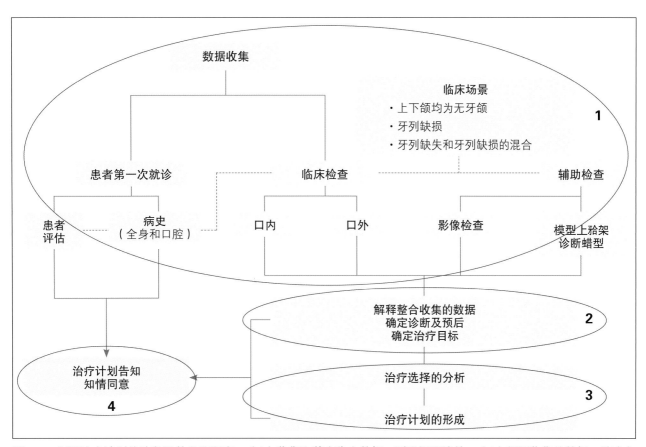

图1-5 制订治疗计划的阶段及其必要程序。（1）收集和整合临床数据，列出问题清单；（2）解释收集的数据，并确定诊断、预后和治疗目标；（3）分析治疗方案并制订治疗计划；（4）患者宣教、治疗方案介绍和知情同意。

个初始阶段，口腔医师应该熟悉患者及其主诉和期望，再进行临床检查。

为了确保在评估过程中不会遗漏重要信息，在整个数据收集阶段都提供了检查表（例如，问题清单、检查问卷）作为指导。可更加容易识别和预测现有问题，有助于评估和解释所有收集的数据，从而完整和清晰地明了每个专业问题，然后解决问题之间的相关性，将一系列脱节的发现转化为全面的诊断。记录收集的数据后，为每个区域制定一个问题列表，并确定诊断和预后，建

立治疗目标。这些程序在计划过程中的第二阶段进行。

第三阶段包括分析治疗方案和提出针对特定需求的可能解决方案。评估每种选择的利弊以及相对优势。在此之后，再继续考虑治疗调整因素、潜在的替代计划，直至形成理想的治疗计划。

制订治疗计划的最后阶段（第四阶段）从患者宣教开始，然后介绍治疗方案。在向患者提供有关其口腔状况的完整信息并确定切实可行的治疗方案后，获得患者的知情同意。

表1-1 制订治疗计划阶段及其任务

就诊次数*	需要执行的任务	可能的额外任务
第一阶段：收集和整合临床数据，列出问题清单		
1	1. 初诊：患者面谈，全面临床检查，现有诊断辅助设备检查，根尖周X线片检查（必要时），并告知患者治疗计划费用	**技工室程序：** ·获得研究模型 ·翻制研究模型
2	（复诊：临床检查） 2. 取初印模获得研究模型 3. 面弓记录（转移） 4. 咬合记录（必要时） 5. 影像学检查 6. 确定问题列表	·制作丙烯酸树脂支架来进行咬合记录 ·制作丙烯酸树脂基底来进行咬合记录 ·将石膏模型上𬌗架分析（必要时） ·制作诊断蜡型 ·放射导板的制作（必要时）
3 *操作时间： 每次50分钟	（第一次和第二次复诊：临床检查、面弓记录和咬合记录） 7. 模型上𬌗架分析的检查（必要时） 8. 放射导板的试戴（必要时/种植情况） 9. 影像学检查（必要时/种植病例） 10. 问题清单列表的完成	
第二阶段：解释收集的数据，并确定诊断、预后和治疗目标		
	1. 分析不同专科领域收集的数据：分析问题列表中的所有相关领域，包括其他来源提供的数据（其他专家的报告；所有辅助诊断工具的分析） 2. 确定诊断：列出每一个可能导致将来问题发生的特殊影响因素；描述现阶段存在的问题；描述每个问题可能造成的不良影响；确定是否可以消除或控制进展中的问题；告诉患者如果不进行治疗会发生什么 3. 判断预后：判断所列的全部问题的预后 4. 治疗目标确定：确定需要完成哪些工作才能将异常状态恢复到正常状态	·安排与其他专家、口腔技师等进行会诊 ·为患者检查安排额外的预约（必要时）
第三阶段：分析治疗方案并制订治疗计划		
	1. 概述可用于解决现有问题的完整治疗方案；准备好告知患者进行每种治疗以及不进行治疗的优缺点 2. 告知患者在给定选项中可以使用的不同类型的技术和材料 3. 准备为患者描述可能的多种治疗方案的预期结果，并强调其潜在的局限性 4. 评估每种替代方案的利弊，并考虑各种治疗方案的相对益处 5. 确定潜在的治疗调整因素 6. 选择可能满足患者期望的治疗方案 7. 为患者制订治疗计划及其相应的费用和知情同意书	
第四阶段：患者宣教、治疗方案介绍和知情同意		
4	1. 积极向患者说明，为患者做出最佳治疗选择做好准备（见第二阶段，第2点） 2. 告知患者治疗中涉及的所有专业 3. 获得患者知情同意	**使用辅助检查手段对患者进行说明：** ·模型上𬌗架分析 ·诊断蜡型 ·根尖周X线片 ·临床检查和技工室照片

结论

口腔修复医师应该熟悉与口腔所有相关区域的问题及解决方案；临床观察表明，在修复治疗开始时，忽视明显而简单的概念，可能会在短期内导致严重的并发症和治疗失败。系统的数据收集和解释方法，为介绍治疗方案和患者宣教奠定了基础，是制订详细的知情同意书的主要要求。以下章节详细描述了治疗计划的各个阶段以及实施治疗计划的顺序。

扫一扫即可浏览
参考文献

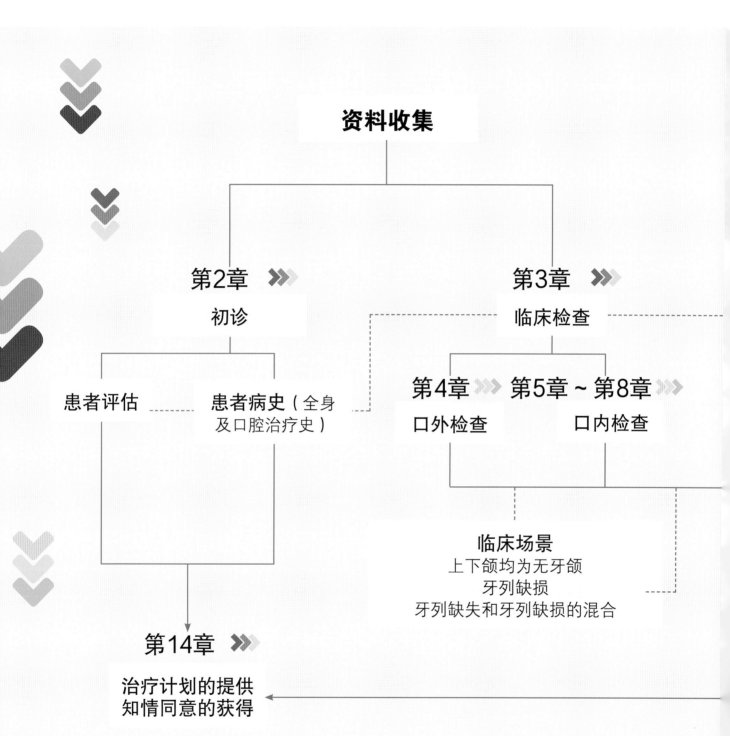

资料收集

第2章 ≫
初诊

第3章 ≫
临床检查

患者评估　患者病史（全身
及口腔治疗史）

第4章 ≫≫　**第5章～第8章** ≫≫
口外检查　　　口内检查

临床场景
上下颌均为无牙颌
牙列缺损
牙列缺失和牙列缺损的混合

第14章 ≫
治疗计划的提供
知情同意的获得

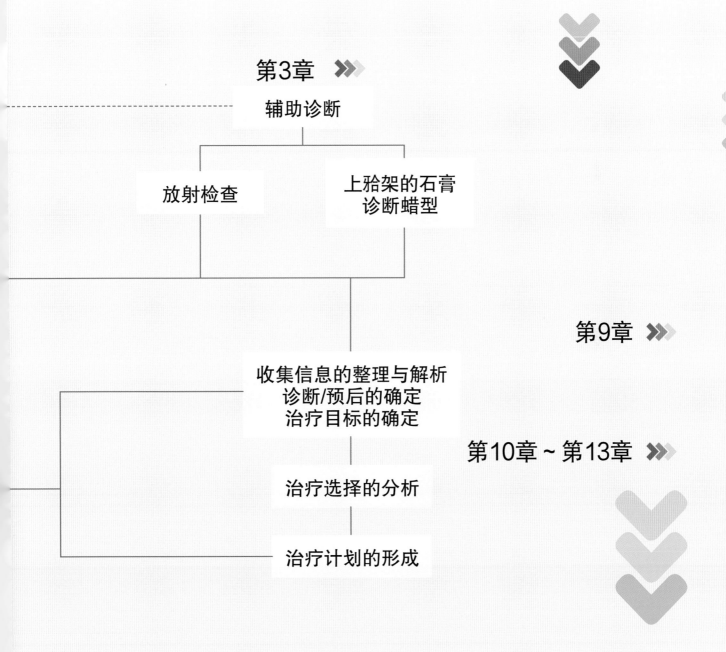

第3章

辅助诊断

放射检查　　上𬌗架的石膏诊断蜡型

第9章 》》

收集信息的整理与解析
诊断/预后的确定
治疗目标的确定

第10章～第13章 》》

治疗选择的分析

治疗计划的形成

第一部分

在治疗过程中：确定存在的问题
The Planning Process:
Identifying Existing Problems

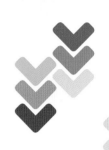

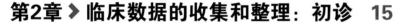

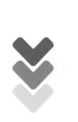

第2章

临床数据的收集和整理：初诊
Gathering and Organizing Clinical Data: Initial Consultation

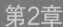床资料的收集和整理可分为两部分：①患者整体信息的收集；②临床检查。本章重点介绍患者在诊室表述的整体健康状况，而第3章将会详细介绍临床检查和辅助检查。口腔医师的受教育水平、技能、经验以及用于评估患者病情和问题严重程度的方法，影响收集到的信息总量和信息价值。初诊始于患者步入诊室时。口腔医师应确保患者感受到受欢迎，并尽力给他们留下良好的第一印象。患者常因发现某些需要纠正的异常或仅仅是出于定期维护口腔健康的目的来寻求专业治疗或检查。无论是哪种情况，都必须确定患者寻求检查的动机（即他/她的主诉和期望）以及转诊机构。这些信息可以帮助口腔医师更好地了解患者的个人特征和期望。此外，口腔医师应熟悉患者的整体情况，以期建立良好的信任关系。

全面了解患者

当患者第一次接受治疗时，实现治疗目标最关键因素之一是全面了解患者。口腔医师应尽力展示自己制订治疗计划的能力，最重要的是要让患者清楚，保障患者的最大利益是医师的唯一出发点。这些是获得患者信任的主要先决条件。通常只有当医师开始解决患者问题时，患者才开始信任口腔医师，因此可能需要一段时间，医患关系才能达到令人满意的信任水平[1]。一旦医患关系处于令人满意的信任水平，患者管理和所有其他治疗程序往往进展顺利且结果令人满意。

通常，当需要治疗时，患者希望了解他们存在的问题、可能的解决方案以及治疗所需的时间和费用。虽然满足患者的期望非常有助于维持友好的医患关系，但应让患者明白，只有在口腔医师熟悉患者的口腔情况后，才能提供整体治疗方案和治疗相关的详细信息。一旦医师了解患者口腔情况，应向患者提供关于现存问题、治疗方式和费用等的准确信息。鉴于此，在第一次就诊期间，应告知患者完整治疗涉及的不同阶段（即诊断和治疗计划，治疗计划的实施以及控制和维护），以及这些阶段包括哪些内容。而且，应向患者解释，可能需要其他专家来解决除了口腔修复学之外的相关领域的问题。

患者应意识到，诊断和治疗计划是口腔医师了解患者需求、期望和缺陷的阶段[1-2]，可能需要多次就诊，尤其是在复杂的病例中。建议在第一次就诊时告知患者可能需要的就诊次数和费用。患者应明白，在诊断和治疗计划阶段完成前，口腔医师无法提供有关他们现存状况的准确信息，因此也无法给出治疗建议。还应告知患者，每名患者需要收集不同的信息。收集的信息量和数据收集过程的复杂程度取决于患者问题的严重程度。随着更多信息的出现，可能需要使用辅助诊断技术。

让患者明白只有完成诊断和治疗计划阶段才能开始实际治疗，这一点尤其重要。只有所有数据收集完成并正确评估后，才能基于患者的具体需求制订治疗计划；只有向患者提出并详细讨论治疗计划后，才能真正开始实施治疗。此外，患者应明白，在实施任何治疗措施之前，必须阅读并签署知情同意书来确认他们已经全面了解治疗计划并同意这个治疗计划。只有在紧急情况下，才会在第一次就诊阶段就实施治疗。第一次就诊的理想结果是建立和谐协作的医患关系。

问诊

对于新患者来说，问诊始于填写登记表。大多数口腔诊所会让患者填写一份预先打印好的表格，表格记录了患者的个人信息，这可以在第一次就诊前或期间完成。个人信息通常包括患者的姓名、地址、电话号码、电子邮件地址、第三方（保险）信息、社会保险号、年龄、出生地、婚姻状况、职业等。当需要提供更多信息或需要更新信息时，诊室工作人员也会与患者面谈。

在第一次就诊中，口腔医师有机会研究和评估患者的整体情况，并了解患者的想法和诉求。此阶段收集的信息不仅有助于医患关系的建立，而且有助于揭示患者的需求、期望和缺陷。问诊可能比其他治疗阶段都重要。虽然问诊很重要，却常被忽视，而且有时也没有足够时间完成，这就使得医患无法正确评估彼此。

为了在不影响回答的情况下获得准确的信息，口腔医师必须是一个系统的和公正的信息收集者[2]。在这个信息传递的过程中，做一个好的倾听者至关重要。应鼓励患者谈论他/她的问题或疾病。开放式提问是获得疾病信息的最好办法。常以"如何"或"什么"开头来避免引导患者给出特定的答案。一般来说，在开始询问具体问题时使用开放式提问。这些问题不能以"是"或"不是"等简单方式来回答。相反，封闭式问题常用简单的"是"或"不是"来回答。这既不能获取或者明确某些特殊因素，也不能了解患者的信任度、态度和感受程度。

口腔医师应记录患者能否轻松和清楚地表达自己的诉求，以及患者的阐述是否具有逻辑性和连贯性。还应识别患者是否夸大其词还是客观描述。明确患者喜欢什么和不喜欢什么、能忍受什么和不能忍受什么，这很重要。评估患者对口腔的认知水平也很重要，尤其是在涉及美学时。没有口腔意识的患者需要最多的教育和激励。相反，口腔意识程度高的患者往往要求更高，且有时会对他们的治疗结果抱有不切实际的期望。

在问诊过程中，口腔医师应尽可能多地了解

患者的诉求、期望以及个体特征和情感特征。在接下来的章节中更详细地讨论这些内容。

主诉

主诉被描述为患者寻求口腔治疗的动机。也是患者迫切要求治疗的主要原因，同时表达了患者最关心的口腔健康问题。建议用引号标注患者所有的担忧，引号代表的是患者自己的语言。对大多数患者来说，主诉既可以是一种症状，也可以是一种要求，有时两者都有。在某些情况下，诉求可能涉及一个或多个主题，既可能是特定的也可以是通用的。对美学的追求常常是患者寻求专业口腔医师帮助的主要原因，功能和舒适度也常是患者普遍关心的问题。

口腔医师在记录患者的口腔病史时，应确认患者描述的主诉是过去症状的延续，还是新发症状。如果主诉是过去症状的延续，口腔医师应该尽力了解先前的治疗（例如，之前口腔医师已经进行的一些治疗），因为之前口腔医师可能没有彻底解决患者的问题。了解问题是什么和为什么之前治疗没有起作用，这很重要。这些信息对制订新的治疗方案非常有帮助。不管主诉问题是什么性质，都应尽快解决患者的主诉，并优先做急症处理。

在开始治疗前，口腔医师应清楚了解患者的所有诉求。要格外注意患者对主诉问题的看法以及对口腔医学相关知识的认知水平。必须了解患者的主诉问题是否能够治疗以及治愈的程度。最重要的是，应该确定患者的主诉是否确实产生了影响。使用分类法对医师评估患者的主诉问题非常有帮助，尤其是实习医师。在患者描述主诉结束后，可以用以下问题来对患者的主诉进行分类：主诉是否确实产生影响？患者的期望是合理的或现实的吗？

因为部分问题可以很容易解决，而也有一些问题可能需要更详细的检查，这将在后续复诊中进一步讨论。然而，在某些情况下，患者的诉求根本不合理，或者完全与口腔无关（例如，一名患者说她可摘局部义齿会导致她的左膝疼痛而导致不能戴用义齿）。将在本章的后续内容介绍患者的个人特征。尽管如此，明白这一点很重要：即医师不可能满足患者所有诉求。

患者的期望

治疗的成功是将患者当前的临床情况和治疗的局限性与患者的期望（或调整期望）相匹配。因此，在开始治疗前，口腔医师首先要确定的是患者的治疗期望和治疗的动机。对患者治疗的期望有清楚的认识很重要。患者通常会有几个短期或长期的期望或目标。最常见的短期目标是解决主诉问题，通常包括缓解疼痛不适和改善美观（例如，修复前牙区的折断牙齿）。长期目标通常不太具体，可能涉及许多不同的因素，因此可能很难确定长期目标。保持口腔健康，终生保存牙齿，并能够舒适地发挥功能是患者常见的长期目标。

患者的期望受许多因素的影响，且每名患者的期望也各不相同。有些患者甚至不知道自己想要什么，而有些却非常明确。无论哪种情况，都应尽一切努力来满足患者的需求，但应认识到有些期望是不现实或无法实现的[1-2]。需要谨慎地把患者的诉求与实际可行性联系起来。正如前一节所讨论的和基于类似的原因，建议对患者的诉求进行分类。此外，要强调的是，在复杂的病例中，许多因素都会影响采取的治疗方式，所以在口腔医师判断患者的期望是否能够实现之前，需要进行一些必要的诊断程序。患者对治疗的期望也有不同的层次，同时，并不是总是需要达到很高治疗水平，才能成功地满足患者的期望。

对患者期望的解读

口腔医师应该是公正的倾听者，并且要注意不能对患者的期望做出设想。在很多情况下，口腔医师可能会有选择地倾听，或者对理想的治疗方法有预定的想法。应该基于患者的最大利益提出治疗建议，而不是基于口腔医师的偏好。最后，口腔医师应该判断患者的期望是否现实，是否能完全实现、部分实现或根本不能实现。如果不能达到患者的期望时，必须告知患者。在这种情况下，口腔医师应该试图修正患者的期望。然而，在某些情况下，这只能在口腔医师完成整个治疗计划后才能确定。讨论患者期望的最佳时机应该是在向患者提出治疗计划的最终阶段。

教育/激励患者的作用

患者教育对成功的治疗起着极其重要的作用（见第14章）。告知患者的临床状况以及所提供的每种治疗方法的临床局限性和可能的缺陷，这都至关重要。应明确地告知患者治疗具有局限性，使其能正确接受与自身条件相关的治疗局限性。患者必须意识到有些问题可以解决，而有一些问题只能缓解或接受。同时，必须使患者意识到，治疗方式的适当调整在治疗方案选择中所起的作用（见第13章）。受过教育的患者更容易接受临床状况的限制性和治疗的局限性。更重要的是，如果出现治疗并发症或失败，他们倾向于以更合理的方式接受不良结果。令人欣慰的是，可接受的治疗结果有很多种，但要很好地满足患者的期望，并不总是要求很高水平的成功。

患者通常愿意听到医师对涉及其治疗相关的临床方面的解释。然而，在第一次就诊期间，一些患者希望了解其具体的临床状况或将要接受的准确的治疗方式。虽然存在这种普遍趋势，但在获取并分析患者所有资料之前，强烈建议口腔医师不要向患者提供治疗建议。因为在完善更详细的检查后，可能发现最初提出的治疗方式并不是真正的最佳方案，这时，之前制订或推荐的方案就会令人尴尬。为避免此类错误，医师应提醒一些好奇的患者，检查尚未完成，获得的信息越多，越能彻底解决问题。

转诊来源

清楚患者是通过何种途径来您的机构就诊的，这很重要。该患者是否由另一位口腔医师或另一名患者推荐而来？患者的转诊来源也是获取有关新信息的宝贵资源，尤其是有关患者的个人特征、情绪状况以及对先前口腔医师和口腔治疗的态度。在某些情况下，通过联系患者的转诊来源（转诊医师），就能有助于口腔医师识别"问题患者"。

患者的个人特征

对于考虑接受治疗的患者，其个人特征会对整个治疗产生很大的影响。如果一名新患者正在接受检查，口腔医师应尽可能多地了解患者的个人特征和对口腔治疗的态度。对部分患者来说，口腔是所有关注的核心，并且会把所有挫折和个人问题都归因于一些口腔治疗的经历。在这类患者的治疗过程中，可能会使医患关系恶化[3]。这类问题可能会损害最终的治疗结果，甚至患者决定停止治疗。

患者的情绪状况

精准的情绪（心理）评估只能由专科医师进行，这个主题的详细论述超出本书的范围。但是，口腔医师应始终注意到可能会妨碍与患者建立良好关系的体征或特征。这些特征表现形式不同，在某些情况下，实施治疗可能成为一个主要问题。

高度神经质或精神病的患者会给口腔医师带来很多麻烦[4-5]。处理这类患者的主要困难可能是他们行为的不一致性。很多时候，他们期待不可能做到的事情，因此任何结果都难以达到他们的期望。他们要求口腔医师竭尽所能，然后责怪所有专业行为都没有达到他们的期望。应该在开始治疗之前或在治疗过程中尽快地识别出这类患者。当处理的患者出现这类情绪状况时，专科辅助会非常帮助。还有一类高要求和完美主义的患者，他们通常很好奇并非常关注一些小细节。这类患者通常具有非常敏锐的审美意识，当处理这类患者时，确定他们的期望是否现实非常重要。

相反，有些患者可能会缺乏安全感和自我意识，往往会更重视他人的观点；他们既不知道自己想要什么，也不知道什么最适合自己。医师可能永远无法满足这种患者，他们可能在治疗结束后不断要求调改。在大多数情况下，这类患者常常更在意朋友和亲人的判断。在检查过程中，让医师识别出这些人，并在可能的情况下深入了解这些人的观点，是很有帮助的。

不在意型患者信任口腔医师所做的所有决定，并认为一切都很好，通常会用以下语句表达情绪，"做您认为最好的"或"如果我是您的父亲或母亲，您会怎么做？"还有部分患者的身体状况很好，治疗过程也很愉悦。他们知道自己需要什么，也知道从口腔治疗中可以得到什么。

无论哪种类型的患者，在治疗前了解他们的想法非常重要。良好的沟通在医患关系中起到非常重要的作用，并且在正确评估患者的情绪状况方面也非常有帮助。

患者对口腔治疗的态度

患者对口腔治疗的态度可能受到许多因素的影响。大多数患者通常基于过去的经验（不管过去的经验是好是坏）去做接受治疗的心理准备。口腔医师需要明确的是这种心理准备是积极的还是消极的。口腔医师把消极的心理状态转变成积极的心理状态的能力可能会极大地影响患者接受新治疗的态度。

对一些患者来说，对之前口腔治疗失败产生的恐惧可能会干扰新的治疗过程[3]。以往的不好经历可能会影响患者的治疗动机，这就使得获得患者信任至关重要。再次强调，良好的沟通是关键。一个积极的合作的患者会增加治疗成功的概率，反之亦然。应该认真告知患者问题的性质，并让患者知道解决每个现有问题的潜在治疗方案。患者应该了解每种治疗方案包含的内容，以及所涉及的时间和费用。一份治疗计划的手写总结可以让患者更好地了解他们将要接受的治疗。需要牙髓、牙周、正畸治疗的复杂的大范围修复病例对患者的生理和心理要求都很高。一些需要全口重建的患者可能无法完成治疗所需的所有程序，特别是该病例是再治疗病例时。这时就需要调整治疗计划（见第13章），如果确定要调整治疗计划时，最好在一开始就决定。这样口腔医师就可以提出并与患者讨论不同的治疗方案。

"问题患者"

"问题患者"通常会妨碍良好医患关系的形成。一般来说，"问题患者"往往有相似的行为模式和非常典型的特征（框2-1）。如果一个复杂病例且临床预后不良的患者具有这些特征，口腔医师可能将会在处理医患关系上遇到困难[3-5]。

"问题患者"的行为可能会对整个治疗产生极大的负面影响。很多因素都会导致患者的消极态度，最常见的因素包括心理（精神）状态、以前不好的治疗体验、口腔医师的治疗缺乏组织性（患者可能会觉得治疗未取得相应进展）、患者教育不足（有关治疗的信息不足）、治疗计划的

患者的评估调查问卷

患者姓名：_____

检查日期：___/___/___

主诉

主诉的性质：（ ）询问 （ ）症状 （ ）两者都是

  其主诉是：特定的或笼统的（请圈出）

  其主诉涉及：一个主题或两个主题（请圈出）

	是	否	？
患者是否无法表达自己或者不能清晰地表达自己？			
是否有急症（疼痛）？			
主诉是不合逻辑的或错乱的吗？			
描述时是否夸张了？			

	是	否	？
主诉是合理的吗？			

患者的期望

	是	否	？
患者是否知道他/她想要什么？			
这个期待是可以实现的吗（完全能实现，仅能部分实现）？			
这些期望是不现实的吗？			

心理类型

	是	否	？
第一类：高要求的完美主义者			
第二类：缺乏安全感的类型			
第三型：自信的、明智的类型			
第四类：无所谓的类型			
第五类：高度神经质或精神病的类型			

图2-1 患者的评估调查问卷。 ➡

突然改变。有时也可能是多个因素同时起作用。一般来说，一旦医患之间建立了信任，问题就会消失，大多数患者就会变得积极并配合治疗。然而，对于有行为或心理问题的患者很难很快建立这种信任，甚至永远无法建立。因此，在初次就诊时，应注意识别此类"问题患者"。

图2-1所示是一份患者的评估调查问卷的示例，这份问卷有助于评估患者的个人特征，包括主诉、期望以及心理和情绪特征。

患者的情绪特征

以下特征可能暗示"问题患者"：

（需要时请检查）

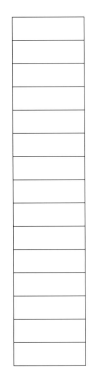

与以前的口腔医师关系不友好

既往消极的治疗经历（治疗失败）

主诉不合理

期望不现实

无法清晰表达自己

不知道他/她想要的是什么

不接受他/她临床状况的限制性

不接受他/她治疗方式的局限性

高要求

过于挑剔的倾向

总是太忙

可用的预约时间太少

对费用的不合理期望

除非获得完全令人满意的结果，否则不愿付款

要求保障

在分析评估结果时应结合临床发现和临床预后。与这类有明显迹象暗示的"问题患者"打交道且其临床预后不良时需要非常谨慎。

图2-1（续）

框2-1

问题患者的潜在特征

- 不合理的主诉
- 治疗预期的不确定性和不切实际的目标及要求
- 过度的要求
- 过度批评的倾向
- 难以理解和接受自己的临床状况及其临床情况的局限性以及无法接受治疗的局限性
- 缺少预约复诊时间
- 对费用存在不合理的预期以及除非对治疗结果完全满意才愿意支付治疗费用
- 终身治疗的要求或有对治疗寿命保证的要求

患者的病史

　　成功的口腔治疗取决于医师对患者在寻求治疗时，对其存在的口腔和全身状况的彻底分析。也取决于患者寻求治疗前的既往病史。病史将提示可能影响特定口腔治疗的全身情况，在某些情况下甚至可能是特定口腔治疗的禁忌或促使现有的口腔疾病继续进展的全身情况。口腔病史将帮助口腔医师了解患者过去和现在的口腔状况，以及患者既往接受的治疗方式的有效性。一般来说，与其他口腔专科治疗相比，修复治疗的创伤性更小。因此，对患者的健康状况的评估可能并不像口腔外科、牙周科，甚至牙体牙髓科那样有

医学病史问卷

患者姓名：_____

调查日期：___/___/___

您的身体好吗？　是　否
过去1年中，您的健康状况是否发生了变化？　是　否
距离您上次身体检查至今的月数：_____
您是否正在接受医师的治疗？　是　否
如果是，请提供医师的姓名和电话号码：_____
您过去是否患过严重的疾病或进行手术或住院过？如果有，什么时候以及疾病或问题是什么？

_____
列出所有药物名，包括您目前正在服用的剂量（包括非处方药和中草药）

_____

_____

如果您对以下药物过敏或有不良反应，请选中相应的框：

[ ] 局部麻醉剂 　　　　　　　　　　　　　　　　[ ] 青霉素或其他抗生素

[ ] 阿司匹林 　　　　　　　　　　　　　　　　　[ ] 碘

[ ] 止痛药（可待因、非甾体抗炎药、麻醉剂）　　[ ] 乳胶

如果您现在患有或曾经患有以下疾病（包括症状、体征），请选中相应的框：

[ ] 心脏病	[ ] 卒中	[ ] 胃溃疡
[ ] 胸痛	[ ] 糖尿病	[ ] 肠炎（克罗恩病、溃疡性结肠炎）
[ ] 心脏杂音	[ ] 肾病	[ ] 血液病/疾病（血友病、贫血、镰状细胞病）
[ ] 风湿热/风湿性心脏病	[ ] 高血压	[ ] 长期出血/异常出血
[ ] 心内膜炎	[ ] 低血压	[ ] 甲状腺疾病
[ ] 肿胀的脚踝和脚	[ ] 哮喘	[ ] HIV阳性/艾滋病
[ ] 气促	[ ] 慢性阻塞性肺病	[ ] 上颌窦问题
[ ] 晕厥或头晕	[ ] 需要使用吸入器的情况	[ ] 性病
[ ] 支架植入（冠状动脉、肾脏等）	[ ] 持续咳嗽或咯血	[ ] 肿瘤
[ ] 心脏起搏器	[ ] 肺结核	[ ] 精神紧张
[ ] 自动置入式心脏除颤器（AICD）	[ ] 肝疾病	[ ] 抑郁症
[ ] 器官移植（心、肾、肺、骨等）	[ ] A型、B型或C型肝炎	[ ] 饮食失调
[ ] 癫痫/癫痫发作	[ ] 阿尔茨海默病	

图2-2　医学病史问卷。　　　　　　　　　　　　　　　　　　　　　→

必要。然而，在开始任何治疗之前，口腔医师都必须确定患者处于良好的状态，才可以进行口腔治疗。

病史

深入采集病史主要由临床医师而不是口腔医师来完成。然而，口腔医师应该能够识别可能会影响患者口腔治疗、患者管理及治疗效果的明显健康问题[6-7]。口腔医师还应警惕那些提示还未出现的新健康问题的信息。通常通过患者填写一份包含全身健康状况相关的所有主要因素的问卷以及通过直接的口头提问来获得病史。问卷应尽可能全面，并能为医患交流提供足够的必要信息。有许多打印好的表格可用来评估患者的健康状况

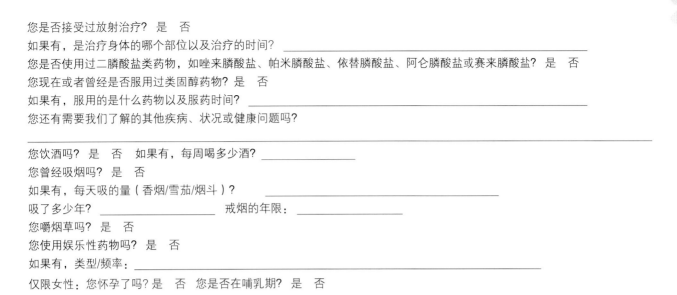

您是否接受过放射治疗？　是　否

如果有，是治疗身体的哪个部位以及治疗的时间？　_____

您是否使用过二膦酸盐类药物，如唑来膦酸盐、帕米膦酸盐、依替膦酸盐、阿仑膦酸盐或赛来膦酸盐？　是　否

您现在或者曾经是否服用过类固醇药物？　是　否

如果有，服用的是什么药物以及服药时间？　_____

您还有需要我们了解的其他疾病、状况或健康问题吗？

_____

您饮酒吗？　是　否　如果有，每周喝多少酒？　_____

您曾经吸烟吗？　是　否

如果有，每天吸的量（香烟/雪茄/烟斗）？　_____

吸了多少年？　_____　戒烟的年限：　_____

您嚼烟草吗？　是　否

您使用娱乐性药物吗？　是　否

如果有，类型/频率：　_____

仅限女性：您怀孕了吗？是　否　您是否在哺乳期？　是　否

_____

图2-2（续）

（图2-2）和帮助口腔医师进行口头提问。如果问诊和检查发现揭示或提示存在重大健康问题，应咨询患者的临床医师了解病史的真实性，以及患者目前的疾病状态将对患者的全身健康和即将进行口腔治疗产生的影响。

在获取病史的过程中，应特别注意可能影响口腔治疗的健康问题。这些问题有很多分类方式。本书采用的是由Millard[1]提出的分类法。他建议将阳性医学结果归为以下单一类别或多个类别中：①某些特定口腔治疗的禁忌证；②在口腔治疗前需要采取一定预防措施或术前用药的疾病；③临床医师正在进行药物治疗的某些疾病，且治疗药物不能同时与其他药物或者口腔医师特定治疗同时进行（框2-2）。

除了这些分类，口腔医师还应注意药物的过敏反应（如局部麻醉药）、全身性疾病的口腔表现、药物反应（如病毒样变、天疱疮）以及患者的生理状态（妊娠、衰老、青春期）。Millard[1]提出的分类法适用于制订口腔治疗计划的过程，并有助于口腔医师确定口腔治疗的类型和复诊的间隔。

无论是使用预先打印好的问卷还是口头提问，病史都应包括对系统性疾病的回顾。需要回顾的病史通常包括心血管系统（出血性疾病）、呼吸系统、中枢神经系统、消化系统、泌尿生殖系统、肌肉骨骼系统和内分泌系统。并应根据Millard提出的分类法对阳性检查结果进行分类。应特别注意与口腔有关的区域，尤其是有关黏膜、唾液腺、牙周组织、咀嚼肌、颞下颌关节（TMJ）、咬合、咀嚼或吞咽困难以及任何牙齿相关的问题。

列举所有影响口腔治疗的疾病不在本书的范畴。读者可以查阅相关主题的书籍来了解影响口腔治疗选择、过程或次数的疾病的详细信息，如果有任何疑问，建议经常询问患者的临床医师。

口腔病史

采集患者的口腔病史包括获得患者现病史和既往史的有关信息。现病史（疾病）是有关主诉的病史，包括患者目前的情况。既往史（过去的疾病）是指有关既往治疗的信息。既往的治疗及治疗进展的信息有助于口腔医师了解以往和当前的口腔状况，以及患者接受的既往治疗措施的有效性。认真回顾患者的口腔既往史，可能会发现导致并发症和/或治疗失败的因素的重要信息，

框2-2

与口腔治疗有关的阳性病史分类

不能进行口腔治疗的疾病：
- 心绞痛
- 心肌梗死
- 充血性心力衰竭
- 高血压
- 哮喘
- 慢性支气管炎和肺气肿
- 肝脏疾病
- 糖尿病
- 肾上腺功能不全
- 甲状腺功能亢进
- 卒中
- 贫血
- 红细胞增多症
- 白血病
- 血友病
- 紫癜
- 接受放射治疗

口腔治疗前需要采取某些预防措施或预先药物治疗的疾病：
- 心绞痛
- 心肌梗死
- 风湿性心脏病
- 先天性心血管异常

- 高血压
- 哮喘
- 上呼吸道感染
- 肝脏疾病
- 糖尿病
- 癫痫
- 肾病
- 精神疾病

内科医师使用药物治疗的疾病，且是使用其他药物或口腔医师进行某些治疗的禁忌
- 肾病
- 心肌梗死
- 充血性心力衰竭
- 高血压
- 哮喘
- 消化性溃疡
- 甲状腺功能亢进
- 卒中
- 使用抗凝血药物
- 使用类固醇疗法
- 使用镇静剂
- 青光眼

还有助于口腔医师了解这些因素是如何产生损害的。这些信息还可以帮助口腔医师对患者当前状况进行诊断。

虽然可以在椅旁进行病史记录，在条件允许时应尽可能远离牙椅并在临床检查之前进行。在开始临床检查之前的额外相处时间有利于获得患者的信任并巩固医患关系。应当鼓励患者谈论以往的经历，口腔医师要注意记录患者口腔病史和情绪状况的重要信息。

口腔医师应列出并询问患者所接受的所有既往治疗史，可能包括牙周治疗、牙髓治疗、修复治疗、正畸治疗以及相关的重大口腔外科手术治疗。此外，还应询问颞下颌关节功能、咬合和副功能（磨牙症和咬紧牙）的发生情况。应确定这

些治疗措施是否导致了问题或者并发症（例如，咬合和牙周问题通常始于修复治疗后）。在这种情况下，口腔医师应试图去了解哪里出了问题，为什么以前的治疗无效；应当向缺牙的患者询问拔牙的日期和原因；如果条件允许，以往治疗的影像学检查也是一个重要辅助诊断工具。医师可以与当前情况进行对比来了解病情到目前为止的进展。这些信息可能有助于制订新的治疗方案，避免出现以前治疗方案中存在的错误。在这个阶段的大部分问诊将会在第3章口内检查表中阐述。

将涉及既往治疗的信息分为两类：①末次口腔治疗的相关情况；②末次口腔治疗之前的相关情况。有经验的口腔医师可以同时获得这两类信息，但是应该首先记录最后一次口腔就诊的相关

口腔治疗史

患者姓名：_____

检查日期：___/___/___

	是	否	？
是否有既往牙周病史？			
是否有既往牙髓治疗史？			
是否有既往牙齿矫正史？			
是否有既往口腔手术史？			
是否有既往修复治疗史？			
包括牙体保存术和/或常规固定局部义齿治疗？			
包括传统的可摘局部义齿吗？			
包括传统的全口义齿修复吗？			
包括种植修复吗？			
是否有颞下颌关节功能紊乱史？			

患者对既往治疗的态度

在既往治疗中是否有任何负面经历吗？			

之前的医患关系如何？（圈出）
友好的，相对友好的，不友好的

患者是否有治疗动机？			

转诊来源

患者的转诊来源是什么？
其他患者、口腔医师、媒体、其他（如有，请注明）

图2-3 口腔治疗史的调查问卷。

情况。

末次口腔治疗的相关情况

口腔医师应记录最后一次口腔就诊的日期和原因，即就诊目的是为了治疗急症、定期预防和检查，还是为了特定疾病的治疗。如果就诊目的是治疗特定疾病，应询问患者治疗的类型以及治疗的内容。对比患者过去和现在寻求口腔治疗的动机也很重要。如果当前的主诉是过去症状的延续，口腔医师应尽力了解以往的治疗方法，即之前口腔医师提供的治疗方法。

既往口腔治疗通常包括牙周治疗、牙髓治疗、修复治疗（传统修复和种植修复）、正畸治疗、口腔种植治疗、常见的口腔外科治疗以及颞下颌关节功能紊乱、咬合问题和副功能（磨牙症和紧咬牙）的治疗。图2-3显示的是一份口腔治疗史的调查问卷示例，这将有助于评估患者以前接受的治疗。

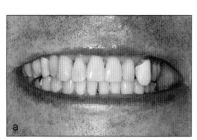

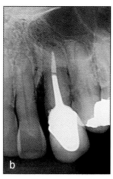

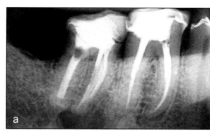

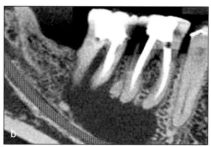

图2-5 （a和b）根尖周X线片和曲面断层片显示了大范围的根尖周病变。

图2-4 （a）正面观显示左上颌尖牙牙周病变。由于骨支持减少了，牙齿发生了颊向移位。（b）根尖周X线片显示减少的骨支持。

牙周治疗史

对于有牙周治疗史的患者，应询问疾病的类型（牙龈炎、牙周炎、膜龈问题）、疾病是局部的还是广泛的，以及疾病所处的阶段（轻度、中度、重度）。口腔医师还应尽力了解患者所接受治疗的类型（刮治和刮除术，牙周手术）以及末次治疗的时间（图2-4）。牙齿是因为牙周病而拔除的吗[8]？确定家庭其他成员是否有牙周问题也很重要。此时也需要询问种植相关的手术程序，例如移植手术和种植体植入术。以前的影像学检查有助于评估骨量和骨的表面形态。

牙髓治疗史

如果患者有牙髓治疗史，口腔医师应尽力找出进行牙髓治疗的原因（修复前治疗、龋齿）。在可能的情况下，口腔医师应尽力获取既往治疗的日期和影像检查。还应询问患者在牙髓治疗结束后是否存在任何敏感或疼痛以及持续的时间。

必须特别注意根尖周区病变范围和大小的改变。根尖周X线片和曲面断层片可以提供不同的评估视角（图2-5）。牙髓治疗前是否存在根尖周病变，治疗完成后病变是否进展？病变的范围是缩小还是扩大了？在部分病例中，可能需要长达3年

的时间才能使病灶消失[9-10]。也可能因为不完善的牙髓治疗导致根尖周变化，确定是否有再治疗史也很重要。如果存在再治疗史，需要了解已经进行多少次再治疗。

所有这些信息都可以有助于口腔医师判断牙髓治疗后牙齿的预后，也将影响是尝试保留牙齿还是拔除后用种植体替代的决定。

修复治疗史

修复治疗史应包括患者既往所有修复治疗相关的信息。无论既往接受的是何种治疗（传统修复或种植修复），都应询问患者修复体的使用年限，对修复体美观、功能和舒适度的满意程度，以及修复体的设计是否妨碍了口腔卫生。要询问戴用活动修复体的患者有关美观、功能、舒适度、固位、修复体调改频率和修理的情况。

传统修复治疗史

这类治疗包括牙体修复史，无论是简单的复合树脂修复体、银汞充填体、部分冠，还是大范围的修复治疗（固定和活动修复体）。在大多数情况下，患者会阐述对每种治疗方式的不满，但明智的做法是确定患者最后一次治疗采用的修复

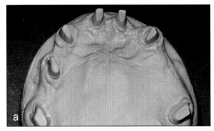
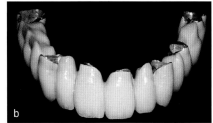
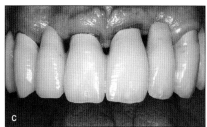
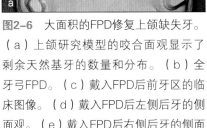
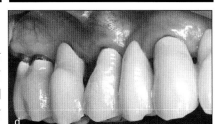
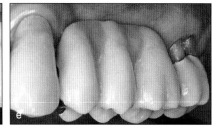

图2-6 大面积的FPD修复上颌缺失牙。（a）上颌研究模型的咬合面观显示了剩余天然基牙的数量和分布。（b）全牙弓FPD。（c）戴入FPD后前牙区的临床图像。（d）戴入FPD后左侧后牙的侧面观。（e）戴入FPD后右侧后牙的侧面观。

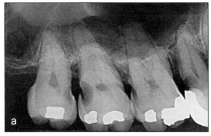
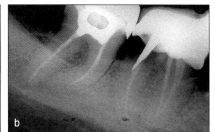

图2-7 （a）第二磨牙和第二前磨牙远中邻面的大面积龋坏的影像。（b）下颌第二磨牙远中邻面的大面积龋坏的影像。

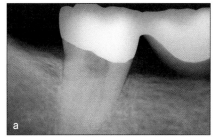
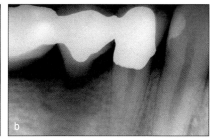

图2-8 （a和b）显示短跨度FPD具有良好的边缘密合性。

体，并询问他们是否满意。以前的影像学检查有助于评估修复体邻面的适合性和继发龋的存在。

传统的固定修复史。这类修复包括固定局部义齿（FPD）和全口咬合重建。长跨度的大范围FPD很难维持远期效果，因为如果其中一颗基牙受特定问题的影响，则可能导致整个修复体的失败（图2-6）。随着种植修复的出现，制作含多个桥体的FPD的需求已经在减少，因为可以在缺牙区植入种植体，从而实现单冠修复。

边缘密合性差会导致基牙龋坏，这也是影响天然基牙的常见问题。天然牙和经牙髓治疗的牙齿均可发生大面积的龋坏，这将损害基牙的使用寿命（图2-7）。这些问题常与不良边缘有关[11]。边缘密合性好的短跨度FPD具有良好的远期预后（图2-8）。

传统可摘局部义齿修复史。对于戴用可摘局部义齿（RPD）的患者，应该询问有关美观、功能、舒适度、固位、调改和修复的频率以及使用时间等问题。还需重点了解目前为止已经做过多少副修复体。患者的主诉常包含前牙区冠外固位体（卡环）的美观问题，特别在高笑线的情况下。基牙疼痛和松动也是常见的主诉问题，部分

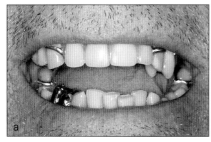
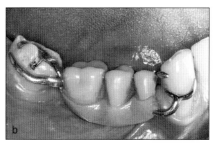

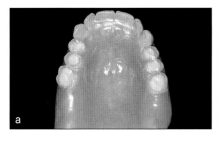
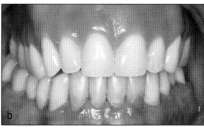

图2-9 （a）患者佩戴上颌前牙的可摘局部义齿（RPD）用于修复上颌缺失牙。在佩戴RPD的患者中，最常见的主诉是与前牙区卡环相关的美观问题，特别是在高笑线的情况下。（b）戴入RPD后左侧下颌后牙区的侧面观。对患者来说，基牙压痛和松动非常常见。这些问题可能与许多因素有关，包括不合适的卡环设计和丙烯酸树脂人工牙的磨损。

图2-10 （a）重度磨损的上颌全口义齿的𬌗面观。（b）正面观显示，由于上颌全口义齿的磨损导致的咬合垂直距离的改变。

病例中基牙疼痛和松动可能与人工牙的磨损有关（图2-9）。人工牙的重度磨损可能导致咀嚼力全部由天然基牙承担，因此天然基牙可能会出现松动和疼痛不适。游离端缺牙时更容易产生不适，特别是行使功能时[12]。软组织弹性允许丙烯酸树脂鞍基发生一定的移动，但是由于活动义齿的不密合性产生的过度移动可能导致牙槽嵴压痛点。

传统全口义齿修复史。如果患者有传统全口义齿修复史，应询问患者戴用义齿的时长。当患者的上下颌均为无牙颌时，必须获取上颌和下颌义齿的详细信息。应该确定患者从第一次戴用义齿至今已经使用过多少副修复体以及现在戴用修复体的使用年限。上下颌义齿是否是同时制作的？义齿是否重衬或调整过（如果有，一共进行了多少次）？有些患者长年戴用同一副义齿，这副义齿可能会出现重度磨损（图2-10）。因此，咬合垂直距离和咬合的稳定性可能会受到影响。

还应该询问患者对他们现有的义齿是否满意，如果不满意，原因是什么。在大多数情况下，主诉问题常与美观、固位及功能有关。不密合的义齿也可能导致固位不良和压痛点[13]。有

时，这也常是主诉问题之一。

种植修复史。将在单独一节里讨论种植修复史；但是，在这里也要同时询问种植体支持式修复体的情况。先前的影像学检查图像有助于评估骨量和种植修复体的密合性。

正畸治疗史

如果患者有正畸治疗史，则应询问以下几点：治疗时长、剩余牙列的骨支持（在可能的情况下，口腔医师应尽力获得患者治疗前后的影像学资料）、牙根吸收和牙龈退缩。还应询问患者正畸治疗完成后牙齿位置（排列）的变化。此外，应询问患者的咬合和颞下颌关节情况，以及在正畸治疗完成后是否进行了调𬌗。在许多情况下，为了形成稳定的咬合，正畸治疗结束时可能需要进行调𬌗。

种植修复史

为了正确收集既往的种植治疗史，口腔医师必须收集既往种植治疗相关的手术和修复阶段的全面信息。如果所讨论的患者是转诊患者，应联

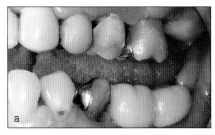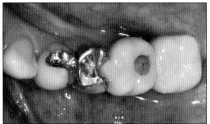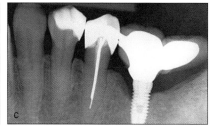

图2-11　（a和b）上颌后牙的侧面观和𬌗面观，此时戴入种植体支持式悬臂修复体。（c）种植体支持式修复体的根尖周X线片。注意，种植体周围出现了骨吸收，这极有可能与悬臂的存在有关。

系以前的口腔诊所（或进行种植手术的诊所），因为大部分必需的数据只能在以往的口腔记录中找到。如果可能的话，以前的口腔医师应该将这些信息反映在文件（信）中。骨结合前后和修复体试戴阶段完成时拍摄的根尖周X线片，对评估治疗的进展非常有帮助。根尖周X线片有助于评估修复体的密合性和粘接问题（深龈下区域的粘接剂残留），并显示支持骨可能发生的明显改变[14-15]。

手术阶段相关的信息

在收集手术阶段的相关信息期间，应特别注意种植手术的类型和植入的种植体类型。口腔医师应该记录在种植体植入前或植入时是否进行过任何牙槽嵴增量手术（包括所用移植材料的类型），以及种植体植入时的扭矩大小。同样也需要了解所有植入种植体的品牌、类型、种植体平台宽度和长度，以及种植体–基台界面的类型（内连接或外连接）。

修复阶段相关的信息

修复阶段的询问应包括基台的类型以及有关修复方式的信息。在传统修复体那一节中的大多数询问点在本节中也同样需要询问。种植修复相关的常见并发症是螺丝松动、粘接问题和饰瓷材料折裂[15]。种植体支持式修复体可以分为固定修复体和活动修复体。固定修复体的有关信息包括固位方式（螺丝固位或粘接固位修复体）、修复

体的稳定性（螺丝松动的历史）和美学问题。修复体的不稳定性可能与许多因素有关，包括不合理的设计（图2-11）。

应询问患者对种植体支持式修复体是否满意，如果不满意，原因是什么。应该记录在使用过程中是否有不适感（疼痛）以及在维护口腔卫生时的困难。活动修复体有关的信息应包括涉及功能、舒适度、固位、发音、美观以及与口腔卫生相关的问题。

咬合问题、副功能运动和颞下颌关节（TMJ）功能紊乱相关的治疗史

如果患者有过咬合相关的问题，口腔医师应试图了解患者是否尝试过治疗这些问题，以及这些问题是否已经解决。如果存在与上次口腔治疗相关的TMJ功能紊乱病史，应确定症状和体征出现的时间，以及是否尝试过治疗这些问题。颞下颌关节功能紊乱和咬合问题通常与错位牙、错𬌗畸形和不恰当的咬合重建有关[8,16]。

还应询问患者关于副功能运动的情况。在某些情况下，必须制作夜磨牙𬌗垫以减少树脂牙的磨损以及缓解TMJ功能紊乱（图2-12）。磨牙症和紧咬牙也可能导致TMJ功能紊乱与咬合问题。此外，副功能运动习惯可能会导致螺丝松动和种植修复体饰瓷材料的折裂[8,16]。

以下问题有助于口腔医师识别与咬合、副功能运动和TMJ相关的既往问题：

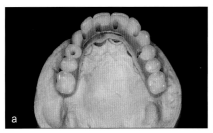 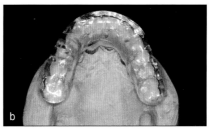 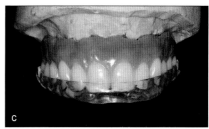

图2-12 （a和b）戴入丙烯酸树脂夜磨牙𬌗垫前后的工作模型和最终修复体的𬌗面观。（c）戴入丙烯酸树脂𬌗垫后的工作模型和最终修复体的正面观。

- 先前的检查是否显示出与咬合问题有关的阳性体征或症状？
- 先前的检查是否显示出与TMJ功能紊乱有关的阳性体征或症状？
- 先前的检查是否显示出与副功能运动相关的阳性体征或症状？

口腔外科治疗史

应记录患者先前已进行的所有的大大小小的外科手术，以及进行手术的日期和地点。如果患者同时有口腔种植体，也应从实施种植手术的口腔外科医师那里收集所有种植体的详尽信息。

患者对末次治疗的态度

通常，修复医师需要咨询其他专家以便更好地了解患者的全面临床状况，最好与之前的口腔医师联系以获取有关新患者的更多信息。口腔医师应尽力了解患者对末次治疗的态度。这有助于找出患者为什么离开之前的口腔医师和他离开的方式。这可以为口腔医师提供有价值的信息来了解需要做什么才能使此患者满意。

- 患者为何来找您？
- 先前治疗中的医患关系如何？
- 患者是否以不友好的方式离开以前的口腔医师？
- 患者是否对以前的口腔医师不满意？如果不满意，询问患者原因。
- 是否有过不好的经历？如果有，请患者描述这种经历。
- 患者是否没有动力并感到沮丧？
- 患者对其他口腔医师的评论是何种类型的？

如果患者严厉批评先前的口腔医师，你又无法从检查中证实这个批评是合理的，那么你可能是下一个受批评的对象。

末次口腔治疗前的既往治疗史

口腔医师应询问患者在末次口腔治疗前的其他既往治疗史以及可能出现的相关并发症或问题。如前所述，有经验的口腔医师可以同时询问末次治疗和末次之前的治疗情况。但是，出于教学目的，本书分开记录这两个阶段的口腔病史采集。如果口腔医师更喜欢单独进行这个部分的病史采集，此时（在此阶段）可以使用上一节中使用的相同的形式和顺序。

在完成这部分治疗规划后要达到的目的

在制订治疗计划的这个阶段结束时，口腔医师应该熟悉患者的整体情况，包括主诉和期望、个人特征，以及健康状况。应认真辨别患者主诉和期望的性质及分类。关于患者的病史，应注意患者当前的健康状况对口腔治疗过程产生的可能影响或者影响。有时，因为患者的健康状况而不能进行口腔治疗。

扫一扫即可浏览
参考文献

第3章

收集整理临床资料：临床检查
Gathering and Organizing Clinical Data: Clinical Examination

床检查是诊断信息最重要的来源之一，是通过对患者临床情况进行详细评估来反映患者的健康状况。这个过程包括找出所有现存的问题或可能导致这些问题的因素。也可以确认患者是否处于健康状态[1]。在制订治疗计划的临床资料收集阶段会对患者当前的状况（患者提供给医师以供评估的状况）进行详细评估，并知晓患者从症状出现至患者求医期间围绕患者主诉的演变过程。

按照本文所提及的制订治疗计划的流程，口腔医师应在熟悉患者的主诉、期望和患者个性特征之后再进行临床检查。口腔医师可以通过患者既往的相关资料（得到患者既往口腔治疗史）来更全面地了解患者当前的病情以及得出精确的诊断。

临床检查方法

一般来说，患者状况的评估涵盖了两种方式：①特殊病情或特定区域的检查；②全方位的检查。

特殊病情或特定区域的检查

这是口腔医师针对所涉及的单个问题的特定区域或情况进行分析的方式方法。口腔医学专业的学生和刚毕业不久的口腔医师在初次给他们的患者制订治疗计划时，往往会将他们的注意力集中在与患者主诉或期望相关的特定区域。如果只根据这种类型的检查来制订治疗方案，可能会影响到治疗最终的预后，因为这种方案只揭示了患者病情的一部分[2-3]。此外，这种模式制订的治疗方案往往只能解决特定专科相关的问题，而不包括潜在的与其他专业领域相关的问题。结果将导致在制订的最终治疗计划里遗漏掉已存在的问题的其他重要方面。因此，"整体治疗"理念下的治疗的远期效果将受影响。根据这种评估方案进行的治疗也被称为以牙齿为中心的口腔治疗（One-tooth Dentistry）。

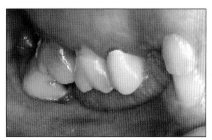

图3-1 侧面观显示上颌前磨牙和磨牙伸长后𬌗平面的改变。

全方位的检查

全方位的检查应将患者作为一个整体来考虑，包括患者的任何单一问题所涉及专科领域专业知识的运用。根据这种方法所展开的治疗是全方面解决患者的问题，而不会忽略患者其他任何需要治疗的情况。这一策略能避免在制订最终治疗计划时遗漏重要信息。

基于上述原因，首先应进行的是完整的临床评估，然后再精细考虑特定方面的问题。有了这种方法，口腔医师才能解决患者所有必要的诉求，而不会忽视与其他相关领域的重要方面。这样才能确保制订一个完整的治疗计划。一旦完成了这项工作，就可以为每个具体专科领域制订治疗计划。换句话说，临床检查应同时使用这两种方法；然而，在关注特定问题的治疗之前，对患者的病情有一个全方位的认识是至关重要的。

患者接受检查时的状态

成功的临床评估高度依赖于口腔医师运用综合手段对患者接受临床检查时状态认识的能力。要做到这一点，口腔医师需要找出所有存在的异常情况[4]。正如第1章所提到的，这一步骤意味着专业人员有责任不遗漏任何对患者有潜在不良影响的情况，并强调全面细致地进行患者的临床检查，不遗漏任何有意义的发现。

异常情况：疾病与问题

临床检查的主要目的之一是发现与健康状况不一样的变化，一旦发现异常情况，就必须进行诊断。诊断是制订治疗计划的主要先决条件。

在治疗计划制订章节中讲到，"疾病"和"问题"这一专业术语与形成最终诊断的过程直接相关。如果使用医学上的诊断定义——确定疾病的性质或发现或确认疾病的确切原因的行为，那么人们就可以清楚地注意到"诊断"和"疾病或病态"识别过程之间的明显关系。然而，这个定义似乎并不适用于口腔医学的一些临床场景，尤其是在修复学领域。例如，由于牙齿伸长造成的𬌗平面的变化不能看作是一种疾病，咬合垂直距离的变化也是如此（图3-1）。这些情况以及许多其他情况表现的仅仅是与正常情况有差异，不应被视为疾病。如果口腔修复医师严格专注于识别某种疾病以努力建立一个诊断，那么他/她将会陷入困惑，因为在许多与口腔修复相关的领域（例如，修复学和𬌗学），个体会被发现与正常状况不同，但又不属于疾病状态的情形。

在大多数医学文献和词典中，"问题"的定义与"疾病"的定义截然不同。然而，"问题"一词更适合口腔修复的语境，因为它适用于任何疾病存在的情况，也可以用来描述任何类型的异常或偏离正常的情况。每一种疾病也都可以被认为是一个问题，但并不是每一个问题都可以被认为是一种疾病。因此，为了更好地符合口腔修复的语境，本书中的"诊断"或"做出诊断"定义为通过临床检查识别问题和/或识别可能导致问题的因素的过程，或简单地确认健康状况。"疾病"一词则用于涉及一般健康、牙周病学、牙体牙髓病学和口腔外科的特殊语境中。

口腔问题的类型

正如第1章所提到的，口腔问题可以分为两

图3-2　典型的后天性问题，如：（a）龋病；（b）尖牙牙冠大面积缺损；（c）第一磨牙的不良修复体；（d）因对颌牙缺失且未修复导致第一前磨牙伸长。

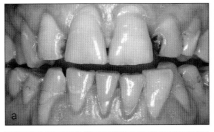
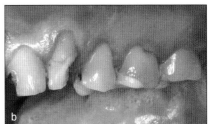
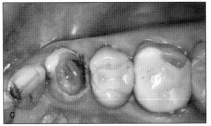
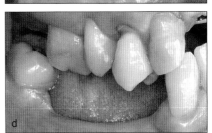

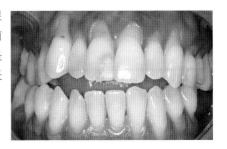

图3-3　正面观显示错𬌗畸形（前牙开𬌗），这是一种常见的生长和发育问题。

大类：①获得性问题；②生长发育问题。每种类型需要的治疗类型不同，因此理解它们之间的差别非常重要。获得性问题包括：龋病、不良修复（固定的或活动的），牙齿拔除后未进行修复的并发症，以及其他许多类似特点的情况（图3-2）。生长发育问题包括遗传性的或先天性的情形，如错𬌗畸形（图3-3）、牙量和骨量不调以及腭裂。

规划整理临床数据

有多种不同的方法可以用来整理和储存临床资料。一套有效的整理资料的方法应该能让口腔医师将整个治疗计划的制订过程一目了然。它能让口腔医师更容易发现问题，对治疗的预后心中有数，同时，资料的整理又能引导出问题可能的解决方案以及能促进建立不同专科领域的信息的联系。这样的理念有助于获得精确的诊断，并更可预测地将已识别的问题与可能的解决方案联系起来。同时，这也使不同的可选择治疗方法（修复方法）的利弊比较变得更加容易。这样，为每名患者制订一个全面而准确的治疗计划变得不再困难。

临床记录

在发现重要的临床检查结果时，将它们以某种同样的形式记录下来。目前市面上有多种不同的口腔记录工作表和图表，选择使用哪种取决于个人喜好。无论哪种形式（纸质或电子记录）都应使用起来简单，整理起来方便，必要的相关信息要便于检索。换句话说，它们应该让口腔医师对患者的情况有一个清晰完整的了解。

信息的记录编排对口腔医师思维的影响

需要注意的是，临床资料的编排记录对口腔医师的思维过程有很大的影响，在某些情况下，它甚至可能影响到治疗计划的最终结果。一般来说，除了患者登记的信息外，口腔记录还包括患者的主诉和治疗期望、全身健康状况与口腔病史问卷表和记录、所有资料信息（临床发现）、诊断和预后、治疗计划的讨论加上治疗顺序（治疗的过程）、参与治疗的其他医疗保健提供者、同意书、治疗进展记录或治疗记录，以及随访和定期复查的记录。一些口腔医师可能会选择设立一个单独部分来记录有关患者不遵守约定和错过预约的情况、患者的投诉及其解决方法的信息。

传统的纸质记录通常是以预先打印的形式提供的，因为布局已预先确定，其供书写的空间有限，在大多数情况下仅适用于病程记录。在传统的系统中，绝大多数情况下，收集到的数据主要集中在某些具体方面，通常是患者的主诉，将最终被转换成治疗计划。它没有考虑到除了患者初次就诊所提及问题相关专业外的其他可能存在的问题[5]。除此之外，传统病程记录倾向于只按时间顺序列出程序，很少或没有将患者作为一个整体来关注。有些预先打印的表格可以同时记录龋齿、存在的修复体和牙周的检查情况。

因为大多数传统记录方式用于书写的空间有限，口腔医师经常要面临将他们所有的思考记录于有限的书写空间的挑战。这种限制会对口腔医师的思维过程产生显著的影响，尤其是学生和应届毕业生。由于书写的空间有限，在输入相关记录时，口腔医师倾向于只关注一些特定的事实，这种做法可能会导致临床分析的割裂和不完整。因此，最终的治疗计划很可能会是割裂的。此外，由于这种方法解决的是与特定情况相关的主要方面，因此它不利于形成将特殊性治疗重新整合到各种治疗需求中的思维过程。

总之，记录的编排方式可以规定资料记录的形式，除非格式恰当并提供了足够的书写记录空间，否则无法获得清晰完整的患者的情况。一个不恰当的记录格式实际上可能只有利于分段式（以问题为导向）的案例分析。

在以下章节中，读者将可以感受到这种可预测的方式是如何有助于临床资料的收集和整理的。这种方法可以被用在口腔医学院校的教学中，也可以作为个人练习的参考。接下来，将阐述如何促进资料收集和整理的重要方面。这些方面包括临床检查的核对清单/表格、问题列表和基本的诊断辅助工具的使用。本章的后面还将提供管理临床检查过程的指南。

记录或整理临床检查资料的表格

作者开发了一系列可用于记录并整理临床检查数据的表格。在计划制订过程中用到3种表格：①检查表格（核对清单、问卷；图3-4～图3-9）；②罗列已明确问题的表格（问题列表；图3-10）；③用于书写治疗计划的表格（图3-11～图3-13）。这些材料可作为所有的检查过程的辅助材料，并可作为口腔医师临床记录的补充。

检查表

检查表（检查核对表、问卷）可以作为一种确保与患者临床状况相关的所有方面均已得到恰当评估的重要工具，同时没有任何重要的信息被忽略[5]。因此，检查表在整个临床资料收集阶段起着指导作用。口外检查表（面部和牙颌面分析；图3-4）和口内检查表（图3-5～图3-9）是必需项。本书中所设计的表旨在涵盖临床检查的每个阶段中最重要的评估要素，但在口腔医师经验更丰富时可以进一步添加更多的信息。这些资料也可以用来对现有的临床记录（纸质或电子记录）的完善。

知道哪些因素对于评估是最重要的，有助于实施可靠、完整的临床检查。一个可靠的临床检查能甄别出各个专科领域中存在的问题（以及可能导致问题的有关因素），这一步是形成准确的问题列表的基本要求。

口外检查表

面部分析

面部结构（头颈部皮肤、眼、耳、鼻、唇）和淋巴结
（　　）在正常范围内　　（　　）在正常范围外

面部比例（面部1/3包括面下1/3的比例）
（　　）正常范围内　　（　　）在正常范围外

面部侧貌
（　　）正常　　　　　　（　　）凸面型　　　　　　（　　）凹面型

鼻唇角
（　　）在正常范围内（=90°）　　（　　）在正常范围外（<90°）
（　　）在正常范围外（>90°）

牙颌面分析

与咬合及颞下颌关节（TMJ）相关的因素	是	否
从口外看，上下颌关系是否偏离正常（唇裂，口外可观察到的下颌前突或小下颌畸形）？		
从口外看，面下1/3是否有改变的迹象（咬合垂直距离的变化）？		
下颌开口度在正常范围吗？ （正常范围=50mm，正常范围外<35mm）		

颞下颌关节功能紊乱的症状和体征	是	否
牵涉至颞肌和额肌或相关区域的头痛		
下颌功能运动时疼痛		
咀嚼肌疼痛或咀嚼肌压痛		
触诊关节时的疼痛（耳内或耳周疼痛，耳闷胀感）		
关节功能运动时杂音（弹响、摩擦音、水泡音）		
下颌运动受限（<35mm）		
开口时髁突动度不对称		
下颌在开闭口运动时有偏离		

图3-4　口外检查表（面部和牙颌面分析）。→

微笑分析

天然牙列和固定修复

微笑分类
（　　）低位笑线　　　　　（　　）中位笑线　　　　　（　　）高位笑线　　　　　（　　）超高位笑线

嘴唇动度
（　　）对称　　　　　　　（　　）不对称

> 如果不对称，请指出不对称的类型

面部中线与上颌牙齿中线的关系
（　　）一致　　　　　　　（　　）不一致
如果不一致：（　　）偏向患者右侧　　　　（　　）偏向患者左侧

牙齿中线角度（中切牙）
（　　）在正常范围内/牙齿中线垂直于水平面
（　　）在正常范围外/牙齿中线向右或向左倾斜

微笑时牙齿显露的数量
上颌牙齿（　　）　　　　下颌牙齿（　　）

牙龈乳头状态（美学区）
（　　）在正常范围内（完全充满龈外展隙）
（　　）在正常范围外
如果在正常范围外，检查出哪些位置是适宜的位置并写明该区域：
（　　）牙龈乳头缺失　　　（　　）牙龈乳头部分充填龈外展隙　　　（　　）牙龈乳头增生（过度覆盖）

> 上颌及下颌牙弓区（牙齿）：

上颌牙龈缘外形相对于瞳孔连线（美学区）
（　　）在正常范围内/平行
（　　）在正常范围外/不平行

> 如果在正常范围外，请检查出哪些位置是适宜的并指出该区域（牙齿）：

图3-4（续）

上颌前牙相对于瞳孔连线的切平面（切缘）
（　　）在正常范围内/平行
（　　）在正常范围外/切平面或殆平面的近远中向倾斜

> 如果在正常范围外，请指出该区域（牙齿）：

切外展隙/上颌前牙区
（　　）在正常范围内　　　（　　）在正常范围外

> 如果在正常范围外，请指出该区域（牙齿）：

下颌前牙的切平面（切缘）与瞳孔连线的关系
（　　）在正常范围内/平行
（　　）在正常范围外/切平面或咬合平面的近远中向倾斜

> 如果在正常范围外，请指出该区域（牙齿）：

牙齿排列/间距
（　　）正常（牙齿邻面正常接触）
（　　）存在间隙（轻度、中度或重度）
（　　）拥挤或重叠（轻度、中度或重度）

牙齿排列/切缘曲线与下唇的接触关系
（　　）接触　　　　　（　　）不接触　　　　　（　　）下唇轻微覆盖切缘

微笑弧/上颌前牙与下唇的关系
（　　）平行　　　　　　　　（　　）平直　　　　　　　　（　　）相反

牙齿倾斜度
（　　）在正常范围内　　　　　　　（　　）在正常范围外

> 如果在正常范围外，请指出倾斜的牙齿：

缺失牙现有的修复体（冠或桥）位置
修复体和软组织的连接处在美学上令人满意吗?
（　　）可摘局部义齿修复（NA）　　　　　（　　）是　　　　　（　　）否

图3-4（续）　　　　　　　　　　　　　　　　　　　　　　　　　➞

微笑分析

可摘局部义齿修复（NA）

牙槽嵴/唇高度之间的关系
（   ）在正常范围内　　　　　　　　（   ）在正常范围外

唇部支撑效果/修复体设计
（   ）在正常范围内　　　　　　　　（   ）在正常范围外

颊廊空间
（   ）在正常范围内　　　　　　　　（   ）在正常范围外（不足、过大）

上颌中切牙的分析

上颌中切牙的倾斜度
（   ）在正常范围内
（   ）在正常范围外

> 如果在正常范围外，请指出是哪类问题以及其他与问题相关的信息：
> 牙位：＿＿＿＿＿
>
> （   ）唇颊侧倾斜度（近远中向牙齿倾斜度或牙冠倾斜度/牙齿长轴）
> （   ）颊舌向倾斜度
>
> 附加信息：

牙冠的大小/比例
（   ）在正常范围内/对称　　　　（   ）在正常范围外/不对称

如果不对称，请检查哪侧是正常的：（   ）患者的右侧　　（   ）患者的左侧
（   ）牙冠的大小（长/宽比）
（   ）牙冠的大小（长度）
（   ）龈缘的位置（牙龈退缩）
（   ）切缘的位置（唇倾/舌倾）
（   ）上述所有问题都存在
（   ）牙冠的倾斜度
（   ）不良修复体

上颌中切牙、侧切牙和尖牙之间的大小关系
（   ）在正常范围内　　（   ）在正常范围外

> 如果在正常范围外，请指出区域（牙齿）：

图3-4（续）

口腔黏膜检查表

患者姓名：_____

检查日期：___/___/___

检查位点	临床状态	
	在正常范围内	在正常范围外
上下唇		
附着龈和游离龈区域（唇颊黏膜、前庭）		
舌		
口腔底部		
唾液腺		
硬腭		
口咽		

显示异常的区域：_____

问题的描述：

图3-5 口腔黏膜检查表。

牙周检查表

患者姓名：＿＿＿＿＿＿＿＿＿＿＿＿＿＿＿＿＿＿＿＿＿＿＿＿＿

检查日期：＿＿＿／＿＿／＿＿＿＿

口腔卫生状况/上下颌牙列：好、一般、差（圈出）

上颌牙列

骨缺损
阻生牙
残根
生物学宽度改变
牙周膜间隙增宽
牙根靠近
根分叉病变
骨水平（%）

影像学检查发现
临床检查发现

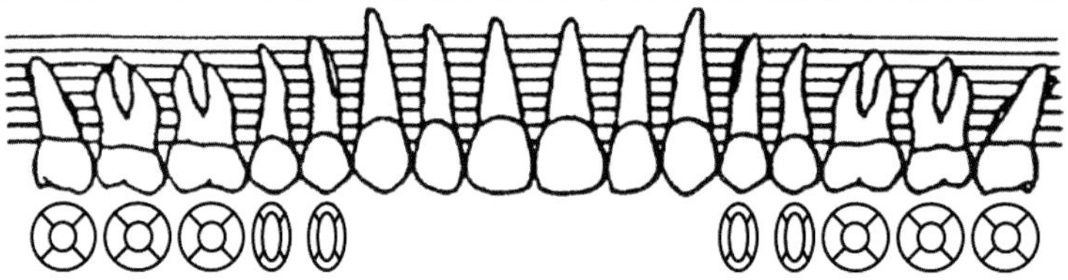

颊侧

探诊深度
探诊出血
牙龈乳头丧失
根分叉病变
附着龈不足
牙龈退缩
系带附着异常
开放的邻接触
食物嵌塞
松动度
叩痛
牙齿移位

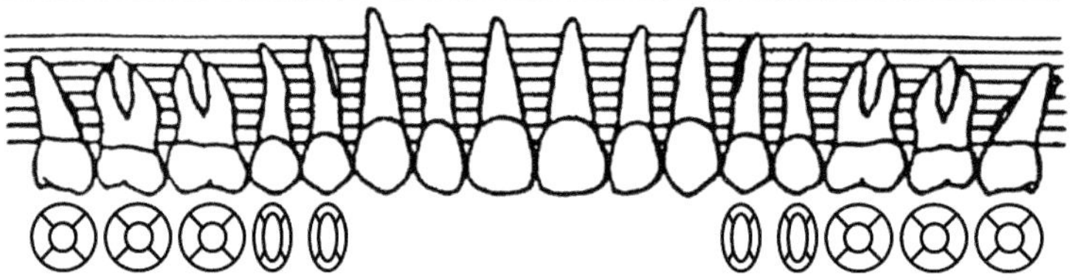

临床检查发现

舌侧

探诊深度
探诊出血
根分叉病变
牙龈退缩
预后

开放的邻接触：//
根尖周病损：病损概述 ●
牙齿位置：
过高/过低 ↑↓ 漂移 ⤾ 扭转 ⤵
根内桩：过大桩=**OS** 过小桩=**US**
口内种植体：种植体概述：
骨水平（%）：100/80=**A** 80/70=**B** 70/60=**C** 60/50=**D** ＜50=**E**
预后：差：**H** 可疑：**Q**

图表说明

图3-6a 牙周检查表（上颌）。

牙周检查表

患者姓名： _____

检查日期： _____/_____/_____

下颌牙列

探诊深度
探诊出血
牙龈乳头丧失
根分叉病变
附着龈不足
牙龈退缩
系带附着异常
开放的邻接触
食物嵌塞
松动度
叩痛
牙齿移位

颊侧

临床检查

舌侧

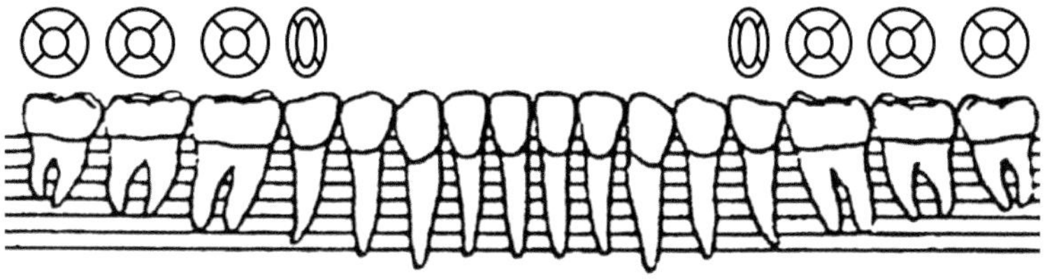

探诊深度
探诊出血
根分叉病变
牙龈退缩

影像学检查

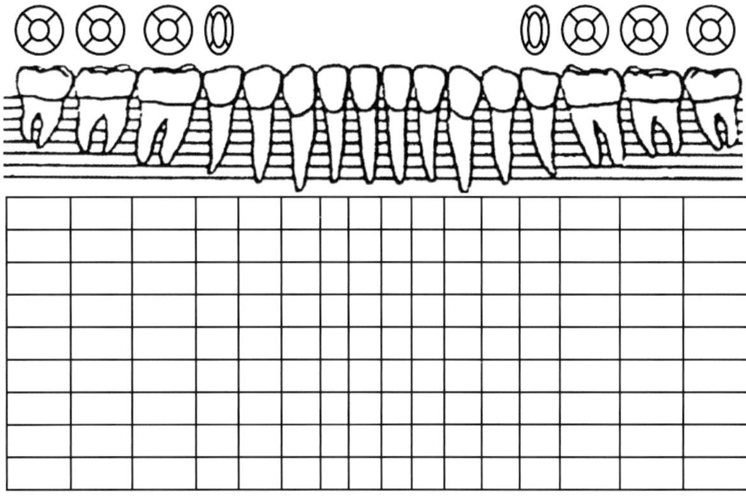

骨缺损
阻生牙
残根
生物学宽度改变
牙周膜间隙增宽
牙根靠近
根分叉病变
骨水平（%）
预后

图表说明

开放的邻接触： //
根尖周病损： 病损概述 ●
牙齿位置：
过高/过低 ↑↓   漂移 ↻   扭转 ⤵
根内桩： 过大桩=**OS**   过小桩=**US**
口内种植体： 种植体概述：
骨水平（%）： 100/80=**A** 80/70=**B** 70/60=**C** 60/50=**D** ＜50=**E**
预后： 差：**H** 可疑：**Q**

图3-6b 牙周检查表（下颌）。

牙齿检查表

患者姓名：______________________________

检查日期：____/___/____

上颌牙列

（圈出）牙列缺损/肯氏分类：Ⅰ Ⅱ Ⅲ Ⅳ-牙列缺失

弯曲根管																
牙根吸收																
牙根穿孔																
根折																
根尖周病变																
牙髓（再）治疗																
过大/过小的桩																
骨水平（%）																
阻生牙/残根																
牙髓预后																

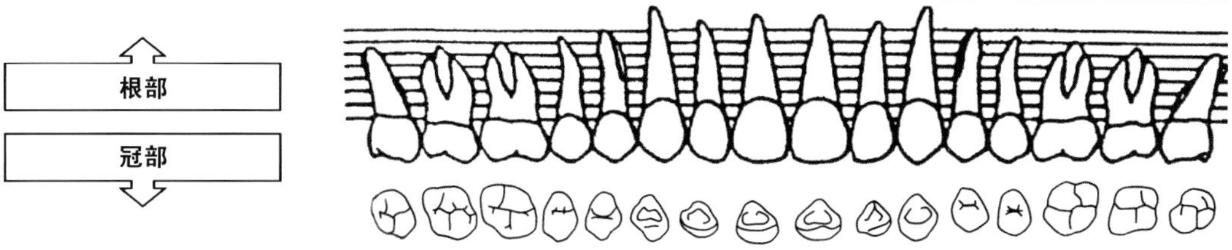

1磨损/2磨耗面																
楔状缺损																
龋损																
生物学宽度改变																
不良修复体																
开放的邻接触																
牙冠破损/断裂																
残冠																
叩诊敏感																
冷热敏感																
松动度（I° II° III° ）																
冠根比改变																
牙齿错位																
非活髓牙																
预后																

图表说明

开放的邻接触：//
根尖周病损：病损概述 ●
牙齿位置：
过高/过低 ↑↓ 漂移 ↷ 扭转 ⤸
根内桩：过大桩=**OS** 过小桩=**US**
口内种植体：种植体概述：
骨水平（%）：100/80=**A** 80/70=**B** 70/60=**C** 60/50=**D** ＜50=**E**
预后：差：**H** 可疑：**Q**

图3-7a 牙齿检查表（上颌）。

牙齿检查表

患者姓名：_____

检查日期：_____/_____/_____

下颌牙列

（圈出）牙列缺失/肯氏分类：Ⅰ Ⅱ Ⅲ Ⅳ–牙列缺失

1磨损/2磨耗面
楔状缺损
龋损
生物学宽度改变
不良修复体
开放的邻接触
牙冠破损/折裂
残冠
叩诊敏感
冷热敏感
松动度（Ⅰ° Ⅱ° Ⅲ° ）
冠根比改变
牙齿错位
非活髓牙
预后

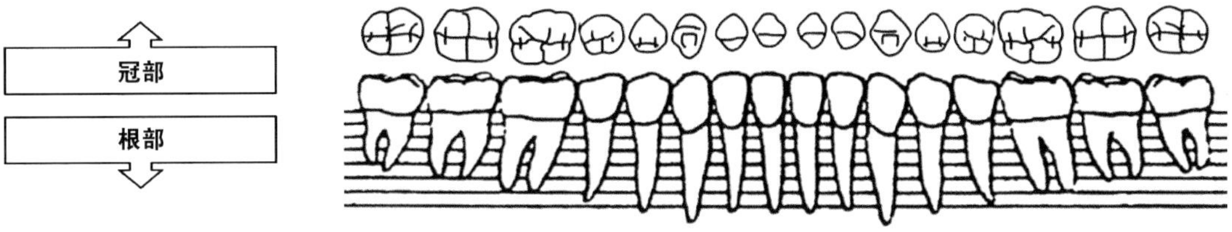

冠部

根部

弯曲根管
牙根吸收
牙根穿孔
根折
根尖周病变
牙髓（再）治疗
过大/过小的桩
骨水平（%）
阻生牙/残根
牙髓预后

图表说明

开放的邻接触： //
根尖周病损： 病损概述 ●
牙齿位置：
过高/过低 ↑↓ 漂移 ⌒ 扭转 ⟲
根内桩： 过大桩=**OS** 过小桩=**US**
口内种植体： 种植体概述
骨水平（%）： 100/80=**A** 80/70=**B** 70/60=**C** 60/50=**D** <50=**E**
预后： 差：**H** 可疑：**Q**

图3-7b 牙齿检查表（下颌）。

咬合与颞下颌关节检查表

患者姓名：_____

检查日期：___/___/___

安氏分类：　　　Ⅰ　　　　Ⅱ　　　　Ⅲ

咬合垂直距离
咬合垂直距离在正常范围内吗？　是　否

𬌗平面/切平面
上颌牙咬合面（切平面）在正常范围内吗？　是　否

下颌牙咬合面（切平面）在正常范围内吗？　是　否

上颌牙有错位牙吗？　是　否
（过高、过低、扭转、倾斜、唇倾）

下颌牙有错位牙吗？　是　否
（过高、过低、扭转、倾斜、唇倾）

息止𬌗间隙
息止𬌗间隙在正常范围内吗？　是　否

深覆𬌗
最能描述患者临床检查状况的选项：

（　　）正常（0~30%的下颌中切牙被上颌中切牙覆盖）

（　　）中度（31%~69%的下颌中切牙被上颌中切牙覆盖）

（　　）重度（70%~100%的下颌中切牙被上颌中切牙覆盖）

前牙开𬌗：　是（___ mm）　否

深覆盖
最能描述患者临床检查状况的选项：

（　　）正常（上颌中切牙在下颌中切牙前1~2mm）

（　　）中度（上颌中切牙在下颌中切牙前3~5mm）

（　　）重度（上颌中切牙在下颌中切牙前5mm以上）

锁𬌗：　是　否
牙弓空间
空间在正常范围内吗？　是　否

如果答案是否定的，圈出最能描述临床检查情况的选项：
过度增加　　　　增加　　　　　　减少　　　　　　过度减少

图3-8　咬合与颞下颌关节检查表。　　　　　　　　　　　　　　　⟶

非正中运动

前伸

切导（圈出）：深　浅

前伸动作是否存在后牙干扰？　是　否

侧方运动

工作侧和非工作侧是否有牙尖干扰？　是　否

咬合创伤的症状和体征

是否有咬合创伤的体征和症状？　是　否

颞下颌关节检查

是否有副功能的迹象和症状？　是　否

下颌运动在正常范围内吗？　是　否

颞下颌关节功能紊乱的症状和体征	是	否
牵涉至颞肌和额肌或相关区域的头痛		
下颌功能运动时疼痛		
咀嚼肌疼痛或咀嚼肌压痛		
触诊关节时的疼痛（耳内和耳周疼痛、耳闷胀感）		
关节功能运动时杂音（弹响、摩擦音、水泡音）		
下颌运动受限（＜35mm）		
开口时髁突动度不对称		
下颌在开闭口运动时有偏离		

图3-8（续）

缺牙区检查表（牙列缺损）

在对缺牙区进行检查之前，口腔医师应该回顾微笑分析中获得的信息并当作进行下一步检查的前提条件。

以下是针对上颌前牙缺失的区域（美学区）进行检查的问题，拟推荐采用治疗计划是种植修复。

从水平向看，*现有空间是否足以以和谐的方式容纳所有修复缺失牙的修复体冠？

是	否	?

如果不足，请指出：（　）空间不足（　）空间过大

从水平向看，*现有的空间是否能在满足"天然牙-种植体"之间安全距离的前提下进行理想的种植体定位？

是	否	?

如果不是，请指出：（　）空间不足（　）空间过大

从水平向看，*现有的空间是否能在满足"种植体-种植体"之间的安全距离的前提下进行理想的种植体定位？

是	否	?

如果不足，请指出：（　）空间不足（　）空间过大

*将记录修复牙冠颊侧位置的硅橡胶就位在不带诊断蜡型的上颌模型上，这有助于空间评估。

从垂直向看，现有空间是否足以制造最终修复体（螺丝固位和/或粘接固位）？

是	否	?

如果不足，请指出：（　）空间不足（　）空间过大

参照最终理想修复体的牙冠的位置，您如何分类修复体-牙槽嵴的关系？

（　）Ⅰ类　　　　（　）Ⅱ类　　　　（　）Ⅲ类

如果是Ⅲ类，请说明：（　）1分类（　）2分类（　）3分类

牙槽嵴的大小（高度和宽度）对于设计理想的种植体是否足够？

是	否	?

如果不是，说明具体情况：
（　）高度不足（　）宽度不足（　）两者都有

图3-9　牙列缺损检查表。　　　　　　　　　　　　　　　　　　　　→

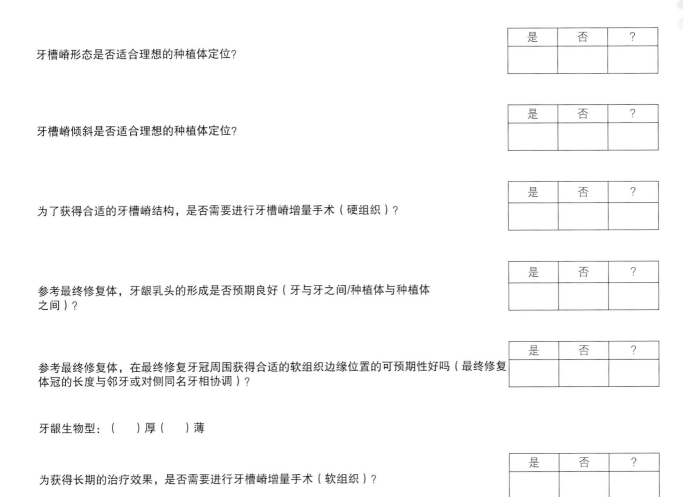

牙槽嵴形态是否适合理想的种植体定位？

是	否	?

牙槽嵴倾斜是否适合理想的种植体定位？

是	否	?

为了获得合适的牙槽嵴结构，是否需要进行牙槽嵴增量手术（硬组织）？

是	否	?

参考最终修复体，牙龈乳头的形成是否预期良好（牙与牙之间/种植体与种植体之间）？

是	否	?

参考最终修复体，在最终修复牙冠周围获得合适的软组织边缘位置的可预期性好吗（最终修复体冠的长度与邻牙或对侧同名牙相协调）？

是	否	?

牙龈生物型：（　　）厚（　　）薄

为获得长期的治疗效果，是否需要进行牙槽嵴增量手术（软组织）？

是	否	?

图3-9（续）　　　　　　　　　　　　　　　　　　　　　　　　　　　　　➡

列出存在问题和治疗目标的表格

问题列表是在检查过程中所有已识别出的问题的整合（图3-10）。它是将从不同区域的检查评估中获得的信息进行组织整理的一种尝试，是综合诊断的必要条件。如前文所述，检查表格（检查核对表或问卷调查表）的使用使得罗列问题清单的过程变得更具可预期性。

在许多情况下，如果口腔医师对存在的问题具备基本的认知和相应的理解，那么对这个问题只需描述就能得出诊断以及明确相应的解决方案。因此，一个问题（诊断）列表的获得和对导致这些问题的可能因素的理解，是形成治疗计划的基本要求。

知道了问题所在，有助于治疗目标的确立，并对可能的治疗方案进行分析。总的来说，治疗的主要目的是将口腔重建到原来的健康状态，或是问题出现之前的状态。这种以目标为导向的方法是制订出一个理想的治疗计划的基础。有了这个概念，口腔医师就可以知道是重建单颗牙齿还是需要全口重建。关于治疗目标的更详细的信息

缺牙区检查表（无牙颌）

从垂直向看，牙槽嵴和唇/笑线的关系是否协调（牙槽嵴过高和/或过度生长）？

是	否	?

从垂直向看，现有空间是否足以制作最终修复体（固定的和/或活动的）？

是	否

如果不足，请指出：（ ）空间不足（ ）空间过大

根据上颌弓（特别是前牙区）的现有情况，您如何分类修复体−牙槽嵴的关系？

（ ）Ⅰ类　　　　　（ ）Ⅱ类　　　　　（ ）Ⅲ类

如果是Ⅲ类，请注明：（ ）1分类（ ）2分类（ ）3分类

牙槽嵴结构是否满足将种植体放在理想的位置？

是	否	?

如果不是，说明具体情况：
（ ）高度不足　（ ）宽度不足　（ ）两者皆有

（ ）外形不合适（ ）牙槽嵴过度倾斜

牙龈生物型：（ ）厚（ ）薄

为了获得适宜的牙槽嵴结构，是否需要进行牙槽嵴增量手术？

是	否	?

如果是，请说明：
（ ）硬组织移植　　（ ）软组织移植

从水平向看，种植体的分布是否可以避免或尽量减少悬臂？

是	否	?

从水平向看，种植体的分布是否有利于制作腭部开窗的修复体（覆盖义齿）？

是	否	?

图3-9（续）

问题/诊断/治疗目标列表

患者姓名： _____

检查日期： ___/___/___

与口外检查相关的问题	治疗目标
与口腔黏膜检查相关的问题	治疗目标
牙周问题 / *预后	治疗目标
与牙齿相关的问题 / *预后	治疗目标
咬合和颞下颌关节问题 / *预后	治疗目标
缺牙区相关的问题 / *预后	治疗目标
正畸相关的问题 / *预后	治疗目标
口腔外科手术相关的问题/*预后	治疗目标
治疗中所涉及的专业（口腔修复除外）：（列出它们）	

图3-10 问题列表和治疗目标表。将特定的问题与治疗目标联系起来有助于提供问题的解决方案。每个问题均要列一个可能的解决方案。

综合的治疗计划

患者姓名: _____

检查日期: ___/___/___

除口腔修复外，其他相关专科的治疗措施：	
口腔修复相关的治疗措施：	

牙位#	治疗计划

治疗中涉及的专科（除口腔修复外）：

1.
2.
3.

图3-11 综合的治疗计划表。该表格描述了与整体治疗相关的所有措施。它为口腔医师提供了患者的每一个治疗需求以及治疗中所涉及的所有专科的完整视图。

个体专科治疗计划
口腔修复

患者姓名： _____

检查日期： ___/___/___

	治疗计划	费用
1		
2		
3		
4		
5		
6		

表3-12 个体专科治疗计划表（口腔修复）。该表格描述了与专科领域相关的所有治疗措施。

治疗顺序

患者姓名： _____

检查日期： ___/___/___

	工作计划	
就诊	修复治疗	其他专科相关的治疗程序
1		
2		
3		
4		

图3-13a 用于书写治疗顺序的空表格。

治疗的顺序

患者姓名：_____

检查日期：___/___/___

	工作计划	
就诊	修复治疗	其他专科相关的治疗程序
1	*患者的主诉 10#：去除龋损，光固化复合材料修复	11#： 1. 转诊至牙周医师进行全面检查并进行如下治疗： 　a. 基础治疗（根面平整和刮治术），口腔卫生指导 　b. 11#进行牙冠延长术 2. 转诊至牙体牙髓医师进行牙髓治疗（愈合后）
2	12#： 去除龋损： a. 仅在近中面制作一个复合材料修复体 b. 去除现有的远中邻𬌗面修复体，制作一个近远中邻𬌗面修复体（emax）	
3	14#： 去除现有的修复体，制作一个近远中邻𬌗面修复体（emax）	
4	11#： 制作丙烯酸树脂临时修复体和铸造桩核。待软组织完全愈合后，制作全冠修复	

图3-13b 书写好治疗顺序的表格样本。

将在第9章中介绍。

在图3-10中，问题列表已经与治疗目标相结合。这个布局让特定问题的解决方案（或治疗选择）一目了然。此外，这样的列表可以有效地与其他口腔医师和口腔技师共享患者信息。它也是一个在治疗计划呈现阶段告知患者他/她的状况的有用工具。与患者讨论问题及呈现治疗方案是为患者提供治疗获得其知情同意至关重要的一部分。

问题清单是形成综合治疗计划的重要组成部分。形成问题列表的过程将在本节后面的"临床检查过程"中演示。

为每一种案例情况填写检查表和问题清单，对于学生或初学者来说是组织思维过程的有效方法，也是制订治疗计划的一个非常有用的教学练习。当问题列表已经被详尽列出时，将问题与可能的治疗方案衔接起来就变得非常简单。在任何一种案例情况下，所有的这些步骤并不要求只有经验丰富的从业者才能完成，这无疑会使临床检查过程更可预测。

问题应根据专科类别列出，并且应以有利于制订最终治疗计划的方式列入。通常对所列问题的评估需要与其他专科医师会诊探讨，从这些会诊探讨中可以获得有价值的信息，以帮助口腔医师进一步了解现有问题的本质。此类信息可以优化问题列表的内容，因此应正确记录并附在问题列表中。

在完成每个相关专科问题的评估后，应确立每个专科领域的诊断和预后。例如，在进行牙周检查后，牙周医师应该对患者的牙周状况进行诊断，指出哪些牙齿预后良好、哪些预后不良、哪些预后不明确的。在开始阶段，口腔医师将分阶段进行治疗实施，专注于与每个单独区域的问题，在后续阶段，会将一系列没有联系的检查发现整合为全面的诊断。在某些区域，为了更好地理解某些问题的性质，口腔医师可能需要额外的

数据资料，这些数据资料只能通过应用辅助诊断工具来获得。

书写治疗计划的表格

一旦确立了治疗目标，就可以考虑相关治疗措施，并制订实施这些措施的计划。在口腔医师清楚地了解患者的所有需求后，他/她就可以专注于一个个单项的治疗计划。图3-11～图3-13用于填写综合治疗计划和单项治疗计划的表格。应特别强调口腔修复治疗相关的单项治疗计划，在书写这样一个计划时，口腔医师有机会研究不同的修复方式来解决特定的临床问题。

在这个阶段，将会仔细权衡每种治疗方式的利弊和优缺点。完成这一阶段后，口腔医师将进行确定治疗实施的顺序（图3-13），有了这些材料，口腔医师可以向患者提交治疗计划。

辅助诊断

通过辅助诊断检查手段获得信息是临床检查的一种补充。典型的辅助诊断手段包括影像学图像、诊断模型和口腔摄影。

影像学图像

口腔根尖周X线片是一种不可替代的辅助诊断手段。它们不仅能对口内检查评估获得的信息进行进一步确认，还可以为临床检查提供补充，特别是对黏膜下组织的评估。不同的专科要求不同的放射检查方式，精确度也不一样，完整的口腔检查所需的放射检查类型仍是个有不少争论的主题。

传统的和数字化的根尖周X线片用于记录患者在治疗前、治疗中和治疗结束时的状况（颌骨和牙齿）。根尖周X线片能提供所有解剖结构的一般概况，以及牙列缺损和牙列缺失患者口腔特定区

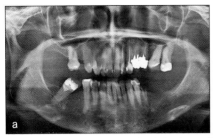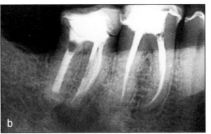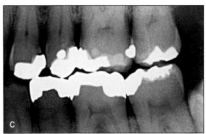

图3-14 （a）全景片。（b）根尖周X线片。（c）咬合翼片。

域的非常精确和详细的信息。

从常规基础来说，最常见的口腔放射影像学检查包括全景片、根尖周X线片和咬合翼片（图3-14）。全景片通常用于获得周围骨结构的一般概况。根尖周X线片和咬合翼片是口腔中最常用的检查形式，在对特定的区域和/或问题进一步检查是至关重要的。

其他类型的根尖周X线片可以通过头影测量根尖周X线片、颞下颌关节片、计算机断层扫描（CT）以及能满足特定需求的一些其他技术获得。计算机断层扫描能获得可视化精确的解剖结构，并且在如何设计外科手术中非常有用，特别是在种植中。戴有精心设计的放射导板[6-7]的CT影像可以为无牙颌结构的评估提供非常有价值的信息，它允许口腔医师评估无牙颌的骨量（牙槽嵴的高度和宽度）、牙槽嵴的倾斜度和修复体冠-牙槽嵴的关系。这些信息对于外科手术的设计，如骨增量和种植体植入是至关重要的。涉及计算机断层扫描导板的信息将在本节后面的章节中详细介绍。

一般来说，一个完整的放射学检查，特别是对那些以往没有放射影像资料的新患者，应包括全景片、根尖周X线片和咬合翼片。在影像学评估中可能评估的问题类型可分为与牙齿相关的问题、牙周组织相关的问题和骨相关的问题[8]。为了更好地与本文的视角相适应，对这种分类方法进行了如下调整。此外，值得一提的是，以下所罗列的大多数主题都是协助临床检查程序而提供的检查表的一部分。

牙齿相关的问题

- 阻生牙。
- 残根。
- 多生牙。
- 错位牙（牙齿漂移、牙齿倾斜）。
- 邻间区龋损尤其是龈下龋损。
- 不良修复体（不合适的修复体，边缘不密合，边缘悬突）。
- 髓腔大小与龋损的位置关系、现有修复体和剩余牙体组织的关系（牙齿去除病损或修复体前后）。
- 牙髓表现异常。
- 根尖周异常（根尖周病变）。
- 有缺陷的牙髓。
- 牙根吸收。
- 根管治疗的牙齿中过大或过小的根管内桩。
- 根折/穿孔。

牙周组织相关的问题

- 牙周韧带的特征。
- 牙结石。
- 牙周骨缺损。
- 天然牙周围和种植体基台周围的骨水平（吸收）。
- 根分叉病变。
- 牙根靠近。

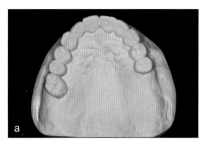

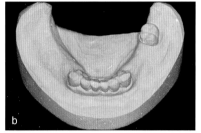

图3-15 （a和b）牙列缺损情况下，上颌和下颌诊断模型的𬌗面观。

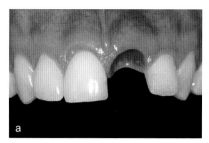

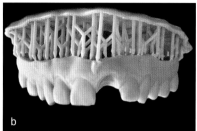

图3-16 （a和b）上颌前部区域的视图（临床照片和研究模型）。借助于计算机辅助设计/计算机辅助制作系统制作了研究模型。

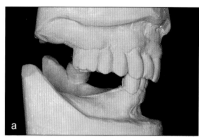

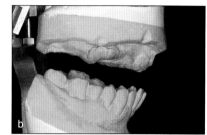

图3-17 （a）显示图3-15所示的牙列缺损情况下的石膏模型上𬌗架进行预处理的侧面观。（b）牙列缺失情况下的石膏模型上𬌗架的侧面观。

骨相关的问题

• 无牙颌牙槽嵴条件差。

• 解剖结构位置异常（下颌管、颏孔等）。

• 颌骨炎症或颌骨肿瘤源性的病损。

对于口腔疾病有关的更具体方面的评估已经成为许多文章或书籍的主题；这些内容不在本书的范围。

诊断模型

除了进行细致的临床检查之外，强烈建议口腔医师参与技工室相关方面的程序，如与诊断模型分析有关的程序。然而，不少普通的口腔医师将重要的设计任务完全交给口腔技师，而没有把原本可以通过研究模型和诊断蜡型的分析获得的有价值的信息传递给技师。

诊断模型或研究模型使口腔医师能在患者不在场的情况下评估各种修复条件，并允许在不受口内限制的情况下对一些因素进行精确和详细的可视化分析[5]（图3-15）。他们对比临床检查的情况，对所收集的临床数据资料的准确性进一步确认。研究模型也可以在治疗阶段制取，以评估是否达到治疗目标。诊断模型的分析对于修复空间评估、基台间平行度评估以及许多其他方面的评估都是很有价值的。

诊断模型的使用通常需将模型安装在𬌗架上进行，包括制作诊断蜡型、诊断指引和放射导板。随着数字化口腔技术的进步，大多数传统的程序包括印模的制取、研究模型和将模型安装在𬌗架上的过程，都可以通过使用口内扫描仪和专用软件来实现（图3-16）。诊断蜡型和一些其他设计程序也可以使用专用软件在计算机屏幕上进行。然而，基本原则仍然是不变的，掌握这些原则仍然是进行设计规划的前提条件。

治疗前的诊断模型

精确的诊断模型对于正确诊断和治疗计划至关重要。在对患者口腔进行任何改动操作之前应该制作上颌牙弓和下颌牙弓的印模。如果患者佩戴了可摘局部义齿，则应在佩戴和不佩戴活动义齿的情况下获取研究模型。通常，现有的修复

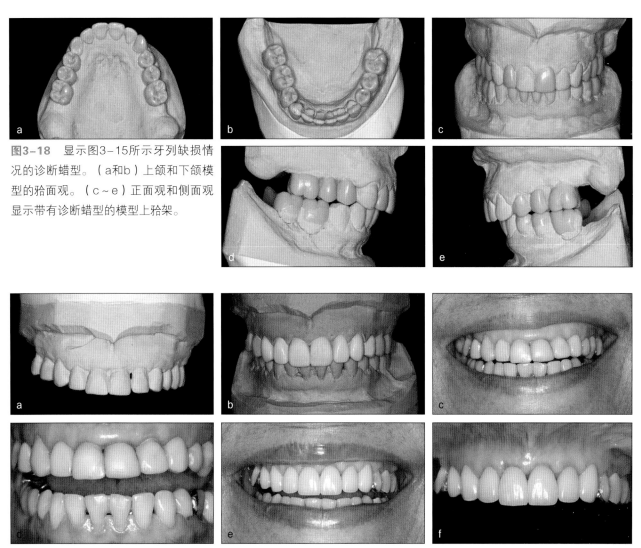

图3-18 显示图3-15所示牙列缺损情况的诊断蜡型。（a和b）上颌和下颌模型的殆面观。（c～e）正面观和侧面观显示带有诊断蜡型的模型上殆架。

图3-19 （a和b）上颌模型的正面观，诊断蜡型恢复前和恢复后。后者是为了模拟前牙（尖牙到尖牙）的牙冠延长过程。（c和d）初始临床情况的正面微笑观和口内视图。（e和f）正面微笑和最终修复后牙冠延长术临床情况的口内视图。

体可以作为将来修复体的参考，或者参考找出哪些需要更改。由于在诊断分析过程中可能会对研究模型进行修改，因此强烈建议在计划程序中使用两套模型。可以通过取上颌弓和下颌弓两次印模制作或复制现有的研究模型来获得。通过这样做，可以保留一组模型作为治疗前的永久记录，另一副模型可以做诊断目的的修改。

上好殆架的模型

　　诊断模型精确地安装在半可调殆架上，使口腔医师能够清楚地了解上牙弓和下牙弓之间的关系，而不受脸颊、舌头和唾液的干扰。关于剩余的天然牙列（如数量、位置和分布）、现有的修复体和详细的咬合分析等重要信息通常可以对临床检查的发现做进一步的补充。对缺牙区的分析，包括空间的评估，也可以以相较于口内检查更有效的方式进行（图3-17）。

诊断蜡型

　　诊断蜡型是制订治疗计划的一个重要信息来源，它允许口腔医师通过创建一个可视化的场景来重建一个更理想的功能、语音和美学来纠正

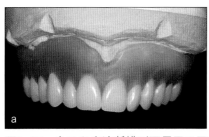

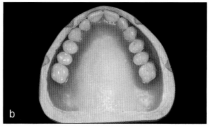

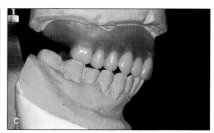

图3-20　全口义齿诊断蜡型可用于无牙颌患者。（a和b）试戴义齿的正面观和𬌗面观。（c）侧面观显示带有全口义齿的蜡型上𬌗架。

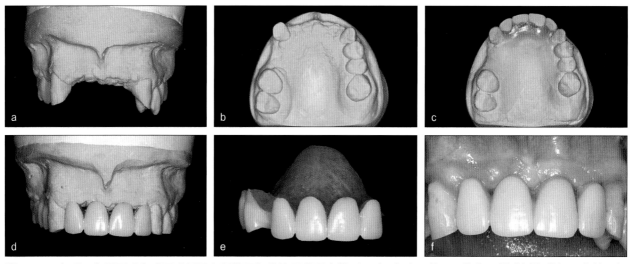

图3-21　（a和b）正面观和𬌗面观显示上颌前牙部分缺牙的研究模型。（c）𬌗面观显示戴有丙烯酸树脂基托义齿的上颌研究模型。（d）正面观显示上前牙排列在研究模型上。（e）正面观显示准备在患者口内试戴的丙烯酸树脂基托义齿。（f）患者口内戴牙的口内视图。

存在的问题[5,9]。诊断蜡型的制作最好是在可调𬌗架上进行。这一阶段对于形成与牙齿检查、咬合检查和缺牙区检查相关的问题列表是非常有帮助的，因为它们可以作为完成必要改进的参考（图3-18）。一旦完成，它可以精确体现治疗完成后的效果。图3-19显示了通过模拟牙冠延长以改善上颌前牙区的美观。在无牙颌中，与牙列缺损情况下制作诊断蜡型的目的相同，无牙颌也同样可以制作试验性义齿或诊断性试戴义齿蜡型（图3-20）。

可能导致问题的因素（例如，错位的牙齿和咬合调整）也可以通过诊断蜡型得到更好的评估。规划过程的这一阶段可以在对患者实施任何类型的治疗之前对患者的现有状况进行预修改。这是非常有帮助性的，因为可以在对患者的口内

进行任何调改之前，对研究模型进行广泛的咬合调整，包括主𬌗平面的修正或是拔牙。

塑料基托（丙烯酸）义齿也是辅助诊断的一种手段。在牙列缺损的情况下，特别是那些涉及美学区的情况，人工牙可以放在丙烯酸树脂基托上，这是在研究模型上修复缺失牙的有效方式（图3-21）。该程序使得口腔医师知道最终修复体牙冠的数量、位置和分布。牙的大小（长度和宽度）和形状等方面不仅仅由口腔医师在患者口内进行评估，患者也可以进行评估。这项技术非常类似于全口义齿制作的试验性排牙阶段。因此，这两种技术（诊断蜡型和基托上试验性排牙）都是使最终效果可视化的手段。

在此阶段，还应认识到临床的局限性和治疗目标的局限性并加以讨论。一旦（在诊断蜡

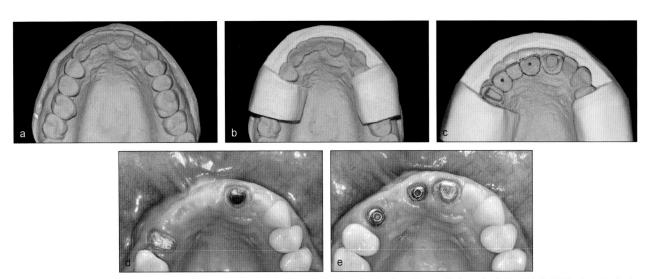

图3-22　牙列缺损情况的诊断指引。（a）临时修复的研究模型。（b）殆面观显示戴有硅橡胶指引的上颌模型。（c）上颌模型的殆面观显示前牙缺牙区加上硅橡胶指引。硅橡胶指引用于记录最终修复冠相对于缺牙牙槽嵴的颊面位置。同样的指引可以用来评估修复体水平空间，并可以很大程度上帮助规划种植体的位置。（d和e）殆面观显示上颌弓前部种植体植入前后。由于在术前计划中使用了硅橡胶指引和手术导板，因此实现了种植体的正确就位。

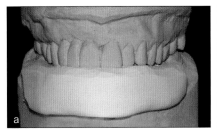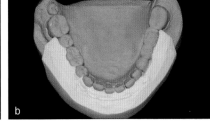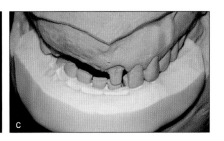

图3-23　（a~c）下颌诊断指引。

型上）获得满意的结果，制作该诊断蜡型的复制品。这是一种非常有效的保存蜡型信息的方法，因为蜡很容易变形或损坏。此外，蜡型的复制件是制作临时冠、诊断指引和放射导板的重要辅助工具。

诊断指引

诊断指引可以定义为用来记录或保持一颗牙或者多颗牙相对于其他牙、模型、某些其他解剖结构的位置关系的媒介或模具[1]。在诊断蜡型（或其复制模型）上制作的诊断指引可作为牙列缺损或牙列缺失情况下缺牙区评估的重要手段，特别是对于种植的病例[5,10]。制作诊断指引可以用不同的材料，石膏和硅橡胶是最常用的。

图3-22a显示了带临时修复体的研究模型，图3-22b显示了在研究模型上制作的硅橡胶指引。在没有临时修复体的研究模型上复位硅橡胶指标（图3-22c），口腔医生和技师可以观察修复冠的位置和剩余牙槽嵴之间的关系，并明确未来用于制造修复体的空间。在种植外科手术规划时分析的结果可能有很大的价值，因为它可以确定是否需要进行牙槽嵴增量或减量程序（图3-22d和e）。

当在下颌模型上制作诊断指引时，硅橡胶指引可以显示出最终上颌牙冠的长度、最终上颌牙冠切缘的位置以及用于制作修复体的垂直空间大小（图3-23）。基于同样的目的，也可以在无牙颌上以类似的方式制作诊断指引（图3-24和图

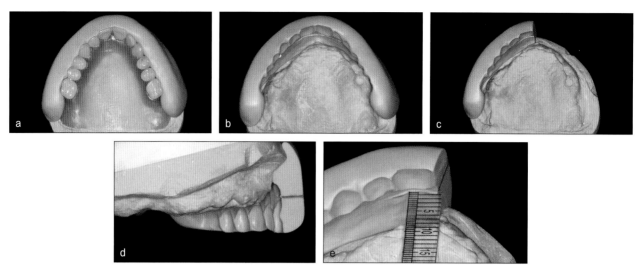

图3-24 无牙颌情况的诊断指引。（a）殆面观显示戴有诊断义齿和硅橡胶指引的上颌模型。（b）殆面观显示未戴有诊断义齿的硅橡胶指引的上颌无牙颌模型。这里硅橡胶指引用于记录未来人工牙相对于无牙颌牙弓的颊面位置。（c）殆面观显示切开的硅橡胶指引。通过对指引进行切段分析，口腔医师可以从矢状面的角度观察人工牙位置和牙槽嵴之间的关系。（d）侧面观显示有硅胶指引的未戴有诊断义齿的上颌无牙颌模型。同样的指引对研究人工牙和牙槽嵴的关系有很大的帮助。（e）殆面观显示未戴有诊断义齿的硅橡胶指引的上颌无牙颌模型。硅橡胶指引也用于确定最终修复体制作的水平空间。关于修复空间的进一步考虑将在后面无牙区检查部分提出。

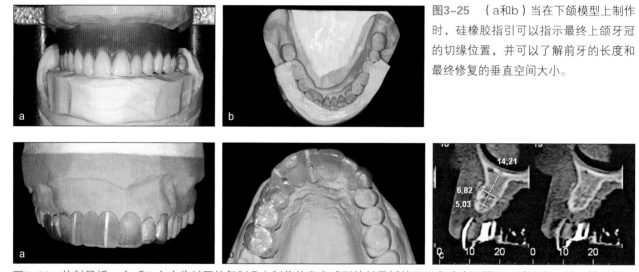

图3-25 （a和b）当在下颌模型上制作时，硅橡胶指引可以指示最终上颌牙冠的切缘位置，并可以了解前牙的长度和最终修复的垂直空间大小。

图3-26 放射导板。（a和b）在临时冠的复制品上制作的真空成形放射导板的正面和咬合面视图。请注意，植入的可能位置已经通过用射线阻射的牙胶在模板上勾画牙冠轮廓（右中切牙和尖牙）来标记。此外，在中切牙和尖牙的相应位置钻了两个洞（管洞），并用牙胶填充。结果，在CT图像上将产生类似于管道的阻射的图像。（c）显示对应于右中切牙的牙冠轮廓的CT图像。也可以看到不透射线的管洞。

3-25）。

放射导板

放射导板是评估患者临床情况非常有价值的工具，尤其是当计划种植的病例时。放射导板能够让口腔医师获得关于缺牙区状况的重要信息。

它提供了一种通过建立与特定区域（或解剖结构）、研究模型和被评估区域的放射影像之间的相互关系来对口内具体位点进行研究的

图3-27 （a和b）在诊断义齿的复制模型上制作的丙烯酸树脂基托支架的正面和咬合面视图。请注意，植入的可能位置已经用阻射的材料做了标记。

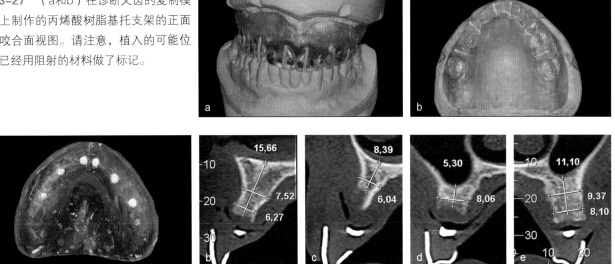

图3-28 （a）无牙殆上颌放射导板组织面。（b和c）显示对应于左右中切牙的牙冠轮廓的CT图像。还可以看到放置在组织面的阻射标记。软组织厚度对应于标记和嵴顶之间的空间。（d和e）显示对应于左和右第二前磨牙的牙冠轮廓的CT图像。

方法[6-7]。放射导板经过稍加修改可以转换成外科手术导板。

放射导板有许多不同的制作方法。最常用的技术包括在诊断蜡型或临时修复体的复制品上真空成形或用丙烯酸树脂套管制作。图3-26a和b显示了在复制临时修复体的石膏上制作的放射导板。

如果制作合适，放射导板让口腔医师可以精确评估软组织厚度、牙槽嵴体积和形状以及牙槽嵴的倾斜角度。此外，可以评估人工牙冠相对于剩余牙槽嵴的位置（修复体-牙槽嵴关系）。如图3-26a和b所示，这可以通过用不透射线的材料（例如，牙胶）在导板上成形人工牙冠的轮廓来实现。通过这种方法就可以把最终修复体的外形整合到影像学图像上（图3-26c）。注意在尖牙和中切牙舌隆突位置有一个孔洞，这个空洞模拟了种植体植入的路径。这些洞已经用牙胶材料封住了。

应用这种技术，口腔医师可以对放射影像上的特定区域的相关方面进行仔细检查，并将这些检查结果与临床位点精确关联。此外，还可以研究最终修复体的位置以及种植体相对于牙槽嵴的

角度（图3-26c）。

图3-27为在诊断义齿的复制模型上制作的丙烯酸树脂基托支架的正面和咬合面视图，图3-28描述了放射导板研究无牙颌的技术。关于牙列缺损和牙列缺失的放射导板更多的信息将在第7章中详细介绍。

数码摄影是一种很好的记录患者资料的方法，在对患者口腔进行任何修改或在任何可能导致患者口腔变化的治疗开始之前，应该拍摄临床照片。

临床摄影

术前应拍摄好所有与检查发现相关的临床照片。在治疗前和/或治疗过程中，应仔细记录存在的特殊问题或会导致治疗受局限的因素，尤其是有显示预后不良的复杂病例。口内照相机或摄像机也是患者口腔相关问题教育和沟通推荐的治疗方法的有效工具。最终，可以通过对比术前、术后的临床照片进行比较来评估治疗效果[3-4,11]。

患者的记录资料包括一整套照片（临床照片和诊断模型照片）。下面列出了一些术前和术

后应记录的照片，且术前和术后应记录相同位置的照片。治疗过程中的所有治疗事实也应同样记录。

口外照

- 患者笑线的正面照：当患者的面中线和牙齿中线存在较大差异时，还应拍摄患者面部的正面照。
- 显示上颌弓和下颌弓之间关系的侧面观（显示唇部支持、咬合垂直距离的改变、错𬌗畸形）。
- **注意**：佩戴可摘局部义齿修复缺失前牙的患者，应拍摄戴修复体和不戴修复体两种情形下的照片。

口内照

- 咬合状态下的上下颌牙的正面照。
- 上颌和下颌牙齿略微分开的正面照。
- 上颌前牙的正面照。
- 下颌前牙的正面照。
- 咬合时上颌后牙和下颌后牙颊面的侧面照（右侧和左侧）。
- 上颌后牙颊面的侧面照（右侧和左侧）。
- 下颌后牙颊面的侧面照（右侧和左侧）。
- 上颌牙弓的咬合面照（牙列缺损和牙列缺失的牙弓）。
- 下颌牙弓的咬合面照（牙列缺损和牙列缺失的牙弓）。
- **注意**：佩戴可摘局部义齿的患者应拍摄戴修复体和不戴修复体的照片。

诊断蜡型的照片（戴上蜡型之前和戴上蜡型之后照片）、修复指引和放射导板也应该是患者资料记录的一部分。研究模型和所有的诊断指引、根尖周X线片和临床照片，也可直观地向患者展示以及进行患者教育。这些素材可以非常有效地体现医师的专业水准，并可以激发患者接受相应的治疗方案的意愿。此外，应该强调的是，以

上所有治疗前的资料对口腔治疗相关的法律问题都是非常有价值的。

临床检查过程

如本节开头所述，临床检查的主要目标是辨认出与健康状况的不同。临床检查也可以明确患者没有疾病或问题，换句话说，即患者的口腔及口颌系统是健康的。为了使临床评估更可预测，我们制订了相关的检查顺序，也设计了用于所有检查过程中记录和整理临床数据资料的各种表格。检查程序通常从口外检查开始，然后是口内检查。第4章～第8章详细介绍了这两阶段检查细节的信息。

临床程序指南

临床检查程序通常从简要的评估口腔一般状况开始。对于牙列缺损的情况，应该记下余留牙（天然牙和种植牙）的数量、位置和分布。应遵循以下评估顺序：①口腔黏膜检查；②牙周检查；③牙齿检查；④咬合和颞下颌关节检查；⑤缺牙区的检查；⑥有正畸需求的检查；⑦有大的外科手术需求的检查。在大多数口腔检查中，口腔医师需要一名助手来填写检查表。

牙周和牙齿检查表设计有纵坐标和横坐标（分别为红色和蓝色）（图3-29）。在纵坐标上，可以看到一个包含了可能影响牙齿及其结构（与牙冠和/或牙根相关的问题）的问题列表。在横坐标上，可以看到一个标有上下颌所有牙齿的图表，口腔医师可以将特定的一颗或多颗牙齿的问题对应到牙齿所对应的表格上。缺失的牙齿应记录在图表上；缺失的牙齿在图表上用斜线标出或涂掉，现有的种植体也在图表上标记出来，阻生牙也用圆圈标出。

按顺序收集每颗牙齿的信息，通常检查从

图3-29　牙齿检查表的纵坐标与横坐标检查项目。在纵坐标列出的项目上，口腔医师会发现一些可能影响牙齿及其结构的问题（与牙冠和/或牙根相关的问题）。在横坐标列出的项目上，包含所有上下颌牙齿以及一个网格，允许口腔医师将给定的问题与特定的一颗或多颗牙齿的问题对应到牙齿所对应的表格上。

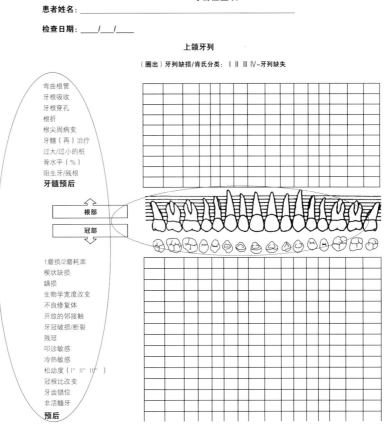

牙齿检查表

患者姓名：_____

检查日期：____/____/____

上颌牙列

（圈出）牙列缺损/肯氏分类：Ⅰ Ⅱ Ⅲ Ⅳ-牙列缺失

弯曲根管
牙根吸收
牙根穿孔
根折
根尖周病变
牙髓（再）治疗
过大/过小的桩
骨水平（%）
阻生牙/残根
牙髓预后

根部

冠部

1磨损/2磨耗面
楔状缺损
龋损
生物学宽度改变
不良修复体
开放的邻接触
牙冠破损/断裂
残冠
叩诊敏感
冷热敏感
松动度（Ⅰ° Ⅱ° Ⅲ°）
冠根比改变
牙齿错位
非活髓牙
预后

患者的右上象限开始，最后到患者的左下象限，检查完所有的牙齿。每颗牙齿都需要单独评估。例如，在牙齿检查过程中，依次观察的结构为牙冠、牙髓腔、根管、硬骨板和牙周膜间隙，检查从咬合面开始到牙根结束，更明确地说应该是根尖区域。当所有的牙齿都逐个完成检查，对它们进行整体上的评估。

检查顺序可由口腔医师自行决定，但重要的是每次检查的过程都要按相同的检查顺序进行。标准化是一种有效的学习和训练方式。不管检查是按照哪种顺序，最终口腔医师将清楚每颗牙齿所存在的问题。

为了说明清楚，可以看图3-30所示的临床情况。在检查过程中，一旦发现异常情况（在本例中，10#上有龋损）、应在与发现问题的牙齿相对应（表格上）的区域和位置上记录发现的问题

（图3-30a）。以同样的方法对所有的牙齿进行全面的评估。牙齿评估完成后，牙齿检查表（图3-30b）将展现如下信息：

- 10#：近中邻面龋坏。

- 11#：大面积龋坏，牙冠几乎全部破坏，生物学宽度发生变化（特别是在远中面）和牙髓受累。

- 12#：近中邻面龋坏。

- 14#：不良修复体（咬合面）。

基于临床和影像学检查，可以假设，尽管存在问题，从牙体牙髓的角度来看，11#齿预后良好。同样，从修复的角度，在该象限评估的所有其他牙齿也有良好的预后。

牙齿评估完成后，每颗牙齿及其各自问题的相关信息应被归纳到问题列表的具体位置（图3-31）。一旦所有区域的这项工作都完成，就可以对所有收集的数据进行解读。在这一点上，口

图3-30 （a）牙齿检查表，显示异常情况（带圆圈）和有问题的牙齿相对应的位置（网格上）。（b）已完成的检查表显示所有有问题的牙齿，并标记出了各自的问题。

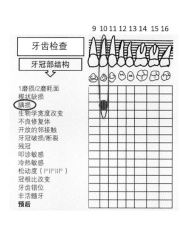
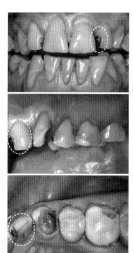
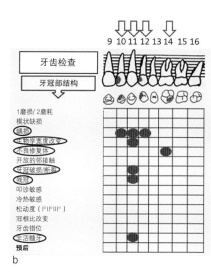

a

b

问题/诊断/治疗目标列表

患者姓名：_____

检查日期：___/___/___

与口腔黏膜检查相关的问题/*预后 无	治疗目标

牙周问题/*预后 11#：生物学宽度改变，特别是由远中面的严重龋损所导致	治疗目标 11#：纠正生物学宽度的情况/牙冠延长

图3-31 已完成的问题列表和治疗目标列表。

⟶

腔医师将对患者的整体情况和当前所有的问题有一个清晰的了解，治疗目标也就很容易确立了。

在确立治疗目标后，就要考虑适当的治疗措施和治疗方案。通过填写综合治疗计划表（图3-32），口腔医师将会把患者作为一个整体，对所有必要的治疗措施有一个整体概念。当问题和治疗目标都确定了，制订全面的治疗计划就变得非常简单。首先制订一个完整的治疗计划，然后

再规划单项的专科治疗计划。在这个阶段，口腔修复医师可以规划一个口腔修复专科的治疗计划（图3-33）。此外，在这个阶段，口腔医师可以在方法和材料方面做相应决策，并确定整个治疗的顺序以及修复治疗的顺序。

一旦这些材料都准备完毕，口腔医师将为治疗计划的最后一个阶段做准备，包括患者宣教、治疗计划的讲解和患者知情同意的获得。图3-34

与牙齿相关的问题/*预后	治疗目标
10#：近中邻面龋坏	去除近中面龋并修复
11#：大面积龋坏，牙冠几乎全部破坏，生物学宽度发生变化（特别是在远中面）和牙髓受累	去除龋坏，进行牙周治疗，进行牙髓治疗，制作全冠修复体
12#：近中邻面龋坏	去除近中邻面龋并修复
14#：不良修复体（咬合面）	去除不良修复体并重新修复

咬合和颞下颌关节问题/*预后	治疗目标
无	

缺牙区相关的问题/*预后	治疗目标
无	

正畸相关的问题/*预后	治疗目标
无	

口腔外科手术相关的问题/*预后	治疗目标
无	

治疗中所涉及的专业（口腔修复除外）
– 牙体牙髓病学 – 牙周病学

图3–31（续）

显示了所述病例的初始临床情况以及修复治疗完成后的最终视图。

至此，已对病史采集的全过程进行了示范，该过程的所有阶段将在接下来的章节中详细介绍。第4章聚焦于口外检查，第5章～第8章涵盖了口内检查的所有方面。

综合的治疗计划

患者姓名：＿＿＿＿＿＿＿＿＿＿＿＿＿＿＿＿＿＿＿＿＿＿＿＿＿＿

检查日期：＿＿／＿＿／＿＿

除口腔修复外，其他相关专科的治疗措施
1.牙周医师对牙周的全面评估、基础治疗（刮治、根面平整和龈下刮治）和口腔卫生宣教。 关键问题区域：11#（牙冠延长） 2.牙体牙髓医师：11#进行根管治疗

口腔修复相关的治疗措施	
牙位#	治疗计划
10#	去除龋损，光固化复合树脂修复
11#	制作丙烯酸树脂临时修复体、铸造桩、核和全冠修复
12#	去除龋损和/或不良的修复体，并用恰当的材料进行修复
14#	去除龋损和/或不良的修复体，并用恰当的材料进行修复

图3-32 完成的综合治疗计划表。

专科治疗计划
口腔修复

患者姓名：_____

检查日期：___/___/___

	计划治疗	费用
1	10#：去除龋坏，光固化复合材料修复	
2	11#： a. 制作丙烯酸树脂临时修复体 b. 制作桩核（金合金） c. 制作全冠（氧化锆基底）修复体	
3	12#：去除龋坏： a. 仅在近中面制作一个复合材料修复体 b. 去除现有远中邻𬌗邻面修复体，制作一个邻𬌗邻面修复体（emax）	
4	14#：拆除现有的修复体并制作一个邻𬌗邻面修复体（emax）	

图3-33　完成的口腔修复专科治疗计划表格。

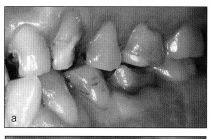
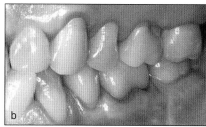
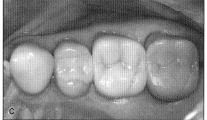
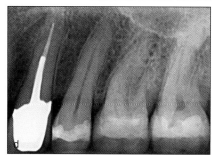

图3-34 （a）初始临床情况。（b和c）修复后最终结果的侧面观和咬合面观。（d）上颌左象限根尖周X线片。

扫一扫即可浏览
参考文献

第4章

口外检查
Extraoral Examination

口外检查包括对头颈部及其相关特征的总体评估。头颈部结构受许多问题的影响，通过视诊可以迅速识别各种异常情况。其中包括生长和发育异常，这些异常在许多情况下可能会影响口腔[1-2]。口外检查收集的数据可用于补充口内检查阶段。整合口内、口外检查结果对准确全面的诊断有很大的帮助。

口外检查分为面部分析和牙颌面部分析。首先，口腔医师应该检查整个面部，然后是口腔。

面部分析

面部分析包括对头部、颌骨和颈部的评估。这部分还强调了面部及微笑的和谐，以及与美相关的艺术原则。应该检查头部、颌骨的对称性和发育情况，因为颌骨的生长和发育对健康的口颌系统至关重要[3]。通过视诊可以很容易发现颌骨生长发育中的先天性疾病（如唇裂），并进行评估。同时，可以在口内评估腭裂和上颌骨裂的存

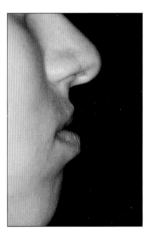

图4-1　侧面观显示由于发育异常导致的下颌前突患者。这种情况常与异常的上下颌关系（错𬌗畸形）和美学问题有关。

在。在休息和说话时，医师仅仅通过（从正面和侧面）观察患者就能轻易发现发育异常，如下颌前突和小下颌畸形（图4-1）。这类疾病通常会导致美学问题，并可能对上下颌骨关系和咬合（错𬌗畸形）有很大影响[4]。还应评估面部比例，记录并标注任何超出正常范围的指标。面部不对称可能与很多医学问题（例如，卒中）和牙颌面畸形有关[1-2]。与颞下颌关节（TMJ）功能紊乱相关的异常肌肉活动也可能导致面部不对称。

面部分析还包括对皮肤、眼睛、耳朵、鼻子和嘴唇等特征的全面评估。如有贫血或黄疸的迹象时，应注意皮肤颜色。应检查皮肤暴露区域是否有任何损伤。皮肤或黏膜表面的损伤可能是暂时性的，很快就能愈合。例如，口角处的炎症或溃疡非常常见，可能与真菌或细菌感染或咬合垂直距离（OVD）的丧失有关。一旦病因消除，就可以很容易地解决这类问题。小溃疡可以观察5~10天，看看它们是否愈合。有些病损可能存在很久了，如果在15天内没有愈合，强烈建议进行更深入的检查（活检）以明确最终诊断[5-6]。患者通常会提供重要的参考信息，如病变存在多长时间了，是否与疼痛或其他不适症状有关。在第一次就诊时，应该记录和标注上述结构的异常表现。皮肤表面下的病损常通过触诊来检查，有时很难察觉到。同时也应该进行耳前、颏下和下颌下区域淋巴结的触诊。如果存在任何可疑的症状或体征，或者对任何异常表现的性质有疑问时，都需要将患者转诊至专家处进行专科检查。

颈部需要检查是否存在异常肿块和异常搏动。检查若发现异常可能提示潜在的医学问题。应将超出正常范围的情况记录在患者的病历中，并将患者转诊进行医学评估。在口腔诊断相关的各类书籍中可以获得有助于颈部检查的具体方法[1]。

必须运用一些艺术准则进行面部协调性以及面部和微笑的关系的评估。

面部和微笑：关于和谐与美的原则

面部和谐与美不仅取决于所有面部结构的平衡对称，还取决于这些（面部）结构与微笑的联系。借助艺术和科学原则，可以很好地感知到这种关系。总的来说，美来源于面部结构间的整体对称性、平行和比例。为了维持面部和谐，微笑应该与面部结构保持总体的一致性[7]。

最理想的临床评估要求有效评估患者的自然面貌。为此，患者头部应该正确固定。"正常的头位"（即直视前方，下颌与地面平行）常用作评估时固定患者头部的参考[8]。只有牢记这一点，才可以进行临床评估。通过从正面和侧面观察患者就可以评估面部对称性和面部比例。也应从水平角度观察患者的面部。可以借助面部基准线来获得面部水平向分区。

面部参考线

面部参考线不仅对确定面部协调性至关重要，而且对评估微笑的协调程度也至关重要。可分为垂直参考线和水平参考线，它们作为一个定位，用于正确分析面部正面和侧貌[7]（图4-2）。

最重要的垂直参考线是指面中线。面部和牙齿中线的对称性由面中线来界定。从正面来看，这条线决定了面部是否对称。在和谐微笑中，面中线应与上颌中切牙中线一致。面中线常常垂直于水平参考线。

水平参考线从水平向视角赋予面部的整体和谐性，也可用于描述面部比例[7,9]。水平参考线通常包括发际线、眼睑线（眉）、瞳孔连线、鼻底连线、口角连线。瞳孔连线是获得自然姿势下头部位置的主要参考线。当患者头部的瞳孔连线平行于水平面（地面作为参考平面）时，进行面部分区。Frankfort平面（连接眶下点和耳屏上缘的线）[10]也可以用作水平参考面，并获得合适的面部分区。也可使用采集的患者面部照片（尤其是微笑时）来获得面部分区。

应该指出的是，观察微笑的角度在感知微笑中也起重要的作用。Kattadiyil等[11]从3个不同的角度评估了同一个微笑的数字图像。作者认为，从患者前牙切缘水平（平行于殆平面）观察微笑时，可以对微笑进行最准确的评估。当高于或者低于该视角时，会影响观察者的感知力。这是一个重要的考量，因为患者常对着镜子评估自己的

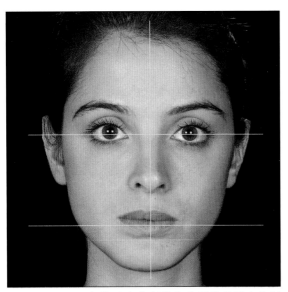

图4-2　可用面部的垂直参考线和水平参考线来分析面部正面和侧貌。面部中线是最重要的垂直参考线。瞳孔连线和口角连线是最重要的水平参考线。

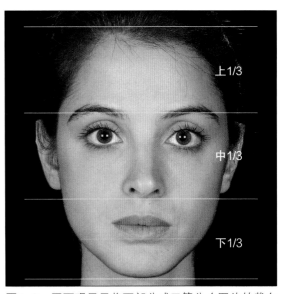

图4-3　正面观显示将面部分成三等分（图片转载自Flávio A.《Dermal Fillers for Facial Harmony》，芝加哥：精萃出版社，2019）。

殆平面和微笑。患者放置或拿镜子的习惯（与他们的脸有关，要么在水平面之上，要么在水平面之下）会影响他们对自己微笑的感知。

面部分析可以从正面观察患者开始，并使用水平参考线作为参考。艺术准则有助于口腔医师理解面部美学。面部在水平方向上分为三等分（图4-3）。上1/3从发际线延伸到眼睑连线，中1/3从眼睑连线延伸到鼻底线，下1/3从鼻底线延伸到颏底（下巴的最下点）。面部三等分并非在所有人群中都完全相等，在不同种族间有所差异。面部三等分的变异（在高度上）在55～65mm之间[12]。面部的宽高比通常为3：4，因此椭圆形面部是理想的美学[13]。虽然测量值的小偏差并不会损害美学，但较大的偏差可能提示医学问题或者生长发育相关问题。

面下1/3可进一步细分为3个部分：上1/3从鼻底到上唇上缘，中1/3从上唇上缘到下唇下缘，下1/3从下唇下缘到颏底（图4-4a）。这3个标记点是上唇、下唇和颏部。注意这个三等分的高度并不相等。在标准的面部美学中，从鼻下点（鼻

底）到上唇上缘的距离大约是下唇下缘到颏底距离的一半（图4-4b）。当进行全口咬合重建病例时，需要对面部的三等分（从发际线到眉心点、眉心点到鼻底、鼻底到颏底）进行评估来获得更理想的面部比例。面部三等分的不平衡可能是由开殆和锁殆以及后牙无咬合伴发OVD丧失引起（图4-4c）。

如前所述，在一个协调的面部，面中线必须垂直于水平参考线。因此，面中线必须垂直于瞳孔连线，并应与上颌中切牙中线一致。根据Golub的说法[14]。水平参考线和垂直参考线之间的关系显示了面部最显著的差异，也是面部微笑的支柱。

从侧面来看，除了水平线之外，可使用几个测量值来评估患者的侧貌。最常见的包括鼻唇角（图4-5）和侧貌角（图4-6）。鼻唇角可用于评估唇部位置/唇部支撑。这个角度由两条相交于鼻下点的两条线（一条是鼻底切线，一条是上唇唇红上缘的切线）构成；鼻唇角的正常范围85°～105°，90°可以认为是正常的[9]（由图4-5a

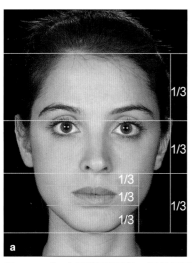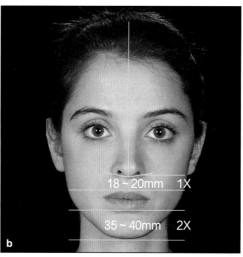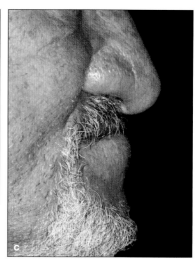

图4-4　（a）面部正面观，显示面下1/3进一步分为三等分。（b）在理想的面部美学中，从鼻下点（鼻底）到上唇上缘的距离大约是下唇下缘到颏底距离的一半。（c）由于后牙无咬合伴发OVD丧失影响了面下1/3的高度，这种情况导致面部三等分的不协调。

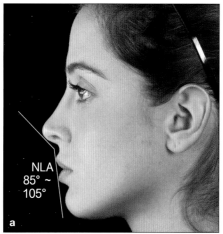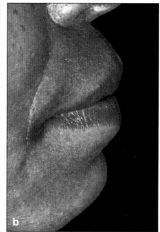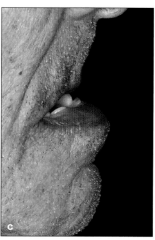

图4-5　（a）显示患者鼻唇角（NLA）的面部侧视图。（b）和（c）分别由于义齿位置不合适和缺少上颌牙列而导致的鼻唇角超出正常范围。

可知）。鼻唇角的较大改变可能提示存在影响唇部支撑的问题（如修复牙齿位置不正确，如图4-5b和c）。患者的侧貌角贯穿眉间点。鼻底点和软组织颏前点成165°～175°（图4-6a）。这个侧貌被认为是正常的，代表Ⅰ型颌。根据侧貌角的变化，患者的侧貌轮廓也可分为凸面型或凹面型（图4-6b～d）。这两种情况都可能提示上下颌骨关系的改变，也可能与生长发育问题有关。

目前为止，检查这些信息的目的是为全科医师或口腔修复医师提供面部分析的总体概念。对表现出明显美学缺陷（如颌骨畸形）的患者进行治疗时，需要借助与某些特定的治疗程序（正颌手术）相关的额外辅助检查工具（如头影测量片）。这些治疗主要是其他专业领域，如正畸、口腔颌面外科和美容外科。

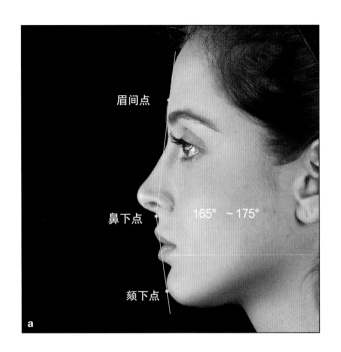

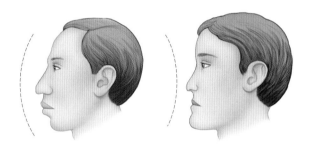

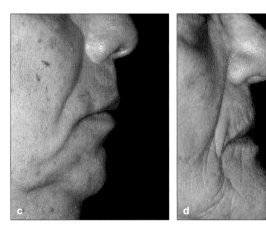

图4-6　（a）面部侧面观显示了患者的侧貌角。（b）凸面型和凹面型的侧貌的示意图。（c）凸面型的实例。（d）凹面型的实例。

图中标注：眉间点　鼻下点　165°～175°　颏下点　a　b　c　d

牙颌面部分析

　　牙颌面部分析涉及口腔（口腔自身特性）和面部的评估。它包括对与咬合和颞下颌关节相关的口外检查。在这部分检查中获得的信息将补充口内检查阶段对咬合和颞下颌关节的评估。微笑分析也是该检查中必不可少的一部分。

咬合和颞下颌关节相关的因素

　　在第一次口外检查阶段可以获得咬合和颞下颌关节相关的重要数据，尤其是在患者主诉有咬合或既往颞下颌关节紊乱史时。完整的评估需要细致的口内检查以及使用特定的辅助诊断工具（如影像学、已上𬌗架的模型等），这将在第5章～第8章中讨论。然而，在这一阶段应该对咬合和颞下颌关节相关的口外因素进行初步检查。

咬合相关的因素

　　在口外检查过程中，从正面和侧面角度可以迅速发现如不利的上下颌关系（错𬌗畸形）等咬合问题和OVD的变化[15]。在患有重度牙周病的患者和/或支持𬌗力的天然牙极少的患者中可以发现OVD的变化（图4-7）。在戴旧全口义齿的患者中也可以发现[16-17]。在旧全口义齿的树脂牙上常见严重磨损，这自然会导致OVD的变化（图4-8和图4-4c）。

颞下颌关节相关的因素

　　在这个检查阶段还可以获得颞下颌关节状况的基本信息。应评估咀嚼肌、开闭口时下颌运动范围以及开口时髁突动度。咀嚼肌为下颌运动和咀嚼系统行使功能提供能量。咬肌、颞肌、翼内肌和翼外肌这4组肌肉组成了咀嚼肌系统。肌肉压痛是与颞下颌关节功能紊乱相关的最常见问题之一。导致颞下颌关节功能紊乱综合征的因素有很

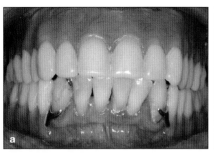 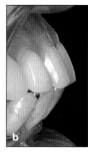

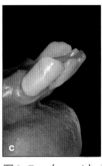 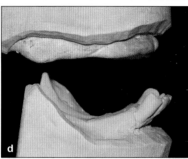

图4-7 （a~d）由于后牙区丧失咬合支持和前牙区受到过大殆力导致前牙的扇形移位。当余留牙患有牙周病时，扇形移位会更严重。

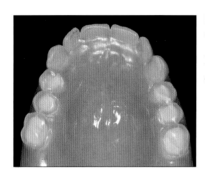

图4-8 旧全口义齿丙烯酸树脂人工牙的重度磨损自然会导致OVD的改变。

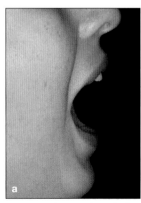 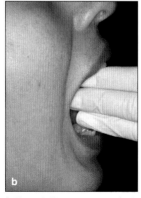

图4-9 （a和b）最大张口度的平均值为50mm。临床上，通过在患者口内放入三横指来评估切牙间间隙。

多，但是许多研究认为病理咬合的影响与颞下颌关节病有关[15-18]。因此，应该进行咬肌和颞肌的触诊，以明确是否有肌肉压痛。

一个健康的颞下颌关节，下颌最大张口度平均值为50mm[19]。在临床上，通过在患者口内放入三横指来评估切牙间间隙（图4-9）。它常与50mm的测量值相对应。最大张口度小于35mm被认为是张口受限，并且可能提示颞下颌关节功能紊乱综合征。在第一次就诊检查中发现的任何异常都应记录，并用于补充口内检查结果。

在正常开口过程中，双侧髁突进行同步对称的平移运动。在患者开闭口时，在张口和前伸运动期间通过在双侧耳屏前触诊来评估髁突动度。还可同时检查双侧关节是否有疼痛、摩擦音和弹响。此外，听诊器有助于发现关节区的病理性杂音。运动异常（如开闭口过程中的中线偏斜）也可能提示咬合不协调（如咬合早接触）。在开闭口期间，关节盘在关节中的位置也对髁突动度起到重要作用。关节盘移位与关节功能运动中的杂音（弹响、摩擦音、水泡音）直接相关。

框4-1列出了与颞下颌关节功能紊乱相关的最常见症状和体征。

框4-2

微笑时的美学特征

· 对称的上下唇活动度
· 上颌牙龈足够的暴露量
· 丰盈的牙龈乳头
· 牙龈轮廓连线与双侧瞳孔连线相平行
· 面中线与双侧上颌中切牙中线一致
· 对称的上颌中切牙（长度和宽度/牙龈轮廓和切缘）
· 切平面（上下颌前牙）平行于双侧瞳孔连线
· 理想的牙齿大小、比例和排列（凹形微笑弧、适当的轴倾角度和适当的颊廓）

图4-10 （a）一个迷人的微笑，展示了牙齿、牙龈、嘴唇及面部之间的和谐，以及和面部结构的整体协调性。（b）当嘴唇、牙龈和牙齿不协调时，就会损害整体协调性。

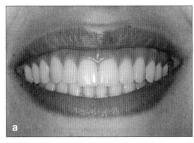

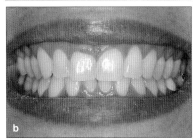

微笑分析

如前所述，面部研究涉及所有面部结构的评估；然而，从口腔的角度来看，关注的焦点往往是微笑。一个迷人的微笑显示了牙齿、牙龈、嘴唇和面部的和谐关系（框4-2）。这种和谐与面部结构相关的所有要素的整体协调性紧密相关（图4-10）。如前所述，面部参考线是实现这种协调的基础[7]。文献中报道了几种用于微笑分析的技术[11-14]。在大多数技术中，需要特别留意会影响牙齿暴露量、大小、排列和方向的因素。

最常用于评估微笑的因素有嘴唇、笑线、牙龈乳头、龈缘轮廓，当然还有牙齿本身。在评估天然牙列、固定局部义齿和活动修复体患者的微笑时，这些是必须考虑的基本要素。必须要强调这一点，在开始微笑分析之前，应该正确定位患者的头部位置（头部的自然姿势位）。

嘴唇

可以根据嘴唇的厚度（厚、中、薄）、长度（长、短）、曲度（凹、直）和位置（支撑）来评估嘴唇（图4-11a）。评估程序应在静息和运动时进行。嘴唇在丰满度和长度方面差异很大。口

腔医师常常很难解决由于过薄或过丰满的嘴唇导致的美学缺陷。

微笑的程度取决于上唇的长度和活动度以及牙槽突的长度。短上唇比长上唇暴露出更多的上颌牙齿（3.65mm vs 0.59mm）。有明显弧度的嘴唇常能暴露更多的上颌牙齿，而平直的嘴唇往往导致较少的上前牙暴露。在某些情况下，嘴唇的活动度是不对称的，这可能会影响整个面部的对称性（图4-11b）。

Vig和Brundo[20]证实，在上唇静息状态时，上颌中切牙的平均暴露量男性为1.91mm、女性为3.40mm。年轻患者上颌中切牙的暴露量比中年患者的多。

上唇线影响微笑线的位置，并可作为评估静息状态下和微笑时上颌中切牙暴露量的参考（图4-12a）。上唇线还可以显示微笑时龈缘的垂直向位置。下唇线作为评估上颌中切牙切缘颊舌向位置和切平面曲度的参考，因此也提示了牙齿排列和位置有关的问题[20]（图4-12b）。

嘴唇的位置（支撑）可能受到许多因素的影响。如前所述，鼻唇角的明显变化可能提示修复牙冠位置不当，甚至是牙齿缺失。上唇支撑在一定程度上受上颌牙齿的位置影响。在某些情况

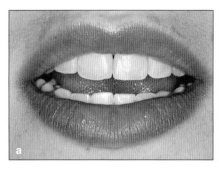
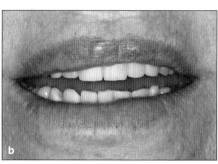

图4-11 （a）可以从嘴唇的厚度、长度、曲度和位置进行评估嘴唇。（b）不对称性的嘴唇动度将会损害面部的整体对称性。

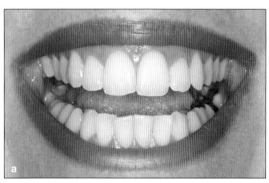
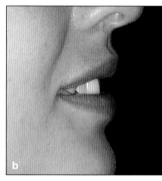

图4-12 （a）上唇线代表微笑线的位置。（b）下唇线作为评估上颌中切牙切缘颊舌向位置和切平面曲度的参考。

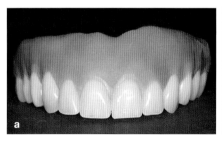
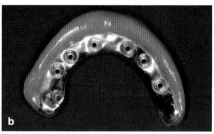

图4-13 （a和b）上颌全牙弓固定修复体的正面观和组织面观。注意到，修复体颊侧翼缘的高度和厚度。当发生重度牙槽骨吸收时，修复体颊侧翼缘提供了大部分的唇部支撑。

下，上颌牙齿扇形移位可能会影响鼻唇角的测量（图4-5b）。另外，下颌牙齿的扇形移位可能会影响上颌牙齿的位置。

根据Maritato和Douglas的说法[21]，嘴唇的主要支撑是由上颌中切牙的龈2/3而不是切1/3提供的，除非发生重度牙槽嵴吸收。当发生重度牙槽嵴吸收时，修复体的颊侧翼缘提供了大部分的唇部支撑（图4-13）。对于采用活动修复体修复上颌前牙缺失的患者来说，这尤为重要。

笑线

笑线是指微笑时上唇下缘抬高的位置。肌肉抬高上唇的最大高度（高唇线）不仅决定了微笑时暴露的牙齿数量，还决定了微笑时牙龈的暴露量。还应注意功能运动时（微笑时）的下唇，因为在某些情况下微笑时下颌也会发生牙龈暴露。也应该在不同的状态下评估笑线，包括中度微笑和拘谨微笑。最后要牢记，笑线的位置是微笑类型的主要决定因素。

1984年，Tjan等[22]从口腔的角度将人类的微笑分为低位笑线、中位笑线和高位笑线。作者将前牙暴露量少于前牙长度的75%定义为低位笑线（图4-14a）。因此，在这个分类中，只有切1/3牙冠（或更少）的暴露称为拘谨笑线。中位笑线是指微笑时暴露75%~100%的前牙长度和牙龈乳头（图4-14b）。高位笑线是指微笑时暴露100%的前牙长度和连续的牙龈组织带（图4-14c）。这种分类已经被口腔修复医师和正畸医师认同[23-25]。在某

图4-14 微笑的类型。（a）低位笑线。（b）中位笑线。（c）高位笑线。（d）混合笑线，暴露了中切牙牙冠的2/3及尖牙和前磨牙牙冠的100%。

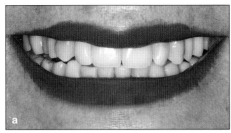
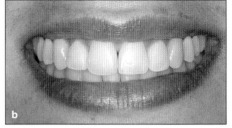
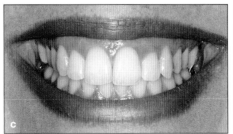
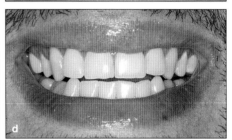

些情况下，因为上唇的曲度，在同一个微笑中可能表现出两种不同的笑线特征。图4-14d显示了一个微笑，暴露切牙的切2/3和100%的尖牙及前磨牙牙冠。

微笑的类型和嘴巴的大小也会影响微笑时牙齿的暴露数量（上下颌牙齿）。除了与美学相关的方面之外，嘴巴的大小通常还会影响操作者获取合适印模的能力以及进行其他外科手术和修复操作的能力。这是一个需要考虑的重要方面，因为在某些情况下，口腔医师需要在后牙区植入种植体，但是张口受限会妨碍修复操作的实施。

高位笑线

在微笑时，高位笑线通常暴露达3mm以上的牙龈组织（图4-14c）。一般来说，这种情况在美学上是可以接受的，但是牙龈组织的过度暴露（微笑时超过3.5mm）常认为是不美观的，且损害了和谐美。这种情况常被称为露龈笑[23]。在某些情况下，患者暴露出几乎所有的上下颌牙齿（图4-15）。

高位笑线可能是口腔修复学中最具挑战的情况，特别是对于需要修复上颌前牙的患者来说，因为很难获得理想的修复体-软组织连接处，尤

图4-15 暴露了几乎所有上下颌牙齿的露龈笑。

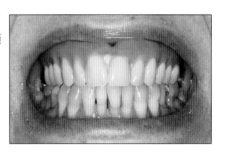

其是拟选用固定修复体时。在这种情况下，必须进行准确的诊断和制订合适的治疗计划来改善美学，甚至需要修复重建[26-27]。获得美学上可接受的连接处的关键在于桥体和软组织之间实现完美的过渡。在本节后面内容介绍修复体和软组织连接处，将在第10章~第12章介绍如何为牙列缺损和牙列缺失选择合适的修复方式。

牙龈乳头

牙龈乳头是牙龈组织的一部分，占据相邻两颗牙齿之间的间隙。牙龈乳头的存在是对称和谐微笑的必要特征，尤其在高位笑线的病例中。由牙间牙龈乳头缺失导致的间隙对于患者和口腔医师来说都是令人沮丧的。这个间隙常称为"黑三角"。这个情况不仅导致美学缺陷，还会因食物嵌塞导致牙周疾病和发音问题。因此，口腔医师必须熟悉影响牙间/种植体间牙龈乳头的因素。

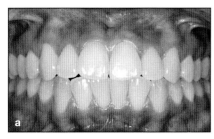

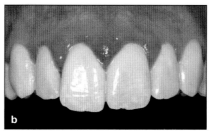

图4-16 （a）Jemt指数得分为3的临床图像。在这种情况下，牙龈乳头充满整个邻间隙。（b）Jemt指数得分为4的临床图像，其中牙龈乳头增生并覆盖到临床牙冠或修复体。

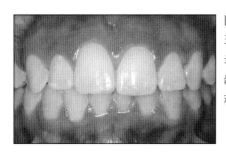

图4-17 上颌前牙的正面观，显示了中切牙之间龈缘高度的不对称。

学者们提出了不同的分类系统来帮助口腔医师评估天然牙和种植体周围的牙龈乳头状态。Jemt[28]提出了一种分类方法，采用种植修复体和相邻恒牙的牙龈组织顶点之间的连线作为参考，用来确定现有牙龈乳头高度。该指数系统（不同程度的牙龈乳头的存在）分为5类。当牙龈乳头完全缺失时，指数得分为0。当存在的牙龈乳头高度小于1/2时，指数得分为1。存在的牙龈乳头高度不少于1/2，但没有到达邻接点时，指数得分为2。牙龈乳头充满整个邻间隙时，指数得分为3（图4-16a），如果牙龈乳头增生并覆盖到临床牙冠或修复体上时，则指数得分为4（图4-16b）。

天然牙间或种植体间牙龈乳头是否存在与多种因素有关[29-32]。包括：①牙周病和外科手术；②邻间牙槽骨高度与邻间接触点的关系；③两个相邻牙牙根之间、牙齿和种植体之间以及两颗种植体之间的邻间距离；④邻间隙的形状和体积；⑤牙冠形状和邻间隙体积。因为这部分非常重要，将在第5章阐述。

龈缘轮廓

迷人的微笑通常表现为龈缘轮廓和瞳孔连线的总体平行，可用水平参考线来进行评估。龈缘轮廓和瞳孔连线间的明显不协调可能导致不愉悦的微笑[14,20,22-23,26]。

上颌中切牙龈缘的对称性也是和谐微笑的一个必要条件。中切牙的长度和宽度也不应该存在差异。图4-17显示了中切牙龈缘轮廓不对称的临床情况。

侧切牙和尖牙之间的轻微不对称，尤其是低位笑线的患者，这在美学上是可以接受的。在天然牙列中，侧切牙的形状和倾斜度以及尖牙唇舌向倾斜度的双侧不对称是常见的。

上下颌牙齿切平面的方向和龈缘轮廓必须平行于瞳孔连线，特别是对于高位笑线的患者。并不需要完全平行，但必须确定它们是否与面部水平参考线相冲突。切平面或龈缘轮廓与瞳孔连线的严重失调会导致不美观的微笑[20,22]。当发现不平行时，口腔医师应在治疗计划中纳入对这些差异的纠正。图4-18举了一个实例，将上述理念纳入治疗计划中，获得了更协调的微笑。

牙齿

一般来说，迷人的微笑与牙齿的大小、形状、外形和排列有关。全面的牙齿分析包括几个不同特征的评估，这将在第6章中详细介绍。在本节里，聚焦在与牙齿美学相关的特定方面，特别是在美学区。首先，对所有牙齿进行单独评估。

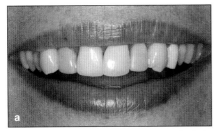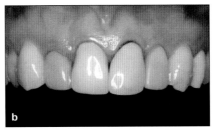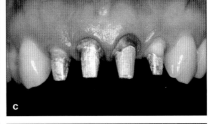
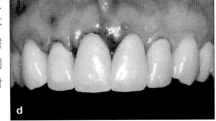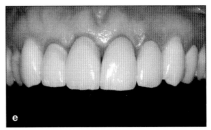

图4-18 （a和b）上颌切牙现有修复体的正面观。注意到左右切牙龈缘的不协调。（c~e）为实现治疗目标，需要拆除现有的修复体和右侧切牙的牙周手术，以达到上颌4颗前牙视觉上的对称。软组织愈合后，制作全冠修复体。

图4-19 （a和b）正面观显示出右侧上颌侧切牙的牙冠大小和比例不协调。

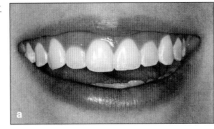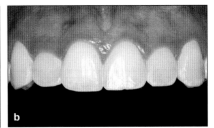

在单独评估后，再将它们作为一组牙进行评估。在这部分评估过程中，只考虑牙冠部分。牙根部分相关的其他信息将在第6章中介绍。

单颗牙齿的分析

从单颗牙的角度来看，最常用的评估要素有牙冠的大小与比例、牙冠位置及牙齿倾斜度。

牙冠的大小与比例

对迷人的自然微笑而言，牙齿具有合适的大小和比例以及牙齿之间具有合适的比例是非常重要的。因此，当进行评估时，特别是在美学区，必须观察：①上颌中切牙最理想的大小；②上颌中切牙、侧切牙和尖牙大小之间的最理想比例。

中切牙合适的比例表现在宽长比在75%~80%。相对于侧切牙和尖牙，中切牙总是处于主导地位。根据Lombardi[26]的报道。上颌中切牙应比侧

切牙大约宽60%，侧切牙应比尖牙的近中部分大约宽60%。

牙冠的大小（尤其是长度）会受到位置异常的软组织轮廓的影响。这个问题可以影响一颗牙或数颗牙。除非牙齿获得了合适的大小和比例，否则将会损害美观。图4-19显示右侧上颌侧切牙的牙冠大小和比例不协调。图4-20显示了从左侧上颌尖牙到右侧侧切牙的牙冠大小和比例不协调的临床情况。这个特定情况的治疗目标包含重建，涉及牙齿合适的比例。治疗包括拆除现有的修复体、牙冠延长术和重新制作全冠修复体。

牙冠的大小（形状）和比例可能会受到磨损或磨耗的影响，并损害美观（图4-21）。年轻个体美观迷人的牙齿形态常表现为突出的无磨损的中切牙和凸形笑线。这种牙齿排列也影响了中切牙到尖牙的切外展隙大小的渐进变化。相反，中老年人由于牙齿磨损可能会表现出短而方或锥形

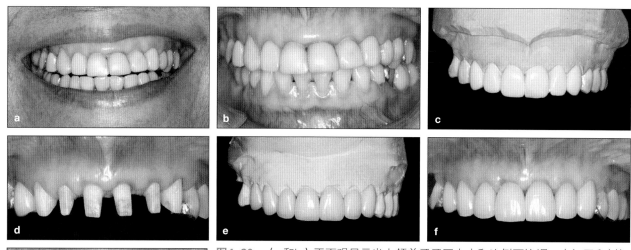

图4-20 （a和b）正面观显示出上颌前牙牙冠大小和比例不协调。中切牙和侧切牙的宽长比接近1：1，这导致不自然的微笑。（c）前牙的诊断蜡型重建了中切牙和侧切牙的正确宽长比。戴有诊断蜡型的研究模型为制订牙冠延长术的计划提供了重要信息。（d）拆除现有修复体和进行牙冠延长术后，牙体预备后牙齿的正面观。（e）制作好的最终修复体，准备进行试戴。（f和g）粘接即刻的最终e.max（Ivoclar Vivadent）修复体。

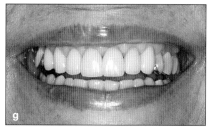

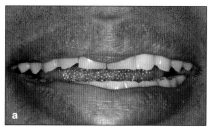

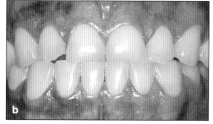

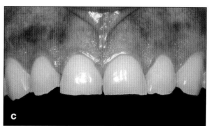

图4-21 （a~c）上颌前牙的正面图，显示由于磨损和磨耗导致牙冠大小和比例的改变。

切牙。因为中切牙的宽长比超过85%，导致了不美观的外观。这种牙齿排列也导致了直笑线，进一步损害微笑的和谐性。

牙冠位置

可从近远中向、颊舌向和垂直向来分析牙冠的位置。必须强调，牙齿中线（中切牙）的对称性至关重要。

评估牙冠位置的主要目的是评估牙列中线相对于面部中线的位置和轴向，并确定牙齿位置是否存在近远中向和颊舌向的不协调。在一

个美观迷人的微笑中，面部中线和牙齿中线应重合[22,24,26]。上颌中切牙中线和面部中线之间的明显差异可能需要正畸治疗来恢复中线的一致性。

上颌中切牙中线和下颌中切牙中线的不一致并不是一个主要的美学问题，但可能提示咬合的不协调，应进行分析。

当患者微笑时，切平面和𬌗平面用作评估前后牙位置的参考。牙齿的切端和𬌗面应与Camper平面一致。如果𬌗平面的后牙段是正确的，就可用其来诊断上颌前牙位置的异常（过高或者过低）。过高常导致切牙长度的增加[22,24,26]。

图4-22　年轻人常见的凸形微笑弧。

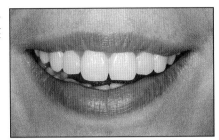

图4-23 （a~c）术前图像，显示不美观的微笑。（d~f）正面观显示，已经通过釉质成形术重塑上下颌尖牙的牙尖。

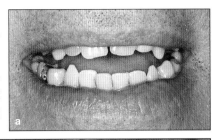

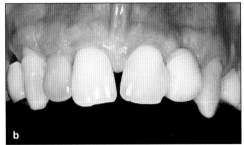

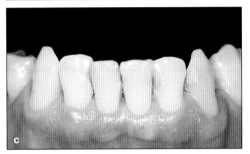

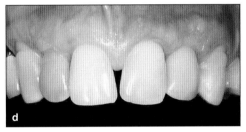

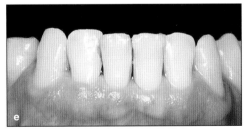

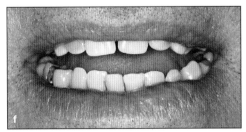

在患者微张口时，可以更好地评估上下颌牙的切平面。微张口时在上下颌牙齿之间存在一个黑色间隙空间，通过这个空间，口腔医师可以发现上下颌牙齿的切平面存在的差异（图4-12a）。上下颌牙之间可见的黑色空间被称为负性空间[26]。负性空间可使口腔医师更直观地观察微笑弧（由上颌切缘构成的曲度）。这个特征对于评估微笑的吸引力至关重要。Dong等调查了普通人（非口腔医师）和口腔专业人员的审美偏好，这两类人都更喜欢上颌前牙切缘平行于下唇上缘的微笑。当侧切牙的切缘位于中切牙和尖牙的根方时，这个微笑称为凸形微笑弧。这种牙齿排列被称为"欧翼状"[24]，并代表了一种常见于年轻个体的美观的、迷人的微笑（图4-22）。相反，凹形的（反向的）切平面并不美观。因此，一个令人愉悦的微笑常包含突出的中切牙和凸形微笑线。

微小的差异可以通过重新修改牙冠的解剖形态（切端和牙尖）来纠正，这一过程被称为釉质成形术。然而，需要特别注意，不能危害功能运动时的前伸和侧方运动。图4-23显示了牙齿重新塑形带来的改善。仅仅通过重塑上下颌尖牙的牙尖，就获得了更迷人的外观。对右侧上颌中切牙的切缘远中部分和右侧下颌侧切牙也进行了微小调整。

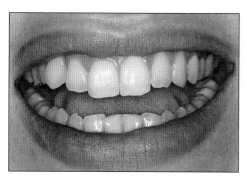

图4-24 微笑的口外图像显示，右上尖牙的倾斜角度不协调（远中倾斜）。

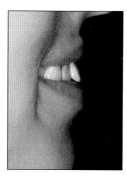

图4-25 侧面观显示出颊舌向倾斜的中切牙。

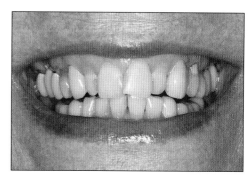

图4-26 口外图像显示出上颌前牙的拥挤。理想情况下，应该消除拥挤、旋转和牙长轴倾斜不协调等问题，因为这些情况会导致牙周问题。

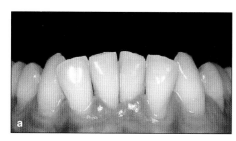

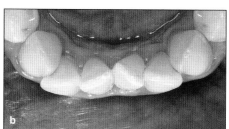

图4-27 （a和b）正面观和𬌗面观显示重度拥挤的下颌前牙。注意到两颗下颌中切牙之间牙龈乳头的丧失。

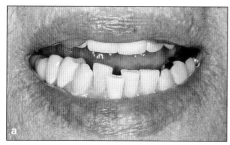

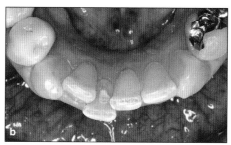

图4-28 （a和b）正面观和𬌗面观显示出下颌右侧侧切牙的唇向错位，导致患者经常咬唇。

较大的纠正常需要正畸、修复治疗或者有时正畸-修复联合治疗。

牙齿倾斜度

上颌前牙的近远中向的倾斜度对美观具有重大的影响。图4-24显示的是尖牙向远中倾斜。通常情况下，上颌尖牙倾斜11°且牙根向远中倾斜[27]。一般来说，尖牙轻微的近中倾斜是可以接受的，但应避免向远中倾斜。在这个评估过程中牙冠的颊舌向倾斜度也起着重要作用，因为颊舌向倾斜不仅与错𬌗畸形有关，还与唇部支撑不足有关（图4-25）。

对一组牙的分析

牙齿的正确排列对于维持健康、功能和美观至关重要。合适的牙齿排列直接取决于正确的牙齿位置和角度。通常靠近中线的微笑是对称的，远离中线的微笑是不对称的。侧切牙在形状和位置方面可以是不对称的，尖牙的位置大多数也是不对称的。在迷人的微笑中，从正面看尖牙的远中面不可见。

牙齿排列的协调性受到牙齿错位的影响（图4-26）。牙齿排列不整齐或错位与全科医师、牙周医师、正畸医师和修复医师息息相关，因为正确的牙齿位置是保持和恢复牙齿健康的重要因

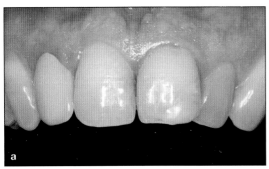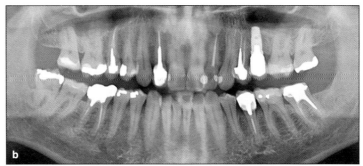

图4-29　（a）临床图像显示，由于牙体预备不足导致的天然基牙（右侧上颌切牙）过凸的牙冠形态。（b）全景片。

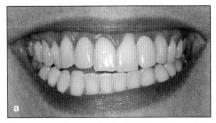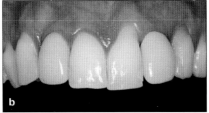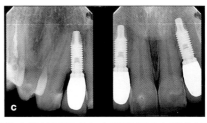

图4-30　（a和b）临床图像显示，由于不适合的种植体选择和植入位置导致种植体支持的牙冠（左右侧侧切牙）形态过凸。（c）根尖周X线片。

素。这个理念在口腔种植学中也同样适用。正确的种植体植入位置是获得成功修复效果和健康口腔的先决条件。理想情况下，应该完全纠正过高、过低、旋转和长轴倾斜不足等问题，因为它们会影响牙周状况。此外，前牙的拥挤会导致牙间牙龈乳头处的口腔卫生不良（图4-27）。

可将影响牙弓曲度的因素［如牙齿错位（颊舌向倾斜）和拥挤］分为轻度、中度或重度。这种情况可能会对嘴唇、脸颊和舌头造成伤害。重度拥挤可能会影响笑容的和谐性，导致不美观的容貌。有时，牙齿重叠会干扰嘴唇的位置，并导致创伤性病损。图4-28显示了一颗错位牙齿导致嘴唇损伤的情况（侧切牙向颊侧移位）。这个患者要求检查，并抱怨由于错位牙齿导致的美学问题及持续的咬唇。

间隙问题也被分为轻度、中度或重度。同样，间隙（牙间隙）可能会影响微笑的和谐性，并导致不美观的容貌。

患者戴现有修复体时的微笑分析

在对戴现有修复体的牙齿进行评估时，应特别注意修复体的范围（如小范围复合树脂充填或全冠修复体），并应确定现有修复是否改变了牙冠的自然形状（解剖形态）。由于牙体预备不足或种植体植入位置不当而导致的不合适的修复体设计（过凸牙冠）是一个非常常见的问题，这可能会影响牙冠的自然轮廓（图4-29和图4-30）。人们往往过于强调颜色的选择；但是，如果牙冠的形状无法获得美学上的满意，仅凭借颜色不能保证患者的满意度。修复牙冠的排列也是一个必须考虑的因素。与此同时也需简要检查修复体的完整性（开放边缘、龋坏等）。将在下一阶段的口内检查进行详细的牙齿检查。

在选用固定局部义齿修复的病例中，尤其在高位笑线的患者中，还需评估另一个与桥体美学相关的重要因素。在这种情况下，获得理想的修复体-软组织连接处可能是口腔医师面临的最大挑战。

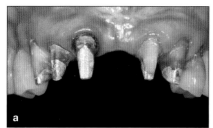
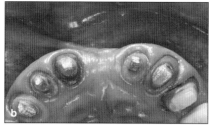
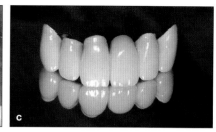
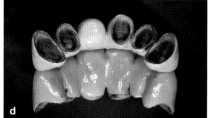
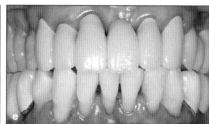

图4-31 （a和b）正面观和殆面观显示左侧中切牙缺失。注意到，缺牙区牙槽嵴发生了轻中度吸收。（c和d）即将粘接在前牙上的金属烤瓷固定局部义齿的正面观和组织面观。注意到，代替左侧中切牙的桥体设计。（e）患者固定局部义齿的口内图像。

固定修复学和修复体-软组织连接处

当高位笑线的患者已经选用固定义齿修复牙齿缺失时，应注意微笑时修复体-软组织连接处的暴露量，以及桥体和软组织的过渡是否美观[33]。此外，还应该注意，桥体的设计是否妨碍患者进行适宜口腔卫生维护的能力。在发生轻中度牙槽嵴吸收的情况下（图4-31a和b），部分患者可能因不愿意接受牙槽嵴增量术，而选择接受妥协的美学效果。换句话说，他们在美学上不太理想的情况进行桥体设计来修复缺牙区牙槽嵴（图4-31c～e）。这种情况并不少见，尤其是在低位笑线的情况下。

然而，当处理发生严重牙槽嵴吸收的病例时，为获得正确的桥体设计必须进行牙槽嵴增量术。缺牙区合适的牙槽嵴结构有利于适当的修复体设计，这反过来也有利于获得完美的美学和功能。还使患者能更容易保持合适的口腔卫生。将在第7章详细介绍缺牙区检查的其他信息。

活动修复体

在对现有的活动修复体进行评估时，除了上文提到的那些因素，还要考虑唇部支撑和颊廊。

唇部支撑

在评估唇部支撑时，应从正面和侧面观察患者戴可摘局部义齿前后的情况。这允许口腔医师评估修复体的颊侧翼缘提供了多少软组织支撑，特别是在上下颌前牙区域（图4-32）。在发生重度牙槽嵴吸收的情况下（图4-5c），在制作最终修复体前建议进行牙槽嵴移植手术。这可以提高美学、生物力学和整个治疗的整体预后。

如本节前面内容所述，鼻唇角也可用于评估唇部位置/唇部支撑。鼻唇角的测量值一般在85°～105°，90°被认为是正常的[9]（图4-5a）。测量值的明显偏差提示存在修复牙冠位置不当等问题和其他情况。

颊廊

颊廊是指微笑时颊部和牙齿之间的空间大小，与微笑时牙列的宽度和口腔的宽度有关。当这个比例（牙列宽度和口腔宽度）不协调时，就不能获得美观的、迷人的微笑。在Springer[34]等的研究中，评估了男性和女性受试者颊廊大小的变化。非专业人员和正畸医师都喜欢颊廊较小的微笑[16,34]。

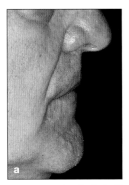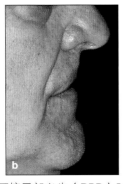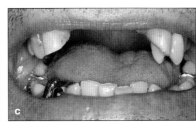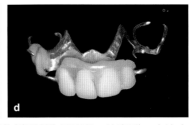

图4-32 （a）患者戴可摘局部义齿（RPD）时的侧面观。（b和c）患者没戴RPD时的侧面观和正面观。注意到，在这个特定情况下，在患者戴RPD前后，唇部位置仅有微小的不同。（d）患者现有活动修复体的正面观。

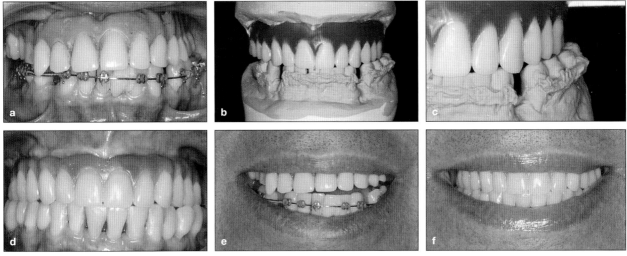

图4-33 （a）临床图像显示，患者佩戴的全口义齿充满颊廊。（b和c）重新排牙的试戴义齿。在这个特定病例中，为了获得更迷人的微笑，新的全口义齿排成了反𬌗。（d）患者口内戴入最终修复体的临床图像。（e和f）检查时与口内戴入最终修复体时临床图像的对比。

当对戴现有可摘局部义齿或全口义齿的患者进行评估时，或在制作可摘局部义齿和全口义齿时，颊廊都具有特别意义。在这些情况下，口腔医师应该检查牙列的宽度和口腔的宽度（颊廊）是否平衡和美观。图4-33a展示了修复体充满颊廊的实例。在这个特定的病例中，为了获得更迷人的微笑，新的全口义齿排列成反𬌗（图4-33b～d）。牙弓的不协调是这种情况的常见原因。图4-33e展示的是对患者进行检查时的情况[6]，图4-33f展示的是患者口内戴入最终修复体时的情况[7]。

口外检查顺序

在第3章中提供了记录口外检查的表格（图3-4）。

口腔医师通过对患者的面部进行整体评估来开始口外检查。需要从正面及侧面两个角度评估面部。应该观察面部对称性、比例和发育。检查患者皮肤、眼睛、耳朵、鼻子和嘴唇是否有任何异常。与此同时，还应检查与颈部相关的因素。通过从侧面观察患者的面部，可以评估患者侧貌。

为便于临床检查，面部侧貌可分为：①正

常；②凸面型；③凹面型。与此同时，还应评估患者的鼻唇角，并注意唇部支撑的变化。最后还应评估与咬合和颞下颌关节相关的口外方面。

通过从正面和侧面观察患者，可以轻易发现影响上下颌骨关系的问题，如下颌前突或小下颌畸形。通过从正面和侧面观察患者，还可以直观看到OVD的明显改变。在异常情况下，面部比例会发生改变，尤其是面下1/3区域。当患者保持牙齿接触时，变化会变得更明显。

检查颞下颌关节是否有功能紊乱的症状和体征。要求患者开闭口，口腔医师可以确定在开闭口过程中是否有运动受限和运动过程是否伴发疼痛。与此同时，还应检查开闭口过程中的关节杂音（弹响、摩擦音、水泡音）和肌肉压痛。

微笑分析

为了更好地了解微笑和面部特征，涉及微笑分析的所有过程都应在患者头部处于正常位置的情况下进行。然后，口腔医师可以观察微笑时嘴唇的活动度以及微笑和大笑时笑线的位置（高、中、低）。此时，应确定患者的微笑类型。还应观察患者微笑和大笑时可见的牙齿数。记录微笑中可见的牙齿数量（上下颌牙齿）。然后，评估和记录牙龈乳头水平。然后，口腔医师应该评估微笑时可见牙齿的龈缘连线和瞳孔连线之间的关系，并确定它们是否平行。上下颌牙齿的切平面的整体方向也必须平行于瞳孔连线。这些评估的过程可以同时进行。并不要求这些因素的完全平行，但必须确定它们是否与面部水平参考线相冲突。并记录不协调的程度。

接着，应确定患者的面部中线和上颌中切牙中线是否重合。接下来，口腔医师应该检查上颌中切牙的对称性。确定上颌中切牙在长度和宽度没有差异。龈缘和切缘的位置也没有差异。在完成中切牙的评估后，就应该评估微笑时其他可见

的牙齿。牙齿应该进行单独分析，也应作为一组牙齿分析。从牙冠的大小和比例、牙冠位置（近远中向、颊舌向和垂直向）和牙冠倾斜度进行分析。

应从拥挤度、间隙、扇形移位和颊廊大小来检查牙齿排列。要特别注意微笑弧线。

对于选用固定局部义齿修复上颌前牙缺失的患者，应注意修复体（桥体）和软组织（修复体-软组织连接处）之间的过渡可否可见。如果可见，应该确定修复体-软组织的过渡是否是美观的。这很重要，尤其在分析使用种植体支持式全牙弓固定修复体进行上颌无牙颌重建时。在某些情况下，与固定修复体相比，使用可摘局部义齿可以获得更好的美学和发音。

患者戴可摘局部义齿时的考量

对于戴用可摘局部义齿的患者，应该检查修复体戴入前后的情况。这可实现直观地看到颊侧翼缘提供的唇部支撑。口腔医师也可以观察是修复牙冠的位置还是颊侧翼缘影响了唇部的位置。可以通过评估患者的鼻唇角来获得这个信息。此外，口腔医师应检查牙列宽度和口腔宽度（颊廊）是否平衡且美观。

当患者口内未戴修复体时，应仔细观察高位笑线到剩余牙槽嵴的距离，特别是在中度微笑时牙槽嵴可见的情况下。部分患者可能需要降低牙槽嵴的高度，以便为新修复体提供足够的修复空间。而其他患者可能需要牙槽嵴增量术来改善美观。

临床病例介绍

图4-34展示的是口外检查过程的临床案例。图4-34a展示的是完成的口外检查表和问题清单。列出了诊断、治疗目标和治疗方法，并展示了在治疗期间进行的部分牙周和修复程序。

口外检查表

面部分析

面部结构（头颈部皮肤、眼、耳、鼻和唇）和淋巴结
（ X ）在正常范围内 （ ）在正常范围外

面部比例（面部1/3包括面下1/3的比例）
（ X ）在正常范围内 （ ）在正常范围外

面部侧貌
（ X ）正常 （ ）凸面型 （ ）凹面型

鼻唇角
（ X ）在正常范围内（=90°） （ ）在正常范围外（<90°）
（ ）在正常范围外（>90°）

牙颌面分析

与咬合和颞下颌关节（TMJ）相关的因素	是	否
从口外看，上下颌关系是否偏离正常（唇裂、口外可观察到的下颌前突或小下颌畸形）？		X
从口外看，面下1/3是否有改变的迹象（咬合垂直距离的变化）？		X
下颌开口度是否正常？（正常范围=50mm，正常范围外<35mm）		X

颞下颌关节功能紊乱的症状和体征	是	否
牵涉至颞肌和额肌或相关区域的头痛		X
下颌功能运动时疼痛		X
咀嚼肌疼痛或咀嚼肌压痛		X
触诊关节时的疼痛（耳内或耳周疼痛，耳闷胀感）		X
关节功能运动时杂音（弹响、摩擦音、水泡音）		X
下颌运动受限（<35mm）		X
开口时髁突动度不对称		X
下颌在开闭口运动时有偏斜		X

图4-34a 完成的口外检查表和问题清单。

微笑分析

天然牙列和固定修复

微笑分类
（　）低位笑线　　　　　（　）中位笑线　　　　　（ X ）高位笑线　　　　　（　）超高位笑线

嘴唇动度
（ X ）对称　　　　　（　）不对称

如果不对称，请指出不对称的类型：

面部中线与上颌牙齿中线的关系
（ X ）一致的　　　　　（　）不一致的
如果不一致：（　）偏向患者的右侧　　　　　（　）偏向患者的左侧

牙齿中线角度（中切牙）
（ X ）在正常范围内 /牙齿中线垂直于水平面
（　）在正常范围外 /牙齿中线向右或向左倾斜

微笑时牙齿显露的数量
上颌牙齿 （ 12 ）　　　下颌牙齿 （ 4 ）　*主要为切1/3*

牙龈乳头状态（美学区）
（　）在正常范围内（完全充满龈外展隙）
（ X ）在正常范围外
如果在正常范围外，请检查并指出部位：
（　）牙龈乳头丧失　（　）牙龈乳头部分充填龈外展隙　（ X ）牙龈乳头增生（过度覆盖）

上颌及下颌牙弓区（牙齿）：
从尖牙到尖牙

上颌牙龈缘外形相对于瞳孔连线（美学区）
（　）在正常范围内/平行
（ X ）在正常范围外/不平行

如果在正常范围外，请检查出哪些位置是适宜的并指出区域（牙齿）：
与右侧中切牙的位置相比，左侧中切牙位置不协调

上颌前牙相对于瞳孔连线的切平面（切缘）
（　）在正常范围内/平行
（ X ）在正常范围外/切平面或殆平面的近远中向倾斜

图4-34a（续）

> 如果在正常范围外，请指出区域（牙齿）：
> *左侧中切牙*

切外展隙/上颌前牙区
（　　）在正常范围内　　（　X　）在正常范围外

> 如果在正常范围外，请指出区域（牙齿）：
> *从尖牙到尖牙*

下颌前牙的切平面（切缘）与瞳孔连线的关系
（　　）在正常范围内/平行
（　X　）在正常范围外/切平面或咬合平面的近远中向倾斜

> 如果在正常范围外，请指出区域（牙齿）：
> *左侧尖牙、侧切牙、中切牙/左侧象限的殆平面*

牙齿排列/间距
（　X　）正常（牙齿邻面正常接触）
（　　）存在间隙（轻度、中度或重度）
（　　）拥挤或重叠（轻度、中度或重度）

牙齿排列/切缘曲线与下唇接触的关系
（　　）接触　　　　（　X　）不接触　　　　　（　　）下唇轻度覆盖切缘

微笑弧/上颌前牙与下唇的关系
（　　）平行　　　　　　　　（　X　）平直　　　　　　　（　　）相反

牙齿倾斜度
（　X　）在正常范围内　　　　　　（　　）在正常范围外

> 如果在正常范围外，请指出倾斜的牙齿：

缺失牙现有的修复体（冠或桥）位置
修复体和软组织的连接处在美学上令人满意吗？
（　X　）可摘局部义齿修复（NA）　　　　　（　　）是　　　　　（　　）否

图4-34a（续）　　　　　　　　　　　　　　　　　　　　　　➡

微笑分析

可摘局部义齿修复（NA）

牙槽嵴/唇高度之间的关系
（   ）在正常范围内　　　　　（   ）在正常范围外

唇部支撑效果/修复体设计
（   ）在正常范围内　　　　　（   ）在正常范围外

颊廊空间
（   ）在正常范围内　　　　　（   ）在正常范围外（不足、过长）

上颌中切牙的分析

上颌中切牙的倾斜度
（   X   ）在正常范围内
（   ）在正常范围外

如果在正常范围外，请指出是哪类问题以及其他与问题相关的信息：
牙齿：＿＿＿＿

（   ）唇颊侧倾斜度（近远中向牙齿倾斜度或牙冠倾斜度/牙齿长轴）
（   ）颊舌向倾斜度

附加信息：

牙冠的大小/比例
（   ）在正常范围内/对称　　　（   X   ）在正常范围外/不对称

如果不对称，请检查哪侧是正常的：（   ）患者的右侧　（   X   ）患者的左侧
（   ）牙冠的大小（长/宽比）
（   X   ）牙冠的大小（长度）
（   X   ）龈缘的位置（牙龈退缩）
（   X   ）切缘的位置（唇倾/舌倾）
（   ）以上所有问题都存在
（   ）牙冠倾斜度
（   ）不良修复体

上颌中切牙、侧切牙和尖牙之间的大小关系
（   X   ）在正常范围内　（   ）在正常范围外

如果在正常范围外，请指出区域（牙齿）：

图4-34a（续）

口外检查问题列表

牙龈乳头状态（美学区）

（ X ）牙龈乳头增生（过度覆盖）

从上颌尖牙到尖牙

上颌牙龈缘外形相对于瞳孔连线（美学区）

（ X ）在正常范围外/不平行

左侧中切牙唇面龈缘位置应与右侧中切牙的一致

上颌前牙相对于瞳孔连线的切平面（切缘）

（ X ）在正常范围外/切平面或𬌗平面的近远中向倾斜

左侧中切牙

切外展隙/上颌前牙区

（ X ）在正常范围外

从尖牙到尖牙

上颌中切牙的分析

牙冠的大小/比例

（ X ）在正常范围外/不对称

不对称区域：（ X ）患者的左侧

（ X ）牙冠的大小（长度）

（ X ）龈缘的位置（牙龈退缩）

（ X ）切缘的位置（唇倾）

图4-34a（续） ⟶

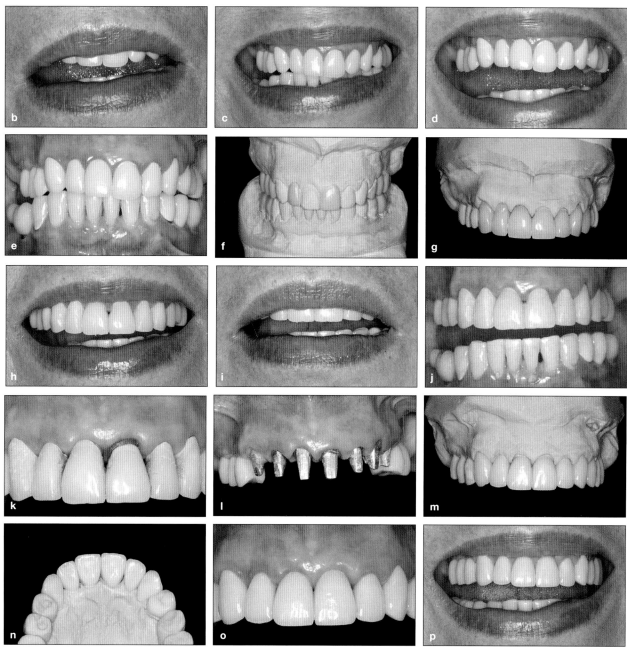

图4-34（续） （b~e）临床图像显示出切平面（侧切牙和中切牙的切缘平面）和瞳孔连线的不协调。也可以注意到左右中切牙龈缘位置的不对称。这种牙齿排列最终不能获得美观、迷人的微笑。（f）戴诊断蜡型的研究模型的正面观。试图使上下颌前牙的切平面平行于瞳孔连线来重建协调性。（g）参照诊断蜡型制作的丙烯酸临时修复体的正面观。（h和i）患者口内戴入临时修复体的临床图像。注意到切平面（上颌侧切牙和中切牙的切缘）和瞳孔连线之间的整体平行。还需对左右象限的后牙殆面进行调整以改善殆平面。在未来，这个牙齿排列也将作为重建下颌殆平面的参考。（j）左右中切牙的龈缘位置存在轻度不对称。（k）对左侧中切牙进行牙冠延长术，以使左右中切牙具有相同的牙冠长度。（l）基牙牙体预备最终完成后的正面观。（m和n）完成调殆的最终修复体，准备粘接。（o和p）粘接后最终修复体的临床图像。注意到已纠正的下颌左侧殆平面高度。

扫一扫即可浏览
参考文献

第5章

口内检查：软组织
Intraoral Examination: Soft Tissues

内检查是对整个口腔以及与口颌系统相关的所有因素进行的评估。在许多情况下，口内临床检查只能揭示部分信息。为了获得完整的评估，必须借助其他适当的辅助诊断工具（根尖周X线片、已上𬤇架的模型分析、诊断蜡型等）。

在口外检查中获得的数据可以用于这一阶段的检查过程。因此，在开始口内检查之前，应复习先前检查阶段提炼的问题清单。口外检查和口内检查结果的整合对于获取全面的诊断具有非常重要的价值。本章将讨论口腔黏膜和牙周检查，第6章～第8章涵盖了牙齿、咬合和颞下颌关节（TMJ）、缺牙区的检查，正畸专科检查和口腔外科专科检查。

口腔黏膜检查

口内检查始于对口腔黏膜的评估。无论是初诊患者还是复诊患者，特别是长时间不复查的患者，都应该仔细地进行口腔黏膜的评估[1]。

口腔黏膜彻底的评估通常包括对唇颊黏膜、前庭、唾液腺、软硬腭、口咽部、口底和舌（舌背、舌侧缘和舌腹表面）等结构的评估。为确保对舌侧缘和口腔后部进行全面检查，必须用纱布捏住舌头，轻轻牵拉舌头从一侧伸向另一侧[2]。关于口腔黏膜相关病变的深入讨论不在本文的范围之内。对病变区的详细检查更多涉及口腔病理学家、口腔外科医师和/或牙周病专家。然而，普通口腔医师和/或修复口腔医师应至少具备鉴别正常和异常的能力。

疑似异常的黏膜区域应进行触诊，看是否存在因溃疡、炎症、恶性肿瘤导致的瘢痕或硬结。触诊应包括可触及的深层组织，及颌下腺。还应检查唾液腺导管口，评估唾液是否顺畅、等量地从各个腺体流出及颜色是否清亮。还要进行口咽和扁桃体的检查。所有的结构应仔细评估是否存在溃疡、红斑、过度角化和肿胀等异常变化[3]。口角处的炎症或溃疡相当常见，这与真菌/细菌感染或咬合垂直距离的丧失有关[4]。一旦去除病因，这

口腔修复和种植修复治疗计划

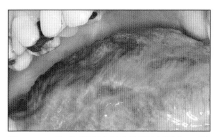

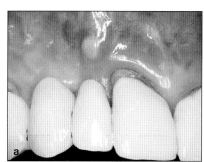

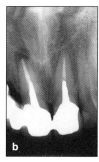

图5-2 （a）临床照片显示右上颌中切牙牙髓问题导致的感染和瘘管。（b）根尖周X线片显示右上颌中切牙根尖周病变。

图5-1 临床照片显示的是诊断为口腔扁平苔藓的红色开放性溃疡病变。

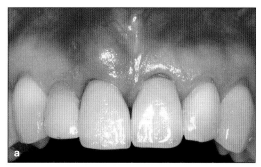

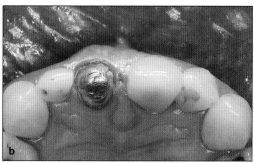

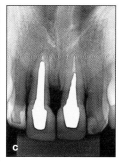

图5-3 （a和b）正面观和殆面观显示，右上颌中切牙根折导致的肿胀和瘘管。（c）右上颌中切牙的根尖周X线片。观察到过大的桩核，这很可能是导致根折的原因。

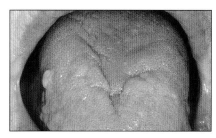

图5-4 咬舌导致的右侧舌缘炎症性增生照片。

些问题很容易得到解决。

小溃疡可以观察5～10天，看是否愈合。其他病变可能会长期存在；如果在15天内没有愈合，强烈建议进行更深入的检查（活检）以明确诊断[5-6]。可能会遇到一些罕见的病变。部分可能与自身免疫相关疾病相关（如口腔扁平苔藓），这需要定期观察，因为这些患者相关受损区域有发生口腔癌变的风险（图5-1）。一旦出现任何可疑的症状、体征或对任何不正常表现的性质有疑问，应将患者转诊至专科医师进行特殊检查。

口腔黏膜的异常可能是由许多不同的因素引起的。肿胀和瘘管可能与牙周病和根管问题有关，在某些情况下，这两种疾病会同时出现[7-9]。

图5-2展示了根管来源的瘘管和病变牙齿的根尖周X线片。感染和瘘管也可能与根折有关，此时应尽快拔牙以防止感染区域的骨丧失（图5-3）。

一般来说，口腔黏膜最常见的改变是急性和慢性创伤的结果，病变包含溃疡、小血肿、局部红斑化、过度角化和增生[1-3]。部分问题可能是由咬颊、咬唇和咬舌引起的。偶尔咬舌可导致溃疡和炎症性增生（图5-4）。

修复相关的口腔黏膜损伤

在戴入固定和活动修复体后引起软组织不适和/或损伤的情况并不少见。不良的口腔卫生习惯、固位不足引起的不稳定、压痛点以及与修复设计相关的其他因素（如义齿基托的过度伸展）可能导致溃疡[4,10-13]。

设计不当的固定修复体（传统或种植体支持式）可能难以清洁，并可能导致软组织炎症和感染[12-13]（图5-6）。在某些情况下，由于牙槽嵴吸收，修复体设计成盖嵴式以支撑嘴唇。有时，

94

图5-5 （a）上颌骨前牙固定局部义齿的正面观。（b）需要注意的是，由于修复体设计不当导致的牙龈炎。（c）由于桥体的盖嵴式设计，无法维持合适的口腔卫生。（d）需要注意的是，修复体的组织面为凹形，使其成为盲区，并阻碍适当的口腔卫生。

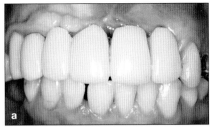
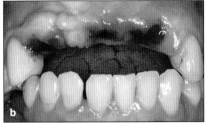
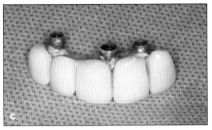
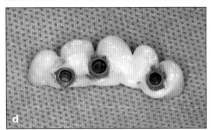

在这种情况下，盖嵴式修复体的组织面可能呈凹形，这就造成了清洁的盲区（图5-5）。因此，即便口腔卫生整体维护的很好也可能造成损害。固定修复体的这种设计可能会导致牙龈炎症，从长远来看会损害治疗寿命（预后）（图5-7）。

在这种情况下，从修复学的角度来看，除非进行牙槽嵴修整，否则只有使用活动修复体才能获得最佳效果[14-17]。关于牙列缺损的种植体支持式固定修复的适应证和禁忌证将在第7章进行详细阐述。

活动义齿，特别是软组织支持式义齿（传统全口义齿、远中游离端的可摘局部义齿、种植体和黏膜混合支持式义齿）在戴牙后的几天内也会出现不适和/或损伤[4,10-11]。考虑到这一点，在这段时期需要复诊并进行定期检查。最常见的问题包括固位不足引起的不稳定和义齿边缘的过度伸展[4,10]。在某些情况下，义齿翼缘会嵌入软组织内，导致溃疡和肉芽组织的形成（图5-8）。肉芽组织侵入纤维组织时病变将永久存在。如果病变内出现纤维化，就将持续进展，所以应在开始制作新义齿前进行处理。通过减短基托边界可解决边缘过度伸展导致的软组织问题[4]。此外，义齿基托材料过多或形状不合理也会引起溃疡（图5-9）和义齿边缘肉芽肿的发生[4]。如果及早发现问题，停止戴用义齿一段时间，病变可能会消失。在某

图5-6 修复体组织面的侧面观。需要注意的是，为了支撑患者的嘴唇，修复体设计成凹形。由于颊侧翼缘的形状，牙线无法到达修复体的组织面。

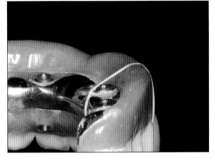

图5-7 （a~c）由于固定修复体的形状不合理而导致的口腔卫生不良。观察到牙龈炎症。在类似这种情况下，采用活动修复体可取得更好的效果。

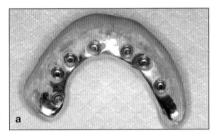
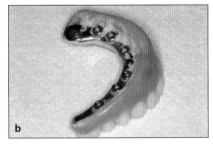
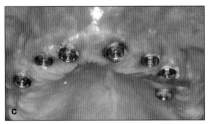

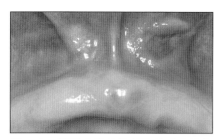

图5-8　已形成溃疡的创伤性病变的临床照片。这类病变通常是由于义齿边缘或舌侧翼缘过度伸展，嵌入周围软组织，导致溃疡和肉芽组织的形成。

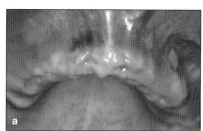
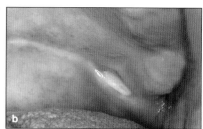
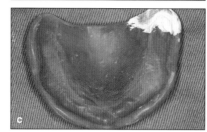

图5-9　（a）由义齿基托压力点造成的创伤性病变。（b）由义齿边缘过度伸展导致的溃疡。（c）可用压力指示糊剂来识别压力区域，并进行必要的调整。只要去除病因，就很容易解决这类问题。

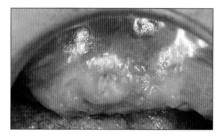

图5-10　由RPD的丙烯酸鞍基造成的创伤性病变。压力点是创伤性病变的常见原因。

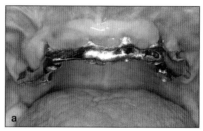
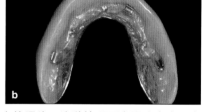

图5-11　（a）杆附着体下方软组织增生的照片。这种情况可表现为炎症、出血和疼痛。（b）修复体的组织面。

些情况下，患者甚至不需要停止戴用义齿；当义齿进行适当调磨后，病变也会消失。

　　戴用活动义齿相关的刺激极少引起口腔癌，但只要慢性刺激被认为是癌前病变甚至癌变的潜在病因，由义齿戴用引起的口腔慢性疼痛就有可能引发癌症。因此，对佩戴这类义齿的患者进行监测至关重要。

　　溃疡也可能是由于传统可摘局部义齿（RPD）设计不当，尤其是在远中游离端缺失的情况，在义齿行使功能时，溃疡可发生在下颌前牙区舌侧，这通常是大连接体与软组织之间的缓冲不够造成的[10-11]。当修复体承受咬合力时，大连接体将侵犯舌侧黏膜，引起炎症和溃疡。溃疡也常出现在丙烯酸鞍基与缺牙区不完全匹配时。当咀嚼力作用于丙烯酸鞍基时，义齿常发生旋转

并侵入软组织，导致溃疡、疼痛和患者的其他不适（图5-10）。在肯氏Ⅰ类和Ⅱ类牙列缺损中，尤其是当下颌游离端缺牙区牙槽嵴出现过度吸收时，义齿不稳定性是一个常见的问题[18-20]。软组织增生也是使用连接杆很常见的问题（图5-11）。由于软组织增生位于连接杆下方，患者的口腔卫生可能无法保证；如果这种情况持续下去，可能导致炎症和溃疡。对戴用固定和活动义齿修复体的患者，应定期复诊进行处理和维护。

　　有时，患者会抱怨在咬合面相对应的颊黏膜上有一条从口角区延伸至后牙区的白色线。这条白线被称为颊白线，且常与磨牙症或紧咬牙有关（图5-12）。同样，一旦出现任何可疑的症状或体征，或对任何异常表现的性质有疑问时，患者应转诊到专科医师进行特殊检查。

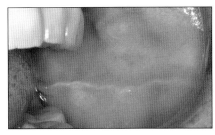

图5-12　图示为颊黏膜相对咬合平面上的一条从口角区延伸至后牙区增厚的白色线，这被称为颊白线，常与提示磨牙症的舌咬痕有关。

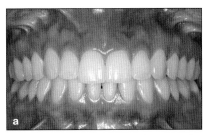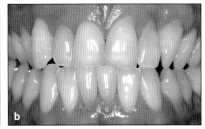

图5-13　（a）牙周组织健康的天然牙列的临床照片。（b）牙周组织不健康的天然牙列的临床照片。

牙周检查

牙周健康不仅对维持现有牙列健康至关重要，而且对整个口腔治疗的长期成功效果也至关重要。牙周组织的检查可提示修复程序涉及的牙齿或种植体支持结构的情况，也是判断预后的必要工具。因此，它将对任何特定病例修复治疗方案的选择产生重大影响。所有患者群体，不论年龄或社会经济地位，都易患牙周病；因此，对每一名有牙患者都应该进行牙周检查[21]。

详细的牙周检查是一个高度专业的操作，在这本书的范围内不提供关于牙周专业的详细信息。为了更深入研究这个领域，读者可以参考专业文献。虽然如此，修复医师应该具备最基本牙周知识，以便识别牙周问题的表征或牙周病的易感因素。因此，本节的主要目的是为读者提供必要的信息，以鉴别牙周正常和异常状态，并识别牙周疾病（图5-13）。一旦确定需要进行牙周专科治疗，明确疾病的程度和采取必要的治疗措施就是牙周医师的责任。牙周医师也有责任为患者提供治疗的预后情况。

本节的主要内容包括临床评估中常用评估指标的简要讨论、牙周组织的不同临床状态的信息以及临床牙周检查的实用方法。

牙周检查的基本项目

对牙周组织的全面检查包括对口腔卫生、龈缘位置、牙周探诊、根分叉病变、附着龈和角化龈、骨支持、牙动度和咬合因素等方面的仔细评估。其中部分内容需要放射学检查来补充临床检查。

口腔卫生

大量证据已证明口腔卫生状况与牙周病的存在有直接关系。很多不同的方法[22]可用于评估口腔卫生状况，这些方法构成了菌斑、软垢和牙结石数量的一套评分指标。Russell[23]已经证实，90%的牙周病可能与斑块和牙结石的数量以及患者的年龄有关。因此，口腔卫生不良被认为是牙周病的主要病因之一。Silness和Loe[24]研发了一种评估龈缘处菌斑厚度的菌斑指数系统，评分如下：0=无牙结石；1=菌斑肉眼不可见，但可用探针从牙齿表面刮除；2=菌斑可见；3=大量菌斑。牙结石可用以下指数进行评分：1=无牙结石，2=少量牙结石，3=大量牙结石。某个特定的指数并不能用于所有检查者；不同的检查者会选用不同的指数。最重要的是检查者要保持一致。就本文而言，在临床评估中，口腔卫生状况可分为良好（无可见菌斑）、一般（可见菌斑和牙结石）、差（大量菌斑和牙结石）。

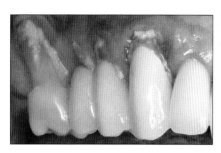

图5-14 老年患者口腔卫生不良。

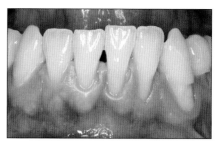

图5-15 左下颌中切牙、侧切牙及尖牙牙龈退缩。

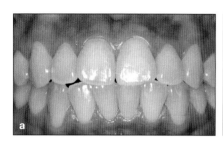

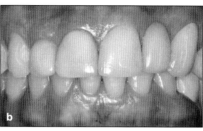

图5-16 （a）临床照片显示了龈缘的正常位置。（b）临床照片显示了不规则的龈缘位置。在这种情况下，上颌龈缘与瞳孔间连线不平行。

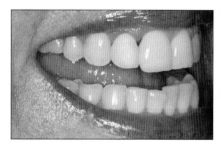

图5-17 右上颌中切牙和侧切牙之间可见牙龈乳头高度不足导致的"黑三角"。

然而，由于许多不同的原因（如身体健康状况、精神问题、视力受损、手部灵活性下降等），老年患者往往在口腔卫生方面存在问题（图5-14）。因此，对老年患者的治疗应考虑到这些限制因素，并进行更频繁的监测。

龈缘位置

龈缘位置在牙周健康和美学方面起着重要作用。应该仔细评估任何明显的偏差，因为这可能会干扰微笑的协调性或提示问题的存在。牙周健康状态下，龈缘位于釉牙骨质界（CEJ）冠方1~3mm，此时牙根冠方结构被牙龈组织完全覆盖。牙龈轮廓受到许多不同因素的影响。存在牙龈炎症、牙龈增生、咬合创伤甚至刷牙不充分区域的龈缘位置都会受到影响。选择性被动萌出也可导致牙龈覆盖在临床牙冠上。相反，当牙龈萎缩或牙齿萌出过度时，临床牙冠变长。牙龈退缩

是牙龈轮廓改变的常见原因（图5-15），将在本节的后续内容介绍关于牙龈退缩的其他考量。

另一个需要考虑的重要方面是解剖上的平行。如第4章提到的，最迷人的美学是上颌龈缘平行于瞳孔间连线。上颌前牙和下颌前牙的切牙边缘也应与瞳孔间连线平行（图5-16）。

牙龈乳头

在第4章中已经进行了牙龈乳头的相关讨论。然而，牙龈乳头的评估已经成为牙周评估的一个重要组成部分，特别是在美学区的评估中。例如，"黑三角"（图5-17）除外美学缺陷，还可能会因为食物嵌塞而导致牙周病。由于牙龈乳头与牙周健康相关，口腔医师必须熟悉可能影响牙龈乳头形成或导致牙龈乳头缺陷的所有因素（见第4章）。

牙周探诊

就口腔医师了解牙周组织的状况而言，牙周探诊比其他任何诊断检查提供更多信息。它提供了与软组织健康相关的重要信息、骨吸收、软组织弹性、牙结石沉积、根分叉处骨吸收以及牙根解剖形态变异的信息。

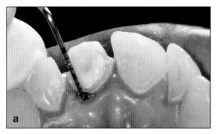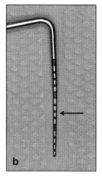

图5-18 （a和b）左上颌中切牙探诊深度很深，可能提示根折。

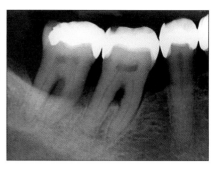

图5-19 根尖周X线片显示第一磨牙和第二磨牙的Ⅲ型根分叉病变。

探诊深度（Probing Depth）经典的定义是牙龈边缘和牙周探针尖端探入最根方之间的距离[25]。最常用于评估龈沟深度的方法是手动牙周探诊。探针放置在牙齿的近中（远中）邻面并探查整个龈沟。为了最大限度使探入深度标准化，应使用一个薄探针（直径不超过0.5mm），标有明显易读的刻度线且使用标准化的探诊力度[26-28]。组织的健康状况会影响探针尖端的探入深度。在有炎症的情况下，探针的尖端通常比在健康组织中探入更深。

虽然牙周探诊提供了关于牙周状况的重要信息，但在临床研究中，评估某个位点牙周病活动期的金标准是可测量的附着丧失。探诊深度深可提示牙周病甚至其他问题，如牙齿根折（图5-18）。

探诊出血和溢脓

探诊出血是牙龈炎症最常见的症状之一[29]。在特定的部位探诊出血常出现在探诊后30秒内。临床上，探诊出血指数记录为"有"或"无"。"有"比"无"更有意义，因为"无"表明牙龈健康。不管是用牙周探针还是用手指按压牙龈进行检查时，都可出现溢脓。

根分叉病变

根分叉病变可描述为累及多根牙根分叉区的进行性骨吸收。这种状态应被诊断、探查、分类和用图表表示。应仔细评估累及的范围，因为它会影响牙齿的预后。一旦牙根之间出现骨吸收，患者（和口腔医师）就很难清理这些区域，在很多情况下将导致进一步的附着丧失。然而，仅仅累及双根分叉或三根分叉处并不意味着牙齿保留无望。在明确牙齿预后时，还应考虑骨吸收的程度、原因以及患者维持根分叉暴露区牙周健康的能力[30-31]。图5-19所示为发生根分叉病变的第一磨牙和第二磨牙的根尖周X线片。

临床上可以通过水平探诊深度（毫米）来评估根分叉病变的程度。标准探针可用于评估在上下颌牙齿的颊舌根分叉。在临床上，根分叉病变可分为"有"或"无"。最好使用Nabers探针评估上颌磨牙的腭侧根分叉和邻面根分叉。用Nabers探针评估的根分叉病变可分为以下几个类型：

- Ⅰ型：探针无法探入根分叉。
- Ⅱ型：探针能进入一个根分叉，但不与同一牙齿上的其他根分叉相通。
- Ⅲ型：骨吸收使根分叉相通。

附着龈和角化龈

附着龈的定义是指牢固附着在牙齿和基底骨上的牙龈组织。角化龈包括附着龈和游离龈缘。角化龈从膜龈结合处（不可动软组织的最根方区域）延伸到颊舌侧游离龈缘正中部的最冠方。附着龈的宽度等于角化龈的宽度减去颊舌正中部位的探诊深度。

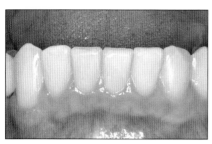

图5-20 临床照片显示下颌前牙具有充足的附着龈。

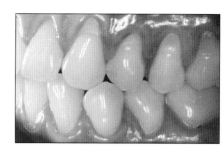

图5-21 侧面观显示累及上颌侧切牙、尖牙、第一磨牙和第二前磨牙，以及第一磨牙的近中面的牙龈退缩。这类膜龈问题常与角化龈不足或者缺失有关。

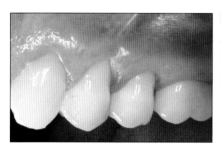

图5-22 侧面观显示第一前磨牙区高系带附着并出现牙龈退缩。

附着龈的最小宽度必须能够维持理想牙龈健康和防止牙龈退缩[32]。需要增加附着龈宽度的情况包括：对患者来说，牙龈退缩将导致美学问题、出现进行性牙龈退缩的部位、累及龈缘组织的修复治疗（龈下边缘的全冠）、附着龈宽度不足的部位和进行种植治疗的部位。在放置龈下边缘的修复部位，建议患者拥有5mm宽的角化龈，即2mm宽的游离龈和3mm宽的附着龈[33]。此外，为避免后期问题，对于即将接受正畸治疗的患者，可能需要进行预防性游离龈移植。

在天然基牙中，附着龈的宽度可分为充足（3mm）、一般（1～2mm）和不足（小于1mm）。图5-20所示为下颌前牙附着龈宽度充足的临床照片。注意到中切牙只有1～2mm的附着龈。

软组织生物型

"牙周生物型"这一术语描述了基于基底骨结构和颊舌侧牙龈厚度的不同牙龈类型。有人认为，基底骨决定了牙龈轮廓[34]，根据文献所述，牙龈主要有两种组织生物类型：薄扇贝型和厚扁平型[34-35]。在干燥的颅骨标本中，Becker等[36]测量

了从唇侧正中牙槽嵴到牙间牙槽嵴的垂直距离。垂直距离的平均值为2.1mm、2.8mm和4.1mm，相应的骨形态分别为平坦形、扇贝形和厚扇贝形。Claey和Shanley[37]研究了牙龈厚度对牙周炎症的影响，并将不超过1.5mm的牙龈厚度定义为薄龈生物型、2.0mm或以上的牙龈厚度定义为厚龈生物型。

可用不同的方法来测量软组织的厚度，而视觉观察是最简单使用的方法，也是最常用的方法。如果透过龈沟边缘可见牙周探针的轮廓，可将组织定义为薄龈生物型；如果不可见牙周探针，则将组织定义为厚龈生物型[37]。这个方法具有高度可重复性，因此本书将使用该方法作为临床检查的参考（可见牙周探针的轮廓=薄龈生物型；不可见牙周探针的轮廓=厚龈生物型）。

一致认为与薄龈生物型相比，厚龈生物型在传统修复学和种植修复学中都具有优势。厚龈生物型更能耐受机械损伤，不易发生黏膜退缩，对颜色更深的牙根和钛具有更好的遮色作用，可以更好地适应不同的种植体植入位置[38-43]。因此，鉴于厚龈生物型的优点和在大多数情况下能获得良好的美学效果，天然牙和种植体周围更倾向于厚龈生物型。

膜龈问题

膜龈问题是指龈缘和膜龈结合处之间的关系发生改变，要么与炎症无法控制有关，要么与

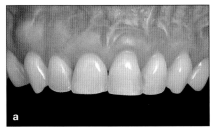
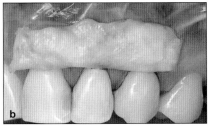
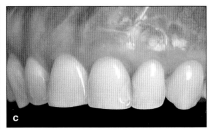

图5-23　（a）上颌前牙的正面观。注意到，左上颌中切牙、侧切牙和尖牙的牙龈退缩。（b）从腭侧获取软组织移植物，通过手术固定在牙龈退缩的区域。（c）手术愈合后的效果图（由Jose Alfredo Mendonca博士提供）。

图5-24　（a）显示了后牙区的骨结构。在后牙区，牙槽嵴与硬骨板的交界处呈方形，形成一个明显的锐角。（b和c）根尖周X线片显示上下颌前区的骨结构。在下颌前牙区，相邻牙齿之间的牙槽嵴通常呈矛状或刃状。在上颌前牙区，牙槽嵴可能呈圆形。

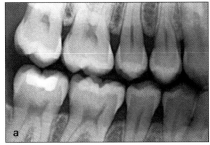
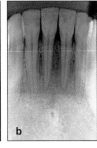
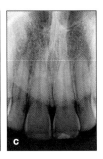

进行性牙龈退缩有关。常见的实例包括牙龈退缩（图5-21），角化龈过窄或角化龈缺如，以及探诊深度超过膜龈结合处。膜龈缺陷可由局部因素或软组织的机械损伤（如牙刷损伤）引起。薄龈生物型的患者较厚龈生物型的患者更易发生牙龈退缩[32]。要格外留意薄龈生物型和附着龈宽度不足的区域，尤其是在拟行龈下边缘修复或者正畸治疗时。

肌肉牵拉或高系带附着（图5-22）可能导致膜龈问题[33,44]（如牙龈退缩）和牙间间隙的持续存在[45]。高唇颊系带附着也可能使义齿结构更复杂。

必要时，可进行移植手术来纠正膜龈缺陷，也可通过牙龈移植术来纠正美学问题（图5-23）。

影像学发现

影像学表现为牙周病的临床检查提供了重要信息。因此，应仔细评估牙齿及其支持骨、牙周膜间隙（PDL）与硬骨板。

牙齿及其支持骨

牙齿的支持骨组织在牙齿的预后中起着至关重要的作用；因此，所有牙齿都应检查剩余支持骨量。检查应包括评估邻牙的CEJ相对牙槽嵴高度的关系以及牙间和根间骨水平。正常牙槽嵴的影像学表现为皮质骨的存在。牙槽嵴皮质骨虽薄，但表现与邻牙硬骨板相连续的放射阻射影。在后牙区，牙槽嵴与硬骨板的交界处呈方形，形成一个明显的锐角（图5-24a）。在下颌前牙区，相邻牙齿之间的牙槽嵴通常呈矛状或刃状（图5-24b）。在上颌前牙区，牙槽嵴可能呈圆形（图5-24c）。在所有区域，正常牙槽嵴位于邻牙CEJ下1~2mm。

当牙齿出现骨吸收时，应注意剩余骨量，并记录骨吸收的百分比和方向。骨吸收是牙周炎的一个常见特征，通常根据骨吸收量和根分叉病变的程度来确定牙周炎的严重程度。骨吸收可以分为水平向骨吸收和垂直向骨吸收两类。例如，通常将牙槽嵴位于CEJ下距离超过2mm，但仍与咬合面平行的情况称之为水平向骨吸收（图5-25a）。

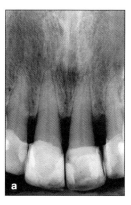

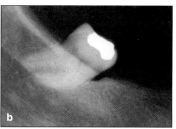

图5-25 骨吸收模式。（a）上颌中切牙根尖周X线片显示水平向骨吸收。（b）根尖周X线片显示垂直向骨缺损。

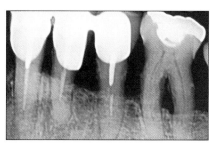

图5-27 根尖周X线片显示磨牙根分叉受累。

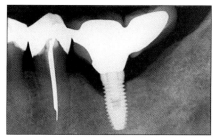

图5-26 根尖周X线片显示，种植体支持式修复体出现垂直向骨吸收。这可能与殆创伤或咬合过载有关。

垂直向或角形骨吸收的影像学特征表现为与V形的裂缝，牙根构成骨缺损的一个面（图5-25b）。在口腔种植学中，不利的生物力学状况也可能导致垂直向骨缺损。在图5-26中，修复第二磨牙的修复体的臂梁会导致牙齿超负荷状态，这也会导致骨吸收。当多根牙根分叉骨质破坏时，影像学表现为根尖周透射区（图5-27）。

牙周膜间隙与硬骨板

还应检查牙周膜间隙和硬骨板有无异常。在异常情况下，牙周膜间隙往往变宽，硬骨板的连续性中断，尤其是在根尖周病变中。

生物学宽度

生物学宽度可以定义为：位于牙齿附近，在牙槽嵴之上的结缔组织和结合上皮附着组成，也是牙槽嵴到龈缘的距离[25]。这个距离大约为3mm。Gargiulo等[46]观察的结果是：组织学龈沟深度为0.69mm，上皮附着为0.97mm，结缔组织附着为1.07mm。

在生物学宽度改变的情况下（例如，由于广泛性龋或牙体预备不当），重建的牙槽嵴骨位置到计划重建的修复体边缘距离为3mm，这是牙周组织稳定的必要条件。这可以通过牙冠延长手术或正畸牵引来实现。图5-28显示了远中邻面广泛性龋导致生物学宽度改变的临床情况。在进行牙冠延长术和牙髓治疗后，完成的修复治疗。

骨支持

如前所述，牙齿的支持骨和牙周健康状态直接影响牙齿的预后。在发生水平向骨吸收后，PDL覆盖的牙根表面积可能会显著减少[47]。由于大多数牙根呈锥形，当骨吸收达根长1/3时，支持骨量减少了一半。此外，由于临床牙冠变长，支持骨上所受力因杠杆效应的增强而增大。因此，当发生大量骨吸收时，必须仔细评估基牙的潜在情况[48-49]。通常，只有在牙齿无牙周病且进行良好夹板固定时，严重牙周支持丧失的牙齿才可以用作基牙。种植基牙骨支持减少时，也会损害其预后。

牙根靠近

在部分个体中，两颗相邻牙齿的牙根可能在牙根的颈1/3处过于接近。当牙冠邻面大面积缺损时（通常由于龋齿或牙折导致），导致牙根相对靠近也可能出现这种情况（图5-28）。这种情况会阻碍牙齿的清洁通道，并可能使剩余邻面骨极易发生快速而显著的骨破坏。一旦发生骨吸收，除非牙齿位置重新分布，否则很难诱导骨再生。

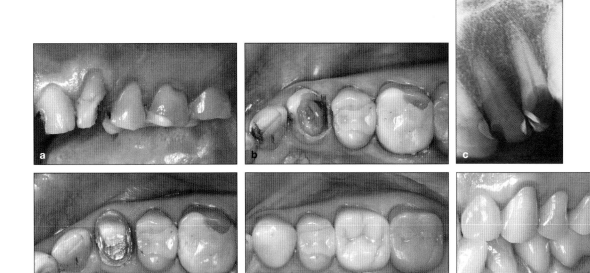

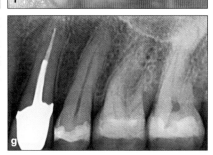

图5-28 （a和b）左上颌尖牙的侧面观和咬合面观，显示牙冠大面积冠部组织破坏和龋坏，尤其是远中邻面。（c）左上颌尖牙的根尖周X线片。（d）在完成根管治疗和粘接铸造桩核后的尖牙咬合面观。注意到，已行牙冠延长术后的远中邻面健康的牙周状况。（e和f）修复工作完成后的咬合面观和侧面观。（g）治疗后根尖周X线片。

牙动度

　　牙根周围的PDL允许天然牙有一定程度的移动（生理学动度）[50-52]。这个动度通常通过在牙冠施加一定的力后，牙冠出现位移的程度来评估。在牙周组织无感染和炎症的情况下，支持组织的高度和PDL间隙的宽度是决定牙动度的两个基本因素。

　　水平向或垂直向位移超过其生理界限的牙动度被视为病理状态，即牙松动。牙松动的程度（牙松动度）取决于作用在牙列上使牙齿移位的力大小、方向、频率和类型。随访记录牙动度是牙周评估的一个重要部分，因为牙动度的变化可能是牙周病、剩余附着结构的范围（骨支持减少）、咬合创伤和根尖周病变等不同因素的结果。根据Nyman和Lindhe[53]的研究，如果支持组织的高度降低，但PDL的宽度不变，则剩余牙周组织包绕的牙根活动度与具有正常骨支持高度的牙齿相同。因此，牙周支持骨高度降低但牙周膜宽度正常的牙周健康牙所谓的牙动度认为是牙齿的生理动度。在这种情况下（虽然牙周组织面积减少但牙周健康），只有出现进行性松动时才需要治疗。在动度增加的情况下，如果松动牙没有牙周病，可以用夹板固定松动的牙齿（图5-29）。

　　临床上，牙动度可通过以下两种方法进行手动测量：①当牙齿分开时，通过对单颗牙齿施加压力（二维动度）（Bidigital Mobility）；②当牙齿功能运动时，通过对牙齿施加压力（震颤）。二维动度是通过使用两个手柄的非工作端对牙齿的唇舌面交替加压来测量。功能性动度（震颤）是牙齿在功能或副功能期间的动度。震颤测试可以通过将食指放在上颌牙齿的唇面上，嘱患者将牙齿咬合在一起并进行侧方和前伸运动来进行。看到或感到牙齿的任何移动都认为是震颤。

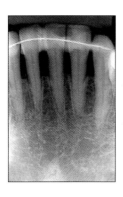

图5-29 根尖周X线片显示由于下前牙出现进展性动度而将其用夹板固定在一起。

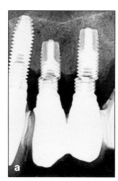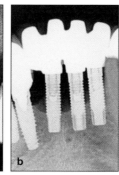

图5-30 种植修复学中的咬合过载现象。（a）根尖周X线片显示种植体折断。（b）根尖周X线片显示下颌前牙区种植体周围的骨吸收。

关于牙动度的分类有很多，在一定程度上来说，它们之间有很大的个体差异。然而，在自己的诊室内可以实现一定程度的可重复性。口腔医师应选择一个分类系统并将信息记录在图表中。Fleszar等[54]推荐改良Lindhe量表作为本书所有章节中牙动度的参考。因此，牙动度可分为以下几级：

- 0级：生理动度；稳固牙齿。
- Ⅰ级：动度轻度增加。
- Ⅱ级：动度明显增加，但没有功能损害。
- Ⅲ级：重度松动；牙齿松动且伴功能不适。

咬合因素

作用在单颗牙齿或一组牙上的力在牙周组织内产生张应力区或压应力区。当𬌗力损害附着结构时，此时的咬合力通常称为咬合过载或𬌗创伤[55]。

𬌗创伤的临床特征是牙齿松动和/或牙齿移位、牙齿持续不适或压痛、叩痛或咬合痛。𬌗创伤的影像学检查结果包括PDL间隙增宽、牙根周围硬骨板不连续、牙槽骨吸收和/或牙根吸收[55-56]。在口腔种植学中，咬合过载通常与螺丝松动、螺丝折断和/或种植体折断（图5-30a）、骨吸收（图5-30b）有关。

𬌗创伤的其他表现包括牙齿震颤、牙磨耗面的存在、骨小梁形态改变，有时还伴有热刺激时敏感[57]。关于咬合和咬合相关因素的其他内容详见第6章。

𬌗创伤相关的组织损伤可分为两类：原发性和继发性[25]。在原发性𬌗创伤中，损伤是牙周组织支持正常的单颗牙或单组牙上受到异常咬合力造成的；在继发性𬌗创伤中，损伤发生在牙周组织支持不足或受损的牙齿上。临床上，继发性𬌗创伤常导致牙动度增加，可能需要牙周夹板固定余留牙列。牙周支持丧失程度越大，𬌗创伤的损伤就越严重。

牙齿的位置

牙齿的位置在美观、咬合和牙周健康中起着重要的作用。牙齿位置异常是一个导致牙周变差的因素，尤其是当其阻碍了患者和口腔医师进行合适牙齿清洁时[58]。在某些个体中，拥挤、严重错位或扭转的牙齿经常出现牙根彼此靠近的情况（图4-27）。此时可能因无法获得合适的治疗入路，而妨碍进行适当的治疗。龋坏或牙折导致的邻面牙体结构的丧失也可能引起牙根的彼此靠近（图5-28）[59-60]。

牙齿位置不当也可能是由于剩余的牙齿支持不足以承受咀嚼压力所致。图5-31显示了由于缺乏足够的后牙支持导致下颌第二磨牙在咬合力的作用下发生近中倾斜的临床情况。除非处理这些问题，否则相关牙齿的牙周状况可能会对远期预后产生负面影响。

此外，邻面接触相关的问题也很常见。牙齿

图5-31　（a）侧面观显示出第二磨牙的近中移位。（b）侧面观显示后牙区咬合情况。注意到，由于第二磨牙相邻牙齿的缺失，移位会持续进行。

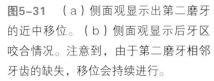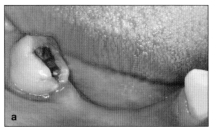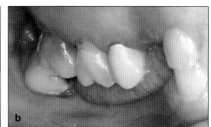

图5-32　（a和b）扭转下颌第一前磨牙的侧面观和咬合面观。（c和d）戴入最终修复体。在设计近中邻面接触区时，需要考虑到旋转的前磨牙。

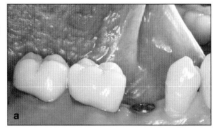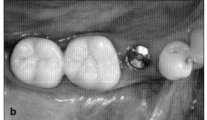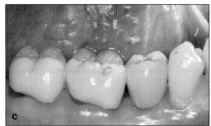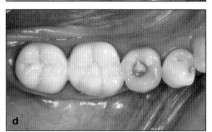

倾斜和旋转使得合理设计邻面接触特别具有挑战性（图5-32）。邻面接触不良可能导致食物嵌塞和牙周问题，这些可能会损害修复治疗的长期成功[22]。牙齿位置异常也可能会影响𬌗平面、咬合间距和下颌侧向运动（前伸或者侧方运动）。

牙周组织的临床状态

牙周组织有3种基本的临床状态：①健康的牙周组织；②牙龈疾病；③牙周病。在同一个个体上这些状态可以单独出现，也可以同时出现。以下内容描述这3种基本状态的最常见特征。

健康的牙周组织

健康附着龈呈粉红色，常带有点彩。龈缘无炎症性水肿或红肿，边缘呈现有规则的扇贝状轮廓，位于CEJ略偏冠方。由于附着龈非炎症性的粉红色和牙槽黏膜的深红色的颜色差异，膜龈交界

图5-33　临床照片显示天然牙齿周围的健康牙龈。注意到未出现炎症迹象，龈缘呈规则的扇贝状轮廓，位于CEJ略偏冠方的位置。

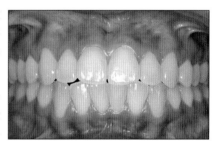

线清晰可见（图5-33和图5-34）[61-62]。健康牙周软组织的临床特征如下：

- 牙龈组织呈粉红色，伴有点彩。当患者皮肤颜色较深时，牙龈颜色也可能偏深。
- 未观察到炎症迹象（如探诊出血）。
- 软组织的冠方边缘位于CEJ处或CEJ略偏冠方。
- 探诊深度为1~3mm。

口腔修复和种植修复治疗计划

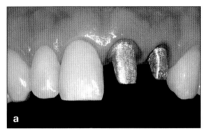
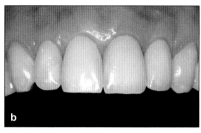
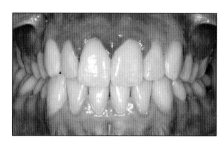

图5-34　（a和b）临床照片显示出修复体周围的健康牙龈。尽管进行修复治疗，附着龈呈淡粉色，并伴有点彩。龈缘无水肿、红肿，呈规则的扇贝状轮廓。合适的冠边缘密合性和牙冠轮廓（穿龈轮廓）是维持牙周组织健康的必要条件。

图5-35　牙龈炎的临床照片。在这种情况下，炎症通常是牙龈炎唯一存在的疾病过程。偶尔也会发生组织肿胀或增生。

牙龈疾病

在牙龈疾病中，病变仅波及牙龈。通常表现为炎症（牙龈炎）。牙龈感染仅表现为出血，这可作为有用的临床诊断指标[25,61-63]。牙龈感染可持续很长时间，也可发展为牙周炎，并累及牙齿的支持组织。牙龈疾病通常是由于附着在牙齿表面的菌斑和如修复体缺陷（如悬突、邻间隙未开放等）等诱发因素引起的。

在天然牙列中，牙龈疾病可分为牙龈炎、牙龈增生和牙龈退缩三大类。在种植病例中，种植体周围的炎症称为种植体周围炎。

牙龈炎

炎症通常是牙龈唯一存在的疾病过程（图5-35）。软组织的临床表现如下：

- 牙龈组织常呈红色。
- 牙龈组织出现其他炎症表现，包括探诊出血。
- 软组织的冠方边缘位于CEJ处或CEJ略偏冠方。
- 当软组织冠方边缘位于CEJ时，探诊深度为1~3mm。当软组织发生肿胀或增生时，会发现可探及更深的探诊深度。

牙龈炎可分为菌斑相关牙龈炎和其他形式的牙龈炎两大类。

菌斑相关牙龈炎

菌斑相关牙龈炎是最常见的牙龈疾病。它的特点含牙龈颜色的变化、软组织肿胀和探诊出血的炎症表现。确定所有潜在的菌斑滞留因素很重要。设计不当的修复体很可能会成为菌斑聚集处，并妨碍适当的口腔卫生维护，在可能时需要更换。应该尽所有努力来避免发生持续的牙龈炎症，因为牙龈炎可能会导致牙周支持组织的永久丧失[64]。

菌斑以及龈上龈下牙结石是菌斑相关牙龈炎的主要临床表征。通常通过消除致病因素来治疗此类牙龈炎。如果患者进行了有效的口腔卫生维护，且没有局部促进因素，但临床上仍然存在炎症，很可能最终诊断是其他形式的牙龈炎。

其他形式的牙龈炎

这一分类可能包括急性坏死性溃疡性牙龈炎、急性疱疹性牙龈炎和其他形式的牙龈炎。导致牙龈炎的因素有很多，从激素因素到HIV感染。因为其他形式的牙龈炎需要涉及牙周领域更专业的知识，不在本书范围内讨论，所以为了获得更详细的信息，读者应该参考相关主题的专业文献。

牙龈增生

增生可定义为一个器官或其部分的体积增大。牙龈增生的特点是细胞数目增多，但细胞不起功能作用[65]。牙龈增生（过度生长）本质上可分为炎症性或非炎症性。如前所述，修复体设计

图5-36　设计不良的下颌前牙牙冠正面观。注意悬突和不合适的穿龈轮廓。

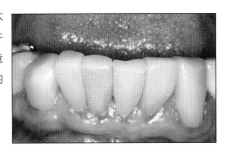

图5-37　第一磨牙和第二磨牙间无近中邻面接触的咬合面观。这种情况可能导致食物嵌塞和牙龈增生。

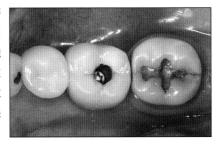

图5-38　正面观显示由于牙龈的根向退缩导致上颌前牙根面的暴露。

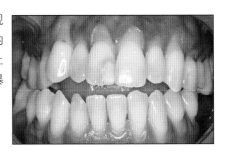

不当（例如，外展隙不足）可引起牙龈乳头炎和牙龈增生。非炎症性通常是由于遗传易感性或某些药物反应引起的，药物包括抗惊厥类药苯妥英钠（地仑丁，Pfizer）、用于心脏疾病的钙离子通道阻滞剂（如硝苯地平，Pfizer）或免疫抑制剂环孢霉素[66]。局部刺激因素，如修复缺陷（悬突或无邻间隙，图5-36）会妨碍口腔卫生维护，并导致牙龈增生。无邻面接触或者邻面接触区开放（图5-37）也可能导致食物嵌塞和局部刺激。支架合理设计的关键是获得足够邻间隙。在口腔种植学中，牙龈增生也可能发生在修复体提供支持和固位的连接杆下（图5-11）。

牙龈退缩

牙龈退缩可以定义为因牙龈的根向移位导致根面暴露[25]。它是由牙龈萎缩引起的，可导致牙龈脱离牙骨质和上皮附着结构的根向迁移（图5-38）。如前所述，牙龈退缩是牙龈轮廓改变的一个常见原因，它可以由许多不同的因素引起。

牙龈退缩可表现为广泛性或局限性。广泛性牙龈退缩可能是由于增龄性变化或疾病的继发表现[45,67]。局限性牙龈退缩可能是由肌肉附着位置高和系带牵拉引起的，尤其是在附着龈不足的区域[68]。牙龈退缩也可能与殆力导致的楔状缺损有关（图5-15）。导致牙龈退缩的其他一些因素可单独也可联合起作用：

• 附着龈宽度不足。

• 牙齿清洁时的创伤，尤其是当牙齿在牙弓中位置突出且覆盖软组织较薄时[45,69]。
• 菌斑和牙结石等局部刺激，尤其是在殆力过大的情况下。
• 牙齿位置异常（严重的正畸倾斜牙齿）[70]。
• 殆创伤[71]。
• 修复相关的创伤（临时冠、印模过程中的软组织退缩）[72-73]。
• 牙周手术[74]。
• 机械创伤（例如咬手指习惯[75]和拔除邻牙）。

通常，牙龈退缩的治疗包括阻止病变进展，加强菌斑控制，保证一定宽度的角化龈和减少系带牵拉。在敏感的病例中或者患者担心"牙龈退缩"的美学效果时，可选择进行手术根面覆盖术。

种植体周围炎

在种植体病例中，种植体周围的软硬组织会受到炎性病变的影响。如果不加以控制，这种情况可能会导致牙龈退缩、骨吸收和种植体螺纹暴露（图5-39）。不利的生物力学因素（图5-40）

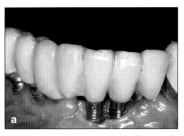 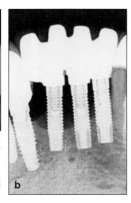

图5-39 （a和b）种植体周围炎的临床和影像学照片。注意到，暴露的种植体螺纹和种植体周围的骨吸收。

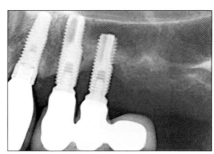

图5-40 根尖周X线片显示靠近悬臂的种植体周围发生了大量的骨吸收。

与炎症协同作用可导致种植体失败。一般来说，纤维骨结合种植体周围的炎症比骨结合种植体的更普遍。早期证据表明，失败种植体周围的微生物群与患牙周炎牙齿周围的类似[76~78]。

牙周病

牙周病的特点是当牙龈炎进展到牙周组织时导致的牙周组织破坏。牙周炎是最常见的一种牙周病，可根据骨吸收量和根分叉病变累及程度来分型。在牙周炎中，软组织的临床表现如下：

• 牙龈组织常呈红色；可表现为牙龈正常或肿胀、水肿、肥大和纤维化。

• 探诊，组织表现为其他炎症迹象，包括探诊出血和可能的探诊溢脓。

• 软组织的冠方边缘位于相对CEJ的任何位置。

• 探诊深度在4mm或超过4mm范围。

通常，牙周炎可分为以下几型：轻中度附着丧失的慢性牙周炎、严重附着丧失的慢性牙周炎和侵袭性牙周炎[47]。此外，牙周炎可以是局限性的，也可以是广泛性的，且在同一个个体的不同区域可出现不同的疾病类型。口腔内的某些区域可表现为中度牙周炎，而特定区域则表现晚期牙周炎。根据传统牙周病分型方法，接下来对各型牙周病进行简要介绍。

轻中度附着丧失的慢性牙周炎

这是在临床实践中最常见的牙周炎类型。它常与口腔卫生不良区域的龈上龈下菌斑的积聚有关。牙结石可出现在不同的区域，牙结石的附着程度也不同。其上覆盖的牙龈组织在外观上也有所不同，牙龈有时可表现为肿胀、水肿、肥大和纤维化，有时也可表现正常。慢性牙周炎是以已经发生的牙周破坏的程度来分型的。探诊深度在4~6mm，且无根分叉病变的定义为轻度附着丧失，而探诊深度4~6mm且发生Ⅰ类或Ⅱ类根分叉病变的定义为中度附着丧失。

严重附着丧失的慢性牙周炎

严重附着缺失通常与探诊深度在7mm及以上有关，当临床可见根分叉病变穿通时，或者影像片上多根牙显示出现50%或更多的骨吸收时（图5-27）。所有这些表现都假定牙龈组织位于CEJ附近，且牙根长度正常。

侵袭性牙周炎

侵袭性牙周炎的特点是附着的快速丧失和对传统治疗无反应。侵袭性牙周炎是不同于慢性牙周炎的一种疾病，因为使用清洁根面和控制龈上菌斑来治疗侵袭性牙周炎，其预后很难预测的。

临床上，这些病例可能由于迅速而严重的骨吸收或治疗预后差异较大被发现。这种情况通常部分与全身性疾病有关，其中许多疾病尚未确定。

侵袭性牙周炎的常见类型包括复发性牙周炎、青春前期牙周炎、难治性牙周炎、坏死性溃疡性牙周炎和坏死性口炎。

牙周病与𬌗创伤

研究表明，在没有菌斑的情况下，𬌗创伤不会引发牙龈炎或形成牙周袋，也不会加重牙龈炎[79-81]。此外，在没有炎症的情况下，当创伤𬌗消除后，𬌗创伤导致的牙周组织的骨改变是可逆的[82]。另外，有学者认为，过大的𬌗力作用在牙周累及的牙齿上时，会加快炎症向深层结构扩散的速度，并导致垂直向骨吸收、骨内袋形成和牙齿移位[83-87]。

许多学者已经研究过𬌗创伤和牙周炎之间可能的协同作用。Glickman[88]认为，𬌗创伤被当作是牙周组织破坏的协同因素，与炎症共同导致临床疾病。构成协同破坏的必备条件是在已确诊的轻度牙周炎部位立即产生创伤性病变。

关于牙周和种植周疾病及状态的分类，2017年的全球研讨会形成一个以多维分期和分级系统为特征的牙周炎新分类[89]。因为详细阐述牙周病不在本文范围讨论内，读者可参考专业文献以获取相关主题的更多信息。可以访问美国牙周病学会的网站（www.perio.org）获取关于新分类系统的更详细信息。

牙周临床检查

在开始临床牙周检查前，应拍摄一套全口根尖周X线片，并提供牙周检查表（图3-6）。使用牙周检查表可以有效提高牙周检查的标准性和准确性。

检查者首先评估口腔的整体状况。简单检查所有牙齿，评估患者的口腔卫生状态，并记录结果。然后，记录并在图表中标记所有缺失牙，缺失牙在图表上用斜线或十字线标记。辅以根尖周X线片，检查所有缺牙区是否存在阻生牙或残根，如有应在图表中圈出阻生牙和残根。种植体也应标记在图表中。

接下来，评估并用红色笔绘制出所有牙齿的龈缘位置（牙龈轮廓）。同时还应记录牙龈退缩和系带附着异常的区域。一旦绘制出牙龈轮廓，就能确定余留牙周围的骨支持，并用黑色笔绘制（应记录并在图表中绘制出骨缺损）。从这一阶段开始，应按顺序收集每颗牙齿（通常从右上颌到左下颌）的以下信息，直到完成所有牙齿的检查。

首先，获得探诊深度的读数并标记在图表上。获得近颊、颊侧正中、远颊和相对应的舌/腭侧区域读数。与此同时，可以判断有无探诊出血，并用点标记探诊出血点。探查所有多根牙的根分叉区，记录并在图表中标记根分叉累及的范围。

获取探诊深度读数后，观察探诊的同一特定部位是否存在膜龈问题。应特别注意附着龈宽度不足的区域（应在图表上记录附着龈宽度不足的部位）、牙龈退缩区域（尤其是在美学区）和系带附着异常区域。应在图表上标明无邻面接触的区域和食物嵌塞的区域。

然后，对有问题的牙齿（种植体）进行影像学评估。还应评估骨水平和根分叉病变的影像学表现。同时，应检查PDL间隙和硬骨板是否有变化。同时还应记录生物学宽度的变化。所有异常都应记录在图表中。

然后口腔医师应检查每颗牙齿和/或种植体的动度。如果牙动度过大，需要对该特定牙齿进行影像学检查来评估PDL间隙（增宽）的改变和骨吸

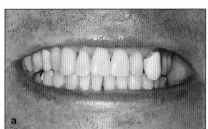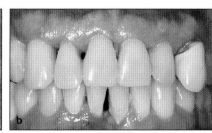

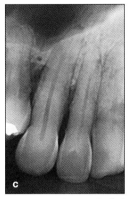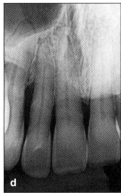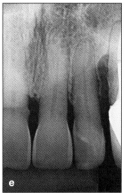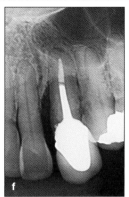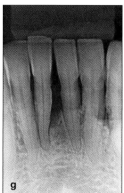

图5-41 （a和b）临床照片显示左上颌尖牙因为重度牙周炎伴进行性骨吸收而出现了移位。（c~g）上下颌前牙的根尖周X线片，显示双侧上颌尖牙和下颌中切牙出现严重的骨吸收。

收的情况。稍后将进行咬合检查来完善牙周检查的结果。与此同时还应检查是否存在叩诊敏感和叩痛。

最后，对有问题牙齿检查其在牙弓中的位置。记录位置异常或旋转的牙齿。还应判断并记录牙齿牙根相互靠近的情况。

数据收集完成后，应列出详细的牙周问题清单。在牙周评估的基础上，每颗牙齿的信息及相关的问题都记录在牙周问题清单相对应的特定区域（图3-10）。通过这种方法，可以明确诊断和判断牙周预后。必要时，应将患者转诊给牙周专家进行更详细的检查、诊断和判断牙周预后。在专家完成评估后，修订并更新问题清单，患者再次回到修复医师处。如前所述，确定牙周问题的严重程度以及需要进行必要的治疗是牙周医师的责任。但是，应常与修复医师共同讨论治疗程序，尤其关于保留无望的牙齿的问题。在未事先告知修复医师时绝不能拔牙，因为从修复的角度来看，保留无望并不总是意味着无用。

临床实例

图5-41展示了一个进行牙周检查和绘制检查图表的临床实例。被检查的患者抱怨在功能运动时左上颌尖牙疼痛。患者还叙述道，牙齿是松动的且已经出现移位。他也对牙齿的美观感到不满（图5-41a和b）。图5-41c~g所示为上下颌前牙的根尖周X线片。左上尖牙的影像片显示近中面存在垂直向骨缺损，骨吸收量约达80%（图5-41f）。临床检查显示，左上颌尖牙存在Ⅲ°松动，近远中面（颊侧）存在7mm的探诊深度。图5-41h和i显示的是上下颌前牙的牙周检查记录图表。在记录主诉相关的信息后，进行全面的牙周检查发现上颌尖牙和下颌中切牙为晚期牙周病。右上颌尖牙和下颌中切牙的临床检查结果和影像学表现证实了牙齿预后非常差。其余区域可见广泛性牙龈炎和牙结石，但没有严重的附着丧失。

只要对上颌尖牙和下颌中切牙的预后达成一致，就可以为保留无望的牙齿制作临时修复体。

牙周检查表

患者姓名： _____

检查日期： _____/____/_____

口腔卫生状况/上下颌牙列：好、一般、差（圈出一个）

上颌牙列

骨缺损
阻生牙
残根
生物学宽度改变
牙周膜间隙增宽
牙根靠近
根分叉病变
骨水平（%）

影像学检查
临床检查

颊侧

							535	3	2	2	34	747					
探诊深度							535	3	2	2	34	747					
探诊出血							X	X	X	X	X	X					
牙龈乳头丧失							m d			md							
根分叉病变																	
附着龈不足																	
系带附着异常																	
开放的邻接触																	
食物嵌塞																	
松动度							2					3					
叩痛												X					
牙齿移位												X					

临床检查

舌侧

							535	3	2	2	24	757					
探诊深度							535	3	2	2	24	757					
探诊出血							X	X	X	X	X	X					
根分叉病变																	
牙龈退缩																	
预后							H			H							

开放的邻接触：//
根尖周病损：病损概述 ●
牙齿位置：
过高/过低 ↑↓ 漂移 ⤹ 扭转 ⤵
根内桩：过大桩=OS　过小桩=US
口内种植体：种植体概述：
骨水平（%）：100/80=**A** 80/70=**B** 70/60=**C** 60/50=**D** <50=**E**
预后：差：**H** 可疑：**Q**

图表说明

h

图5-41（续） （h）上颌牙列牙周检查表，显示骨水平、探诊深度及牙动度。

牙周检查表

患者姓名：______________________________

检查日期：____/____/____

下颌牙列

探诊深度						32	3	6	5	3	23					
探诊出血								X	X							
牙龈乳头丧失																
根分叉病变																
附着龈不足																
系带附着异常																
开放的邻接触																
食物嵌塞																
松动度								3	2							
叩痛																
牙齿移位																

颊侧

临床检查

舌侧

探诊深度						32	3	4	5	3	3					
探诊出血								X	X							
根分叉病变																
牙龈退缩																

影像学检查

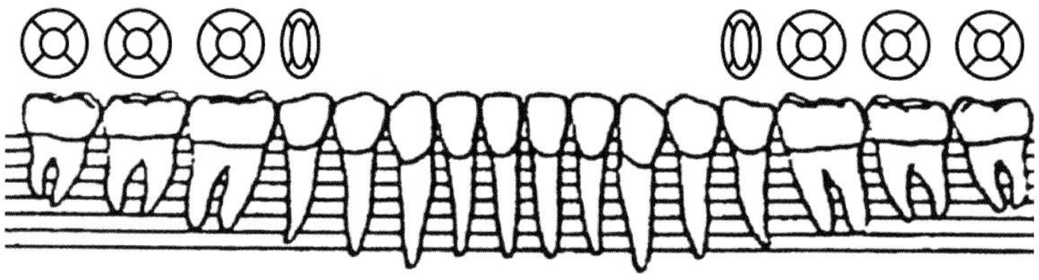

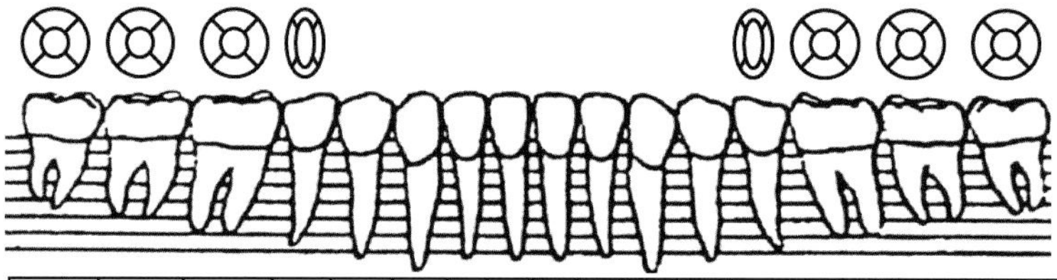

骨缺损																
阻生牙																
残根																
生物学宽度改变																
牙周膜间隙增宽																
牙根靠近																
根分叉病变																
骨水平（%）								E	E							
预后								H	H							

图表说明

开放的邻接触：//
根尖周病损：病损概述 ●
牙齿位置：
过高/过低 ↑↓ 漂移 ↷ 扭转 ⤵
根内桩：过大桩=**OS** 过小桩=**US**
口内种植体：种植体概述：
骨水平（%）：100/80=**A** 80/70=**B** 70/60=**C** 60/50=**D** ＜50=**E**
预后：差：**H** 可疑：**Q**

i

图5-41（续）（i）下颌牙列牙周检查表，显示骨水平、探诊深度及牙动度。

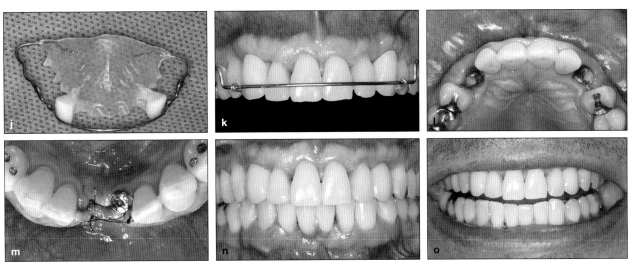

图5-41（续） （j）拔除上颌尖牙前，制作临时活动修复体。（k）牙根拔除后，患者口腔内的可摘局部义齿。在完成外科拔牙手术后，将修复体进行重衬。（l和m）上颌尖牙和左下颌中切牙缺牙区连接种植基台的咬合面观。（n和o）在上下颌完成最终修复工作后的照片。在下颌，修复右侧中切牙的牙冠设计成悬臂式。

图5-41j展示了在拔牙前制作完成的临时活动修复体。首先，先拔除这些牙齿的牙冠部分，牙根保留在牙槽骨中。然后试戴临时修复体并进行调整，并将患者转诊至牙周医师处拔除牙根。一旦拔除了牙根，重衬并调整临时修复体。图5-41k显示了拔牙后患者口内的临时可摘局部义齿。

在这个特定的病例中，在下一次预约复诊时植入种植体（图5-41l和m）。在下颌，由于水平向空间的限制，仅植入了一颗种植体（图5-41m）。图5-41n和o显示了上下颌种植体支持式的最终修复体的唇面观。在下颌，右侧中切牙的牙冠设计成悬臂式。

扫一扫即可浏览
参考文献

第6章

口内检查：硬组织
Intraoral Examination: Hard Tissues

牙齿检查

受累牙齿的问题通常成为口腔医师的主要兴趣点和关注点，是因为这常是患者的主诉[1]。过去，口腔医师关注的焦点是龋齿的检查。最近，其他因素变得越来越重要。对牙齿的临床检查应该包括对单颗牙的检查和牙列的整体检查。

单颗牙检查

本部分介绍了用于口腔检查评估的一些最常见的项目，并讨论了常见问题。信息收集的格式和顺序目的在于将检查过程标准化，并在实际临床评估中能作为参考。出于教学目的，将对牙冠相关因素和牙根相关因素分别阐述。

牙冠相关因素

关于牙冠的检查应包括以下几个方面：①冠

的大小和形态；②冠的完整性；③现有修复体情况；④牙髓活力；⑤根管治疗后的牙齿（与牙冠相关的因素）；⑥美学。

冠的大小和形态

对天然未修复的牙列和已行修复的牙列应评估牙冠大小和形态方面的变化。牙冠大小的变化常以牙齿解剖结构改变为特征，可能是由磨损、不良修复体、龋齿和牙折引起[2-3]（图6-1）。副功能运动也是引起牙齿大小和形态变化的常见原因之一，磨牙症和紧咬牙的典型表征是磨损面、磨耗、磨损和裂纹的出现[4-5]（图6-2）。如果患者戴用丙烯酸树脂的活动义齿，还应同时检查活动义齿的情况。暴食症可能是导致牙齿酸蚀的另一个常见原因。长期暴露在酸性环境中联合磨牙症的影响将对牙齿结构产生毁灭性破坏（图6-3）。

牙冠的大小可能以不同方式影响治疗计划的制订和修复程序。在临床检查中，牙冠大小的变

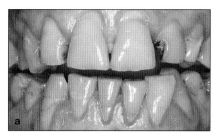
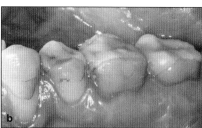

图6-1 影响牙冠大小的因素。（a）注意到中切牙牙冠磨损的形态。（b）不良修复体和龋坏也会影响牙冠形态。

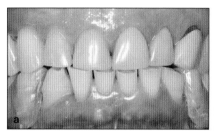
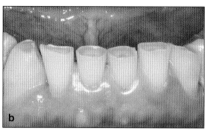

图6-2 （a和b）正面观显示上下颌前牙由于磨牙症而导致严重的磨损。注意到重度磨耗不仅出现在下颌前牙（b），还出现在可摘局部义齿上的丙烯酸树脂牙上。

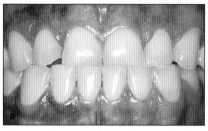
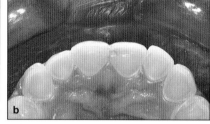
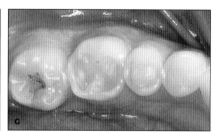

图6-3 （a~c）临床图片显示由暴食症和磨牙症共同导致的牙齿酸蚀磨损。

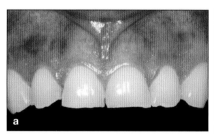
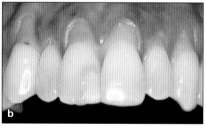

图6-4 牙冠大小的变化可能表现为牙冠变短（a）或牙冠变长（b）。

化可能表现为牙冠变短或牙冠变长（图6-4）。这两种情况都需进行仔细评估。足够的剩余牙体结构（坚实的牙体组织）在基牙中是一个非常重要的要素，尤其是拟行传统的铸造全冠牙体预备时。龈殆高度、颊舌向宽度和近远中向的宽度直接影响修复体的固位形和抗力形。根据Goodacre等[6]的观点，全冠牙体预备时，在遵循所有预备原则的前提下，为获得最佳固位，牙体预备完成后磨牙最少保留4mm高度，其他牙最少保留3mm高度。在制作基础修复体时，应遵循同样的原则。因此，当考虑使用全冠修复时，牙齿高度不足6mm可能成为问题[7]。牙冠大小，尤其是牙冠高度，也是采用可摘局部义齿（RPD）修复时要考虑的重要因素，因为存在足够的固位区域是有效卡环固位的必要条件，而短牙冠通常缺乏良好的固位。

在部分患者中，天然牙可能表现为牙冠高度不足。严重磨损牙常是其选作基牙的严重机械和生物学禁忌证。由于重度磨损牙的临床冠高度不足，在不损害牙髓的情况下，几乎无法获得足够的机械固位力。即使进行了牙髓治疗，由于牙冠

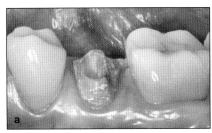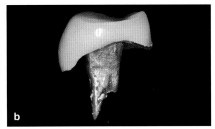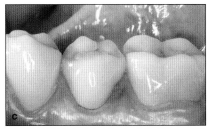

图6-5 （a）显示临床牙冠高度降低的临床图像。（b）桩冠（桩是修复体整体的一部分）。（c）全冠修复体。

图6-6 （a）模型上𬌗架后的侧面观，显示由于对颌牙缺失而导致的牙齿伸长量。（b）通过诊断蜡型重建下颌𬌗平面，重新将模型上𬌗架后的侧面观。注意到，为了获得咬合接触磨短的上颌牙齿量。在不重建OVD的情况下通过磨短对颌牙来获得缺牙区的修复空间时，可能会磨除过多的牙齿组织，在某些情况下可能会影响牙齿预后。

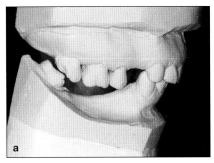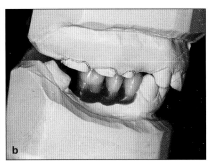

太短而不能为全冠修复体提供合适的固位力。此时，可以通过牙冠延长手术或正畸牵引来改善基牙的状况。对于牙冠特别短的特殊情况，既不适合正畸牵引也不适合手术治疗时，使用桩冠仍是一种合理的选择。但是，此时需要进行牙髓治疗（图6-5）。

在口腔种植学中，当缺牙区相邻基牙牙冠高度不足或者颌间距不足时，进行缺失牙修复治疗，强烈推荐使用种植体支持式螺丝固位修复[8-9]。如前所述，牙冠短和颌间距不足肯定会影响传统修复体的效率。然而，种植体的植入位置必须满足螺丝固位冠的要求，否则会出现同样的问题。

颌间距不足常与咬合垂直距离（OVD）的变化和/或对颌牙列伸长导致𬌗平面变化有关（图6-6）。在某些极端情况下，除了降低牙冠高度外，可能还需要涉及正畸介入的综合治疗。否则，可能会影响修复重建的效果。将在第7章详细讨论相关主题。

有时，由于牙周疾病（牙龈退缩）导致根面部分暴露，从而增加临床冠的大小（高度）。一方面，这种情况可能既有助于常规固定局部义齿的全冠预备程序，又使常规RPD的冠外固位体（卡环）设计更容易[10-12]。另一方面，需要仔细评估骨支持情况，因为临床冠伸长可能预示着牙周支持的丧失（不协调的冠根比），并影响牙齿的预后。在本节的后面将介绍关于冠根比的详细内容。

冠的完整性

牙冠结构变化主要由龋齿、牙折和不良修复体引起（图6-1）。龋齿是影响牙齿结构的最常见疾病[13-14]。在直接视诊下，脱矿组织常为白色或深着色，能够很容易识别出来。使用根尖周X线片有助于发现邻面接触区和现有修复体下方的龋坏。

广泛性龋常导致牙齿组织的严重丧失，并增加牙折的风险。对受累牙进行修复常需要修复缺失的组织以保证固位，在必要时，根据需要辅以

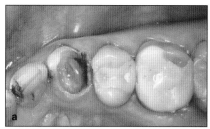
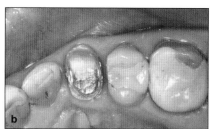
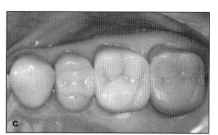
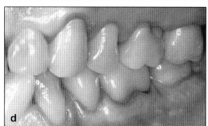
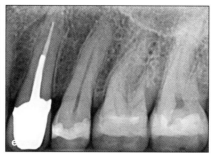

图6-7 （a和b）左上尖牙根管治疗前后和桩核重建后的殆面观。（c和d）上颌侧切牙、尖牙、前磨牙以及第一磨牙最终修复体完成后的殆面观和侧面观。（e）左上颌侧切牙、尖牙、前磨牙以及第一磨牙的根尖周X线片。

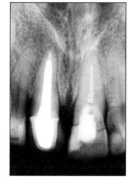

图6-8 根尖周X线片显示左侧中切牙的冠折。注意牙折是水平方向的，位于牙冠中部，并且牙齿已行牙髓治疗。一般来说，这种情况通过桩核冠修复可以很轻松解决问题。相反，如果右侧中切牙发生牙折，则很可能会累及牙根。在这种情况下，特别是因为桩的设计（尺寸过大），牙齿的预后很差。

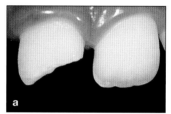
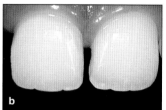

图6-9 （a和b）右上颌中切牙冠折裂前和修复后的正面观。使用光固化复合树脂进行修复（由Guilherme Senna医师提供）。

核重建。破坏严重的牙齿常需要牙髓治疗，并进行桩核修复（图6-7a和b）。只要确定了殆龈距，就可以确定最终修复体（图6-7c～e）。

冠折

一般来说，在临床牙冠水平上的牙冠折裂（龈上冠折）具有良好的预后，可以通过保存齿科（复合树脂）或使用瓷贴面甚至全冠来修复（图6-8）。修复方式的选择取决于牙冠折裂的程度和剩余牙齿组织量（图6-9）。牙齿大面积折裂可能需要牙髓治疗、桩核和全冠修复。

当牙折位于现有骨水平或者骨下时，可能需要进行去骨术或正畸治疗后进行合适的冠边缘预备。在高笑线患者的前牙治疗中更应格外谨慎。必须牢记，去骨术和正畸治疗可能会损害受累牙的牙周支持。正畸似乎是治疗上前牙牙折的最佳选择（图6-10）。

现有修复体情况

都应仔细检查所有现有的修复体（无论是固定的还是活动的）。固定修复体应检查修复体形态、边缘密合性、邻面接触和美学。牙齿预备不足可能导致修复体形态过凸，而常导致殆平面的改变。设计不良的修复体也可能引起很多并发症，包括龋齿、牙周和美学问题。此外，不良修复体会降低牙齿强度，增加牙折的风险。悬突

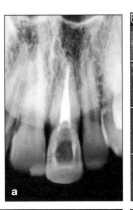
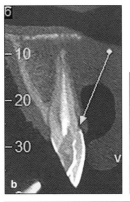
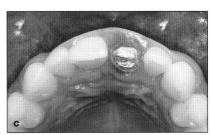

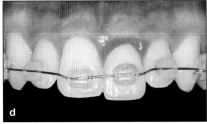
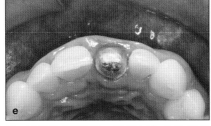
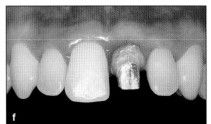

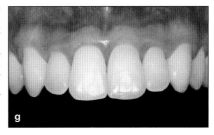

图6-10　（a和b）左上颌中切牙的根尖周X线片和CT图像，显示牙齿在釉牙骨质界根方3mm发生水平向冠折。（c）铸造金属桩核的𬌗面观，其为临时修复体提供固位力。注意到，由于牙折发生在牙槽骨水平，侵犯了生物学宽度，因此无法在牙齿颊侧进行合适的边缘预备。（d）戴有正畸托槽和金属丝的前牙的正面观。注意到60天牙齿的牵引量。（e和f）全冠修复体最终牙体预备后的𬌗面观和正面观。注意到在牵引后，已获得足够的边缘预备。已重建了生物学宽度。（g）最终修复体粘接后的口内图像。

图6-11　（a）根尖周X线片显示修复体部件未完全就位。（b）根尖周X线片显示第一磨牙和第二磨牙的种植体支持式修复体设计（悬臂）不良。

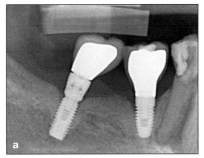
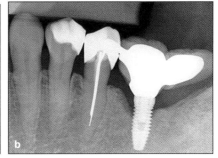

和边缘缺陷增加了龋坏、牙龈炎和牙周炎的发生率。邻面接触应同时评估天然未修复牙列和已修复的牙列[14]。无邻面接触会导致牙齿移位，并导致食物嵌塞和牙周问题（图5-37）。还应注意修复材料或饰瓷材料上出现的任何缺陷。

对种植体支持的现有固定修复体应检查种植体-基台界面的稳定性（螺丝松动）。当存在牙冠形态过凸和悬臂时，应检查修复体的适合性和设计（图6-11）。还应检查种植体的植入位置（种植体的倾斜度、近远中向和颊舌向位置）（图6-12）。在某些情况下，种植体植入角度不合适，可能会影响美学。这些因素可能会有利或损害生物力学，从而影响治疗的预后。在制订治疗计划时以下因素也很重要，如种植体厂家、种植体类型、种植体尺寸（长度和直径）、种植体-基台连接类型（外连接或内连接）、种植体植入的

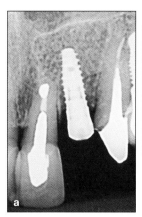
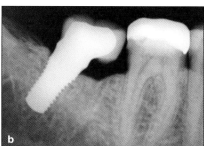

图6-12　（a和b）根尖周X线片显示种植体植入位置不合适。

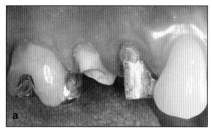
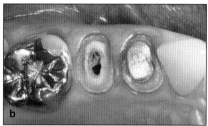
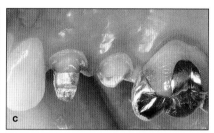

图6-13　（a~c）第二前磨牙剩余牙体组织的正面观、殆面观和舌面观。注意到，冠边缘上保留了至少1.5~2mm的完整牙体组织，围绕牙体360°预备。这种形状提供了牙本质肩领，大大降低了根折的风险。

时间和修复体戴入的时间。

除了评估牙齿上现有修复体外，还应同时检查现有常规RPD或种植覆盖义齿。应检查RPD的人工牙的大小和形态（表面材料的状况）、固位体（冠外或冠内）的设计和适合性，以及金属支架和丙烯酸鞍基的设计和适合性[8,11,15]。同时重要的是要知道修复体在口内已使用的年数。

关于传统RPD，最常见的主诉包括前牙区的冠外固位体（卡环）导致的不美观（尤其是在高笑线的情况下）、固位力的丧失、大连接体缺陷和/或基托过度伸展导致的牙龈损伤。患者也常抱怨由丙烯酸鞍基导致的压痛点，尤其是在黏膜支持式义齿中[11-12]。义齿基托过长会引起类似的问题（图5-8~图5-10）。

一般来说，种植覆盖义齿也常出现传统RPD

相似的问题。应特别检查现有种植覆盖义齿的基托（后缘和舌侧翼缘）伸展范围和固位力。种植体支持式活动修复体的固定由附着体提供，常常需要调整或改变[8,15]。口腔医师必须熟悉最常用附着体及其各自的特点，这很重要。本书后续各章将详细讨论种植体支持式修复体。

牙髓活力

在进行任何修复治疗之前，必须评估牙髓的健康状况，尤其是在视诊和影像学检查提示有牙髓病变的情况下。无临床体征和症状时，牙髓检查至关重要。应仔细评估牙齿，如果基牙的牙髓状况可疑时，强烈建议进行牙髓治疗。当出现牙髓炎或行使功能过程中对温度刺激不敏感迹象时，表明需要进行牙髓治疗。

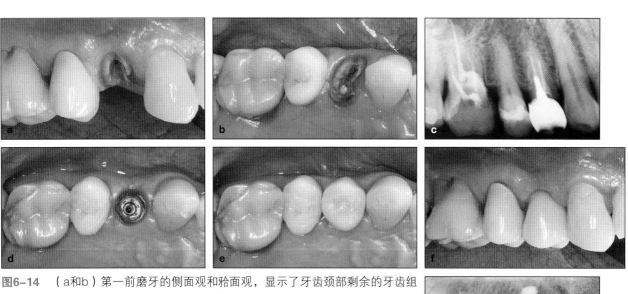

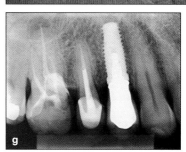

图6-14　（a和b）第一前磨牙的侧面观和𬌗面观，显示了牙齿颈部剩余的牙齿组织量。注意到，剩余的牙齿组织量不足以提供牙本质肩领。（c）根尖周X线片显示牙根、桩核的特征。（d）𬌗面观显示已拔除第一前磨牙，并在此位点植入了种植体。（e和f）戴入最终修复体的𬌗面观和侧面观。（g）完成病例后的根尖周X线片。

根管治疗后的牙齿（与牙冠相关的因素）

　　通常，对牙体组织严重破坏的牙齿进行牙髓治疗后，常需要进行桩核修复，为修复治疗提供合适的固位力。

剩余牙冠组织量

　　剩余牙冠组织量至关重要，因为它与牙髓治疗的牙齿的抗折性直接相关。无髓牙中的桩和核可将𬌗力向根尖传导，并且所产生的力可能导致根折[10,14]。各种体内外研究文献都强调"箍效应"对无髓牙抗折的重要意义。目前的共识为，冠边缘上方保留最小高度为1.5 ~ 2mm，环牙齿预备体周缘360°的完整牙齿组织可显著降低根折的概率[7,16-19]（图6-13）。因此，在无髓牙进行桩核修复的牙体颈部预备时，口腔医师应保留尽可能多的牙齿组织。如果剩余牙冠组织的量不足以保证"箍效应"时，需要考虑行牙冠延长术。当不能进行牙冠延长术时，应考虑拔除有问题的牙齿，并行种植体植入治疗。这种方法有助于保存牙槽骨，尤其是颊侧骨板，因为根折常导致牙槽骨吸收。将种植体植入完整的种植窝中，能获得更可预期的结果（图6-14）。颈部的牙体组织不足（无"箍效应"）和设计不当的桩核（尺寸过小）同时出现时，可能对牙齿的预后产生极其不利的影响（图6-15）。

　　当有问题的牙齿已行冠修复时，只有拆除冠修复体才能准确评估剩余牙体组织的量。评估完成后，修复医师常常需要面临的是重新进行冠修复还是需要进行铸造桩核修复。在图6-16的病例中，需要重新制作上前牙冠修复体。影像学检查结果也证实了这种需求，并提示了根管内桩的状况较差（图6-16a ~ c）。拆除现有的牙冠后，注意到现有的桩核设计不良，也需要重新制作（图6-16d和e）。由于先前的牙体预备，剩余的牙体组织量不足，且无法满足理想"箍"的参数（图6-16f和g）。这是要考虑的重要方面，也应该让患

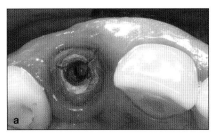

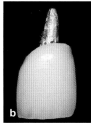

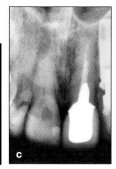

图6-15 （a）𬌗面观显示牙根已折裂。注意到，没有牙本质肩领。（b）桩核较小的牙冠。（c）患牙的根尖周X线片。

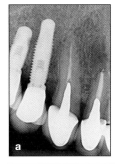
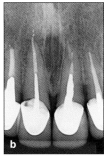
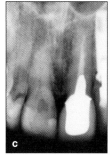
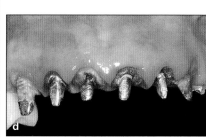

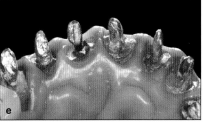
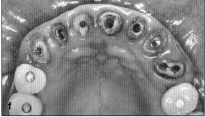
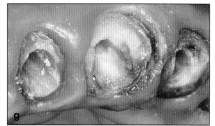

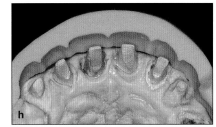
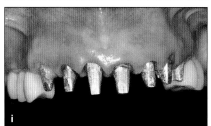
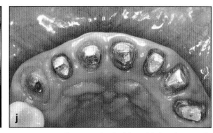

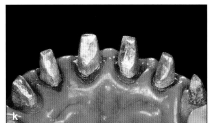
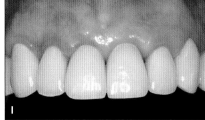

图6-16 （a～c）上前牙的根尖周X线片。影像学评估证实了重新制作牙冠的必要性，并提示了根管内桩的状况较差。（d和e）正面观和𬌗面观显示现存桩核状况较差。（f和g）𬌗面观显示上前牙的牙体组织量不足。（h）工作模型的𬌗面观，新的桩核准备试戴和调整。（i～k）粘接完成的桩核的正面观、𬌗面观和腭面观。（l）粘接牙冠完成后口内照。

者意识到这一点，因为这种情况可能会影响治疗的预后。在复制患者临时修复体的研究模型上重新制作新的桩核。桩核铸造完成后（图6-16h），

口内试戴并粘接（图6-16i～k）。然后重新制作最终修复体并完成粘接（图6-16l）。

口腔内科医师还应注意，拆除桩核可能会损

图6-17 右上颌中切牙牙冠试戴时的临床照片。牙冠颜色存在轻度不协调，仍需要调整。

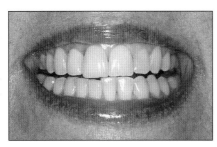

图6-18 正面观显示左上颌中切牙牙龈退缩，导致黑色牙根暴露。

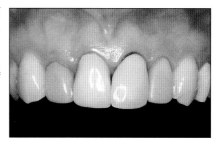

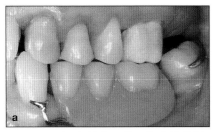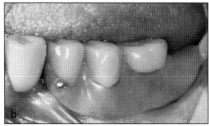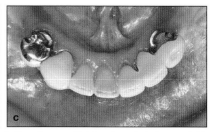

图6-19 （a）戴有冠外固位体的常规RPD的侧面观。（b）由冠内附着体提供固位的下颌RPD的侧面观。注意与a图中的传统卡环固位相比，其美学效果更好。（c）𬌗面观展示了下颌前牙的冠内附着体。

坏现有牙齿的结构和"箍效应"，因为从修复的角度来看，根管再治疗会削弱牙齿的强度。令人遗憾的是，在患者接受了大量的牙髓治疗之后，发现牙髓治疗使修复治疗的预后变差了。

美学

对于大多数患者而言，美学是任何修复治疗关注的焦点，迄今为止，有关牙齿外观的问题是患者最常见的主诉之一。美学问题可能与牙齿本身和/或牙齿周围的软组织有关[20]。在第5章中讨论了与软组织有关的问题，在第4章中提出了有关美学的注意事项。框4-2中列出了实现迷人微笑的美学特征。

牙齿的美学评估通常包括以下要素：牙冠的颜色、形状和排列。颜色差异是患者常见的主诉，也是患者和口腔医师都不满意和失望的主要原因之一（图6-17）。还应评估修复体的形状，因为预备不足的修复体（例如过大修复体）可能会改变天然牙的形态[21-22]。修复体设计不当可能会干扰牙齿的穿龈轮廓和外展隙，从而导致不美观

和潜在的牙周疾病。通常，牙龈退缩可能会暴露金属烤瓷冠的颊侧金属圈。创伤或不彻底的牙髓治疗导致的牙根发黑也可能引起美学问题，尤其是在患者前牙区为高笑线的情况下（图6-18）。牙齿排列在迷人笑容中起关键作用。应特别注意牙齿的位置、倾斜度和切外展隙。

佩戴卡环固位的传统RPD患者，典型的主诉是微笑时卡环暴露，特别是当RPD用于修复前牙时（图6-19a）。如果可行，可以使用冠内附着体解决该问题。冠内附着体固位还可使活动义齿更小巧，也更美观（图6-19b和c）。其他主诉通常包括丙烯酸树脂鞍基的设计、人工牙的颜色、人工牙的形状和排列、中线不对称和牙齿的磨损问题。

牙根相关因素

本节重点介绍牙根的特征及其相关问题或异常。在进行牙根检查时，应特别考虑以下因素：牙根的形态、根尖、牙髓治疗后的牙齿（与牙根相关的方面）、根管内桩、根折、牙根穿孔和牙

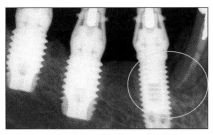

图6-20 根尖周X线片显示种植体（圆圈）紧贴倾斜牙根的根尖。当计划植入种植体时，应仔细分析植入位点周围的结构，以避免损害相邻的结构。

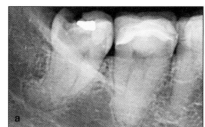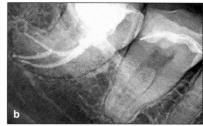

图6-21 （a）根尖周X线片显示下颌第二磨牙的大面积龋坏。注意牙根根尖的弯曲程度。（b）根管治疗后的牙齿（由Frederico Laperriere博士提供）。

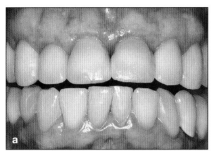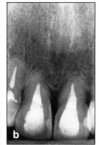

图6-22 （a）临床图像显示上颌中切牙由于牙根吸收导致的唇侧移位。（b）根尖周X线片显示正畸治疗不当导致中切牙牙根的严重吸收。

根吸收。其中大多数特征需要拍摄根尖周X线片进行检查。

牙根的形态

与横截面为圆形牙根相比，横截面为卵圆形的牙根更适合充当修复基牙。锥形或融合牙根和根尖平坦的牙根难以承受固定修复体承载的额外咬合负荷[10,12]。另外，牙根长的多根牙能改善基牙的支持作用。与圆锥形根和牙根间骨质少甚至没有的磨牙相比，有根分叉的磨牙能提供更好的支持。另外，弯曲的牙根可以增强牙齿承受咬合力的能力，但是如果需要进行牙髓治疗时，这种解剖结构会增加治疗的难度。

应当仔细评估缺牙区相邻牙齿的牙根形状和位置，尤其是计划使用种植体的情况下。如果未正确评估该区域的情况，牙根倾斜或弯曲可能会影响种植体植入（图6-20）。

根尖

在正常情况下，根尖周X线片显示硬骨板无改变，无透射影。当需要进行牙髓治疗时，牙根的根尖弯曲可能会成为一个问题[23]。但是，随着牙髓治疗技术的进步，即便存在极度弯曲的根管，也能取得治疗的成功[24-26]（图6-21）。根尖区域变化（异常）的发生通常与根尖周病变有关，这可能由多种因素引起。由严重的牙齿磨耗、深龋以及不同类型的创伤引起的牙髓坏死是最常见的病因之一。不合适的牙髓治疗和正畸治疗也可能导致根尖的改变（图6-22）。

牙髓治疗后的牙齿（与牙根相关的方面）

成功的牙髓治疗要求根尖处的完全封闭和根管侧支的完全封闭。如果操作正确，根管治疗将减轻症状并治愈根尖或侧方的（骨质）破坏。牙髓治疗后的牙齿应无临床体征和症状，影像学显示无根尖暗影。

令人满意的根管充填为适当填充、牙胶尖致密填充（根管中无气泡）以及根尖牙胶尖到根尖之间的适当距离（0.5~1mm）。图6-23显示了完善和不完善的牙髓治疗影像。应当仔细评估超充，超充的预后取决于根尖处超充材料的量、材料的类型（是否会吸收）以及是否存在症状[23]。根管内桩道预备后，另一个需要考虑的因素是剩余牙胶尖的量（4mm）。此外，如前所述，不管是在根尖区还是整个牙根区域都不应观察到硬骨板的透射影和连续性的中断。建议重做现存的不合格或有缺陷的治疗。

体内外研究表明，传统的和现代机扩牙髓治疗技术都是成功的[24-26]，而且使用旋转技术使治疗的速率更快[27]。

根管内桩

牙髓治疗后且冠部组织不足的牙齿，通常会考虑使用根管内桩来修复，在桩上重建核来为最终的修复体提供适当的固位。为了保证牙根组织的完整性和天然强度，文献中提出了一系列建议[10,14,16,18,28]。按这些学者所述，应按照以下准则来制作桩核。

桩的长度。从牙槽嵴到桩根尖止点的长度应至少为牙槽骨内牙根长度的一半。为了提供最大的固位力，桩的长度应等于冠的长度或为牙根长度的2/3，以较大的为准[16]。

有时，由于技工室操作程序不当，桩的长度可能会变短。例如，如果使用间接技术（口腔医师制取桩道印模，灌注模型，获取研究模型并用于制作桩核）制作桩核，技师没能记录桩的全长，在铸造完成后，桩的长度将缩短（图6-24）。如果这种缩短没有引起注意并得到纠正，则可能使问题牙齿的预后受损。

根尖预留根管填充材料的长度。桩的末端与根尖之间的最佳距离为4mm，但如果牙根长度允许，可以预留更多的根充材料。

桩的直径。桩的直径对桩核的固位和强度都有影响。直径宽的桩会削弱剩余牙齿组织的强度。桩的宽度为牙根直径的1/3，这已是一项推荐的临床指南[16]。

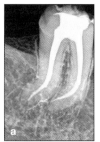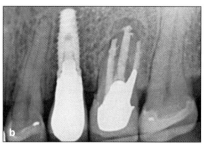

图6-23 （a）根尖周X线片显示完善的根管充填。（b）根尖周X线片显示不成功的根管治疗。

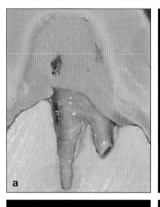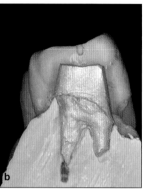
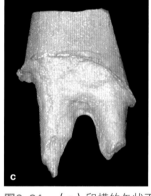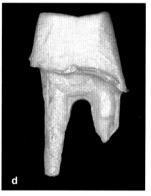

图6-24 （a）印模的矢状面观。（b和c）模型上金属桩核和单纯金属桩核的图像。注意由于技术因素导致部分蜡附着在工作模型上，而使桩道长度变短。（d）校正桩道长度后制作的桩核。

桩的锥度。平行桩或锥度较小的桩比锥形桩的固位力更大[16]。

必须牢记，在预备圆形横截面牙根时，桩的设计应能防止核在受到水平向作用的力导致的旋转。

根折

创伤是根折的常见原因。根折的发生还可能与磨牙症、咬合超载（图6-25）和失髓牙的预备不当有关。当组织完整性受到破坏时，牙齿（牙

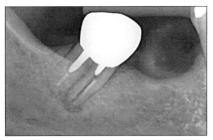

图6-25 根尖周X线片显示近中牙根折裂。这类根折的发生可能是由于基牙数量不足以支持咀嚼力而导致的咬合过载。

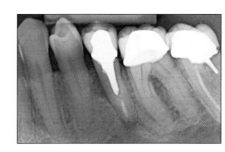

图6-26 根尖周X线片显示第二前磨牙牙根近中部分的透射影。

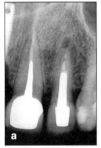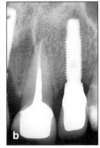

图6-27 （a）根尖周X线片显示左侧中切牙过大的桩核图像。该牙齿极易发生根折。（b）根尖周X线片显示使用种植体支持的冠替代了左上中切牙。在牙折发生之前拔除牙齿，并即刻植入种植体。

冠和牙根）变得脆弱，增加了牙折的风险。桩核设计不当的牙齿更容易发生折裂，尤其是在无"箍效应"的情况下。

过小的桩（图6-15）和过大的桩（图6-8）可能是造成根折的主要原因。如上所述，桩的直径不应超过牙根直径的1/3，尤其在切牙区。未注意到这些方面，将会大大增加牙折的可能性。影像学上，通过折裂区的透射影像来识别牙折（图6-26）。临床上，深牙周探诊也可能与根折有关（图5-18）。牙齿的动度、疼痛和瘘管形成也可能与根折有关（图5-3）。有时，与根折后行牙槽嵴增量术相比，拔除高度可疑的根折牙更有利（图6-27）。

牙根穿孔

穿孔的位置和治疗的便利性是决定性因素。通常这种情况的远期预后较差（图6-28）。

牙根吸收

如前所述，牙髓和正畸治疗不当可能导致

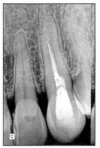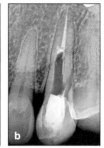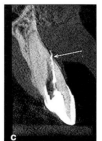

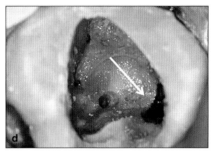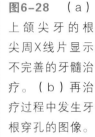

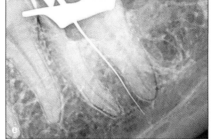

图6-28 （a）上颌尖牙的根尖周X线片显示不完善的牙髓治疗。（b）再治疗过程中发生牙根穿孔的图像。（c）穿孔处填充物的CT图像。（d和e）髓室穿孔的临床和影像图（由Frederico Laperriere医师提供）。

牙根改变（图6-22）。牙根改变如牙根吸收可分为牙根内吸收和牙根外吸收。牙根内吸收的特征是牙齿硬组织（包括牙釉质和牙本质）的吸收。如果可以进行根管清洁和充填，且剩余牙牙体组织量足以支持冠部修复体，牙齿预后良好（图6-29）。牙根外吸收可以位于根尖区或牙根侧面。通常，与根尖吸收的牙齿相比，牙根侧面的牙根外吸收的牙齿表现出更差的预后（图6-30）。

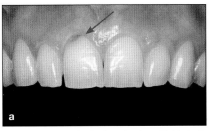
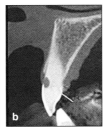
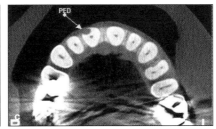
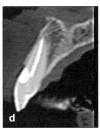
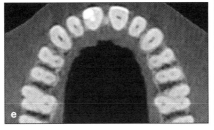
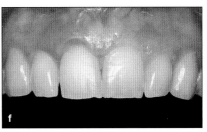

图6-29 （a）发生牙根内吸收的右上颌中切牙的口内图像。（b和c）牙根颈部的矢状向和水平向CT图像。（d和e）牙髓治疗后和修复治疗后的CT图像。（f）完成牙髓治疗和修复后的临床图像。在大多数情况下，患牙预后良好。

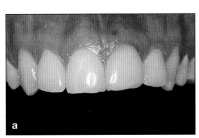
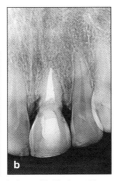
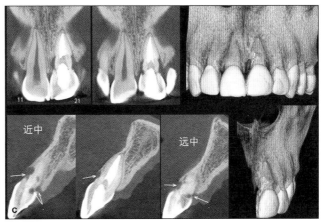

图6-30 （a）发生牙根外吸收的左中切牙的临床图像。（b）患牙的根尖周X线片显示牙根吸收的部位在牙根颈部（近中侧和远中侧）。（c和d）牙根颈部矢状向和水平向的CT图像。因为吸收的程度，该牙必须拔除。

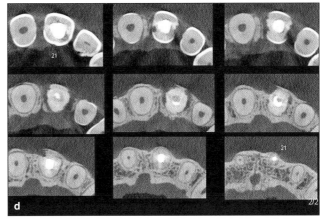

牙齿位置

正确的牙齿位置对于咬合的稳定、牙周健康和美观至关重要，甚至可能影响牙齿的预后。很容易忽视Spee曲线和Wilson曲线对功能协调的重要性[29-31]。从牙周的角度来看，排列整齐的牙齿比倾斜的牙齿更能抵抗咬合力，并提供更好的支持（图6-31）。在美学方面，尤其是在高笑线的患者中，常用切牙平面（粭平面）作为评估前牙和后牙位置的参考。如果前牙排列位置正确，将用于诊断后牙位置异常，反之亦然。如果牙弓

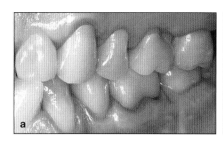

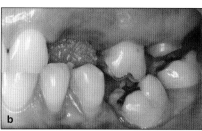

图6-31 侧面观显示后牙排列整齐，殆平面正常（a）和下颌牙齿倾斜，殆平面发生改变（b）。

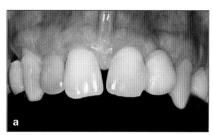

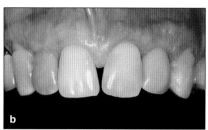

图6-32 上颌前牙切牙平面微调整前（a）和后（b）的正面观。

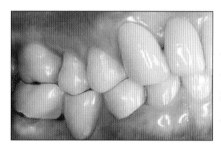

图6-33 右后象限的侧面观显示，进行了局部分段式修复治疗，但并没有纠正对颌牙弓存在的问题。因此，牙齿位置的问题将一直存在。

中所有牙齿的排列位置均不正确，通过纠正前牙的位置，将更容易发现和纠正后牙区的问题（图6-32）。还应该指出，咬合不稳定加上牙周疾病和副功能运动可能会对患者的整体功能产生极其不利的影响。

牙齿位置的影响因素有许多，缺牙是主要的因素。一旦牙齿缺失，邻牙和对颌牙通常会从其理想位置移动，从而导致牙齿过高、过低、旋转和/或倾斜。有时，牙槽突可能会随着牙齿的被动萌出而生长（图6-31b）。牙齿的移动可能会改变殆平面，导致出现咬合早接触点、咬合接触不良、前伸侧方运动时的咬合接触（后牙平衡侧和工作侧的殆干扰）。对于长期缺牙的患者来说，这些问题有恶化的趋势。由于基牙在牙弓中的位置直接决定了基牙之间平行度，因此这种情况很

难获得适当的修复治疗。此外，位置不正确的基牙常常很难获得合适的邻面接触[32]。牙齿位置及其相关因素也可以通过已上殆架的模型来进行评估。

单颌重建常遇到的另一个典型的难题是未纠正对颌牙列的问题，例如，在殆平面已发生改变的牙弓区域上进行直接修复，而不是调整对颌牙齿并建立理想的殆平面（图6-33）。现在的毕业生倾向于妥协，使用"分段式治疗"并作为避免过度治疗的借口，由此获得患者对治疗的接受。但是，使用这种方法，并非总是能够取得治疗效果的长期成功。

另外，更重要的因素是临床牙冠或牙根非常靠近。这通常发生在重叠的牙齿中，并可能损害美观和牙周健康。这种情况经常会影响口腔卫生，一旦发生牙周疾病会导致多颗牙齿的脱落。在某些情况下，选择性拔牙可能是不错的治疗选择（图6-34）。将牙齿重新排列到理想位置将极有利于牙周健康的维持以及修复治疗。在口腔修复学中，当牙齿在牙弓中的位置正确时，更容易获得基牙之间的平行并建立合适的邻面接触。同样必须牢记，在某些情况下，仅通过修复重建就可以有效纠正牙齿位置和形状的微小差异（图6-32）。

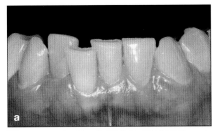
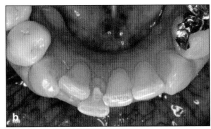
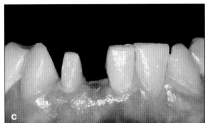
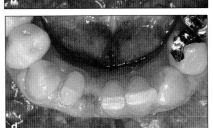
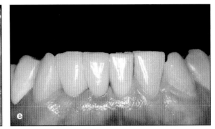

图6-34 （a和b）拥挤下颌前牙的口内图像。（c和d）拔除左下颌中切牙，左下颌侧切牙充当固定修复体的基牙并进行牙体预备。（e）固定修复体粘接完成的临床图像。注意左下颌中切牙（悬臂）在牙弓中的正确位置，以及4颗切牙周围协调的软组织位置。

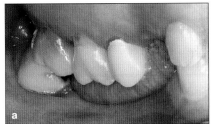
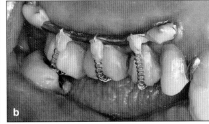
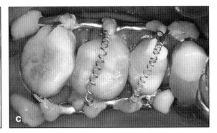
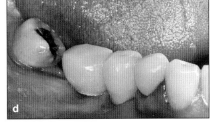
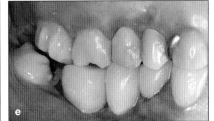

图6-35 （a）由于对颌牙缺失导致无咬合接触，而使上颌后牙伸长的侧面观。下颌牙齿缺失也可导致下颌第三磨牙倾斜和旋转。（b和c）用于压低上颌第二前磨牙和磨牙的正畸矫治器的侧面观和𬌗面观。微型种植体为向颊腭侧延伸的两个金属杆支持固位。横跨𬌗面的弹簧对牙齿施加压低的力。（d）修复缺失下颌牙齿的临时修复体。（e）最终图像显示正畸已压低上颌牙齿，下颌牙弓已戴入最终修复体。

　　正畸移动牙齿是修复常见的辅助手段，当处理错位牙和牙齿不齐时，应总是考虑到正畸移动牙齿。可以在正畸的帮助下以保守的方式纠正牙齿过高、过低、旋转和倾斜等情况。图6-35展示了一种临床情况，压低上颌后牙来纠正𬌗平面，并为对颌缺牙区选择正确的修复体。

种植位置

　　理想的种植体植入位置对良好的长期治疗预后是必要的。当种植体植入位置不合适时，无法制作出令人满意的修复体。通常，生物力学和美学都会受到损害（图6-36）。因此，在进行手术之前，正确设计种植体的植入位置、种植体的数量和分布至关重要。这些会对治疗预后产生很大的影响（图6-37和图6-38）。在某些情况下，错位植入的种植体根本无法进行修复（图6-39）。如果种植体彼此之间的距离太近，就无法正确设计修复体的支架（外展隙空间不足），这使得口腔卫生无法保持（图6-40）。

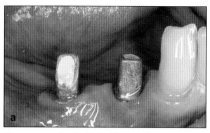 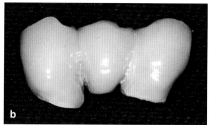 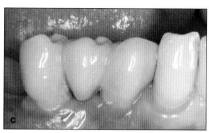

图6-36 （a）替代第一前磨牙、第二前磨牙以及第一磨牙种植体基台的临床视图。（b）金属烤瓷固定修复体。注意由于水平空间的不足，固定桥的设计受到了影响。当种植体植入位置不正确时，修复设计可能损害其生物力学和美学。（c）患者口内的烤瓷冠。

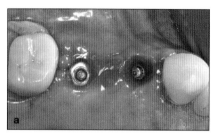 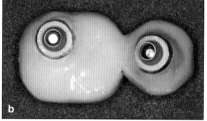

图6-37 （a）替代前磨牙和磨牙种植体的临床图像。注意磨牙位点的种植体更偏向腭侧，要求修复体设计出过凸的外形。（b）修复体的组织面观。注意种植体相对冠颊舌向宽度的位置。这种偏差实质上导致出现了悬臂。

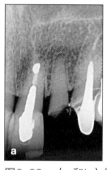 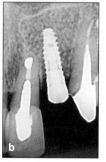

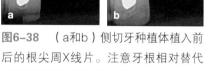

图6-38 （a和b）侧切牙种植体植入前后的根尖周X线片。注意牙根相对替代牙根的种植体长轴的位置。

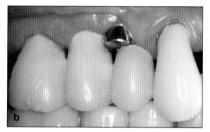

图6-39 （a）替代第一前磨牙、第二前磨牙以及第一磨牙的种植体的殆面观。注意替代第一前磨牙的种植体近远中向和颊舌向位置。这种偏差导致无法制作种植体支持式修复体（b）。

冠根比

冠根比是指从牙齿的切嵴或咬合面正中部分到牙齿牙槽嵴处的牙冠的高度，与牙槽骨内牙根高度的比值。在健康的天然牙列中，冠根比常为1/3～2/3。这种冠根比在维持牙齿稳定性方面起着重要的作用，特别是当牙冠受到侧向力时。

牙周膜上所受力的大小和方向影响牙齿的稳定性。随着牙冠高度的增加，牙根高度减小，这会对牙周膜产生不利的杠杆作用（图6-41）。这种情况下，因为增加了力矩，侧向力的损害是最大的。建议使用牙周夹板来分散殆力，保护骨支持不足的基牙免受水平向力的损害。

牙周受累的牙齿可能表现出较大的冠根比，但无基牙松动。但是，这些牙齿显示出更高的远期松动风险，在制订最终治疗计划之前应进行仔细评估[33]。

必须记住，牙根的形状和长度极大地影响了牙齿承受咀嚼力的能力。与平行分离或分散的牙根相比，圆锥形牙根对咬合力的抵抗力较小，尤其是当有问题的牙齿骨支持减少时。在牙齿具有正常牙冠形态和牙周膜位于正常釉牙骨质界时，咀嚼力的垂直分量常常限制在牙根范围内。但是，当牙周疾病使得牙周膜和骨支持不足时，咀嚼力的垂直分量很可能传导到牙根范围之外。当

图6-40 （a和b）戴有修复体和不戴有修复体的𬌗面观。需要注意的是种植体的数量、位置和分布。由于种植体植入位置不当（种植体彼此之间距离太近），损害了修复体设计，尤其是外展隙空间。这使得保持口腔卫生变得十分困难。

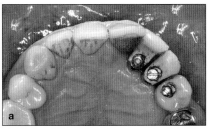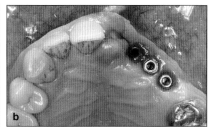

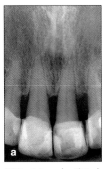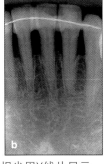

图6-41 （a和b）根尖周X线片显示，由于牙槽骨的吸收，上下颌前牙的冠根比发生了变化。下颌牙已行夹板固定以更好地分散𬌗力。

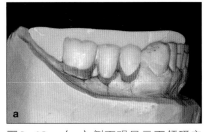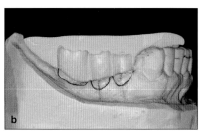

图6-42 （a）侧面观显示下颌研究模型上有诊断蜡型和硅橡胶指引。（b）侧面观显示下颌研究模型上有硅橡胶指引，但没有诊断蜡型。将硅橡胶指引戴入适当的位置，就可以看到牙冠从正中咬合位置到牙槽嵴的高度。（c）虽然无法看到牙槽骨内种植体的高度，但CT影像证实冠-种植体比不是1/3 ~ 2/3。

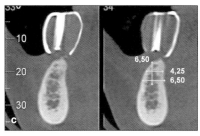

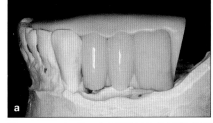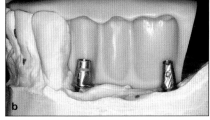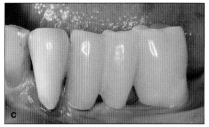

图6-43 （a和b）下颌研究模型的侧面观显示，由于严重的牙槽骨吸收，冠-种植体比例发生倒转。（c）戴入后的临时固定局部义齿的临床图像。

牙根是短圆锥形时，情况更是如此。在确定牙齿的预后时，必须考虑这些因素[33-34]。

冠-种植体比

类似于天然牙列中冠根比的考虑，1/3常被认为是理想的冠-种植体比。在口腔种植学中，冠-种植体比在修复体的稳定性中也起着重要作用，尤其是当冠受到侧向力时。许多口腔医师认为，冠-种植体比偏差过大（倒置的冠-种植体比）是

风险因素。这种情况可能产生垂直方向上的悬臂并导致生物力学并发症。这些问题常发生在牙槽骨严重吸收的缺牙区（图6-42）。远中游离端的严重骨吸收常与长时间戴用RPD有关。

随着冠修复体高度的增加、种植体长度的降低，对种植体产生了不利的杠杆作用（图6-43）。这种冠-种植体关系可能导致生物力学问题。在这种情况下，侧向力的损害是最大的，并且由于力矩的增加，还会损害长期治疗效果。第9

章提供了关于冠-种植体比和相关并发症的更多详细信息。

牙齿松动

根据病因、对治疗的反应、松动的方向和类型来评估牙齿松动。如第5章所述，牙齿松动可由许多不同的因素引起，包括牙周疾病及牙周相关因素（如骨支持减少）、根尖周病变和𬌗创伤（原发和继发）。这些因素可以单独或协同起作用。准确的诊断至关重要，因为有效的治疗措施取决于正确识别病因[35-36]。

如果远中基牙处于牙弓的最末端，并因继发性𬌗创伤而松动，其预后较差且必须使用夹板，考虑到这一点很重要。在这种情况下，与采用多颗健康基牙的修复治疗相比，使用种植体将使修复治疗具有更高的可预测性，并避免了大范围的修复。

牙列的整体检查

剩余牙齿数量

在任何特定情况，剩余牙齿数量都会对修复方式产生直接影响。缺失的天然牙齿越少，修复治疗计划越简单容易。根据目前的知识，牙列缺损或牙列缺失可以通过天然牙支持式修复体、种植体支持式修复体或天然牙-种植体混合支持式修复体来修复。最好不要将软组织支持式修复体用作永久性修复体，因为它们会对牙槽嵴产生有害影响。如果天然基牙的数量不足以为上述治疗方式提供支持，则强烈推荐植入种植体。在特定部位将种植体充当基牙无疑是全口重建中的一项伟大成就。

余留牙齿的分布

如前所述，当修复缺失牙齿时，永久性修复治疗的主要目标是使用天然牙和/或种植体来支持所承受的咀嚼力。因此，牙弓中牙齿的分布可能会显著影响患者的修复治疗计划，因为在很多情况下，修复方式取决于现有牙齿的数量和分布。

应该仔细检查所有剩余的牙齿，首先进行单颗检查，然后再进行整体检查，确定哪些牙齿是健康的，哪些是可能有问题的，哪些是保留无望的，这很重要。应特别注意到牙周受累的牙齿。还应仔细评估牙齿的松动和夹板治疗的必要性。

可以采用多种不同方式对余留牙列的分布进行分类。已被广泛接受的和本书用作参考的是肯氏分类方法[37]。根据肯氏分类，牙列缺损可分为以下几类（图6-44）：

- Ⅰ类：双侧游离端缺失，余留天然牙均位于缺牙区前部。
- Ⅱ类：单侧游离端缺失，余留天然牙均位于缺牙区前部。
- Ⅲ类：单侧缺牙区，缺牙区前后均有天然牙位于其前后。
- Ⅳ类：单一的双侧缺牙区，余留天然牙均位于缺牙区后部。

除确定主分类的缺牙区外，其余缺牙区是确定亚型的依据。读者可以参考特定的教材[11-12]以获取相关主题的更多详细信息。

肯氏Ⅲ类和Ⅳ类牙列缺损

在这两种分类中，余留牙齿的分布是非常有利的，修复缺失牙可以采用传统修复体（固定或可摘局部义齿）。种植体支持式修复体也是一个很好的选择，尤其是在基牙之间的距离过长的情况下，因为这种情况的传统修复可能会增加并发症发生的概率，如崩瓷、粘接剂破坏和龋坏[14]。因此，出于实际原因，桥体的数量不应超过两个，特别对于后牙修复体。种植体支持式单颗修复体发生的并发症极少，可获得更持久的成功。种植体支持式修复体可以减少桥体的数量，甚至

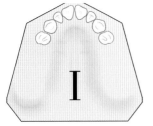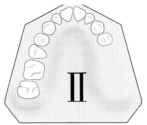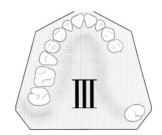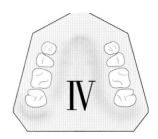

图6-44　牙列缺损的肯氏分类。

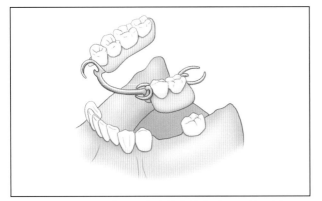

图6-45　修复下颌单侧游离端缺失的传统RPD的示例。

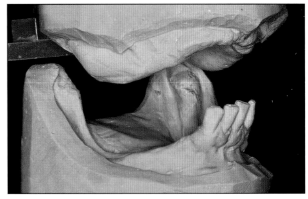

图6-46　侧面观显示上下颌模型上𬌗架后。注意下颌远中游离端发生广泛的牙槽骨吸收。这种情况几乎不可能植入种植体。

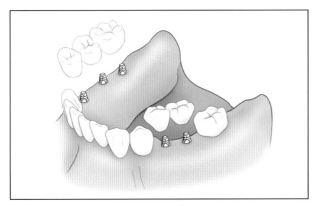

图6-47　种植体修复远中游离端缺牙的示例。

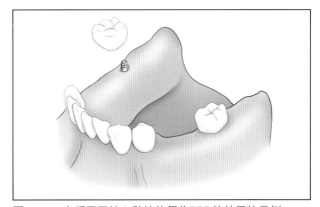

图6-48　在后牙区植入种植体用作RPD的基牙的示例。

没有桥体，还可以起到增加基牙的数量并更有效分散𬌗力的作用。

肯氏Ⅰ类和Ⅱ类牙列缺损

在传统修复学中，后牙缺失（远中游离端缺失的情况）的修复只能通过RPD来完成（图6-45）。然而，当作为永久性修复体使用的RPD与牙槽骨吸收相关时[38-40]，应尽可能避免，因为这将影响今后种植体的植入（图6-46）。如果要避

免牙槽骨吸收，种植体支持式修复体是唯一的选择。

在远中游离端缺失情况下［甚至在前后有余留牙齿的缺牙区（肯氏Ⅲ类和Ⅳ类的情况）］，如果能够使用种植基牙，这允许口腔医师将传统的RPD（软组织支持的修复体）替换为种植体支持式固定或活动修复体。种植体支持的修复方式不会损害牙槽嵴，并具有更好的远期预后（图6-47）。

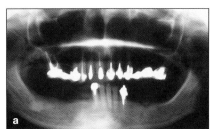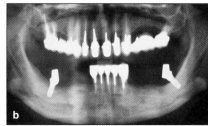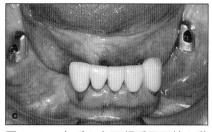
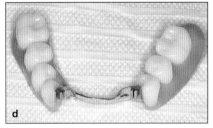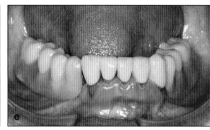

图6-49 （a和b）下颌后牙区植入种植体前后的全景片。（c）下颌牙弓的临床图像显示，种植体基牙位于下颌后牙区。（d）制作完成的RPD。后牙区由套筒冠提供固位，前牙区由冠内附着体提供固位。（e）患者口内修复体的正面观。

如果由于某种原因无法放置足够数量的种植体来修复所有缺失的牙齿，则可以考虑使用固定局部义齿，或者可以在后牙区植入种植体充当RPD的基牙（图6-48）。这种方式消除了丙烯酸树脂鞍基与牙槽嵴的接触，从而避免牙槽嵴吸收。图6-49展示了一个临床病例，将种植体植入在下颌后牙区，然后制作后牙区由种植体支持，前牙区由天然牙支持的RPD。

牙齿的临床检查

在检查牙齿之前，应先拍摄全口牙齿的根尖周X线片，并准备好牙齿检查表（图3-7）。还应复习有关牙周评估的全部信息（牙周问题清单），尤其是与余留牙齿牙周预后有关的信息。在评估阶段，已上𬌗架的模型还可以将部分问题可视化。应仔细检查所有未修复的天然牙和已行修复的天然牙。口腔医师不仅应从正常中发现异常，而且应发现易感因素或其他干扰现有牙列预后的因素。

可以根据口腔医师的偏好来确定检查顺序，重要的是每次都要遵循相同的顺序。检查过程通常始于简单评估整个余留牙列的总体状况。应注意上下颌牙弓中现有牙齿（天然基牙和种植体基牙）的数量和分布。要记录和标记当前缺失的牙

齿。缺失牙在图表上用斜线标记或圈出，在图表上标出现有的种植体，圈出所有未萌出的牙齿。还应标出缺失牙齿的修复体（传统修复体和种植修复体；固定修复体标记在图表中）。牙列缺损根据肯氏分类法进行分类。如果患者佩戴活动修复体，也应同时进行检查。此外，口腔医师应警惕先前关于疼痛、敏感或与现有牙髓和修复治疗有关的任何方面的主诉。

在评估了整个牙列的总体状况之后，应依次收集每颗牙齿（通常是从右上颌到左下颌）的相关信息，直至完成所有牙齿的检查。医师应该单独对每颗牙齿进行检查来发现是否存在检查表垂直轴上列出的问题，检查应从𬌗面开始，止于牙根，尤其是根尖区。表格的内容并不是完整的，医师可以根据个人喜好修改表格。从修复的角度来看，牙齿检查的顺序是牙冠、髓腔、根管、硬骨板和牙周膜间隙。对所有牙齿进行逐一检查后，应再次进行整体评估。为了获得有效的评估，在最终评估完成之前应始终保持检查区的干燥和牙齿相对清洁（无色素、菌斑和牙结石），这非常重要。否则，可能会错过重要的发现。对于有大量牙菌斑和牙结石的患者，最好先对牙列进行表浅的评估，然后开始牙周治疗以清洁牙齿，最后在下一次的患者预约时完成检查。

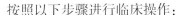

按照以下步骤进行临床操作：

（1）吹干一个象限内的所有牙齿，并用棉卷保持干燥和隔离唾液。如果患者有活动修复体，首先评估修复体在口内的情况，然后将其取出。这使口腔医师能够确定颊侧翼缘为软组织提供的支持程度，尤其是在上下颌前牙区。仔细检查每颗牙齿（天然牙和人工牙）冠部的大小和形态，特别是被检查的牙齿已经是基牙或潜在基牙时。注意是否存在牙冠大小的改变。应在图表上记录牙冠形态的变化，例如磨耗（磨耗面、磨损和裂纹线）。

（2）检查牙冠的完整性。使用探针检查未修复和已修复牙齿是否存在龋坏或现有修复体上是否存在任何异常规范的情况。应检查每个修复体–牙齿交界处是否存在不密合的修复体、边缘破坏或继发龋。如果检查到大面积广泛性龋坏，口腔医师还应检查是否侵犯生物学宽度。最好通过口内咬合翼片来评估龈下边缘。牙线可用于检查邻面的边缘适合性，并确认邻面接触是否完整。破坏严重的牙齿应检查余留健康牙齿组织的量。不论是否行使功能，都应确定有问题的牙齿是否出现任何症状（疼痛、敏感或压痛）。然后，检查有问题牙齿是否对冷热敏感。如有必要，通过牙髓测试来检查牙齿的活力。应仔细检查牙髓治疗后牙齿的牙冠和牙根。应当评估桩核修复（尤其是铸造桩核修复）的牙齿剩余牙体组织量。并确定剩余牙齿组织是否能够提供足够的"箍效应"，以及现有桩的特性是否会使整个根部处于根折的风险中。此外，应评估现有的牙髓治疗质量以及根尖区。还应检查牙根的形状，可能的吸收、穿孔和根折。应检查种植体支持式修复体在种植体–基台连接界面的稳定性（例如螺丝松动），并尝试确定其固位类型（螺丝固位或粘接固位）。种植体周围的牙槽骨量也很重要。如果有病例最初的根尖周X线片应与当前根尖周X线片

进行比较，并确定在种植体戴牙后其骨水平是否有重大变化。不管采用何种类型的治疗，与种植体特性相关的完整信息都至关重要。

（3）检查牙齿在牙弓中的位置及其对𬌗平面造成的变化。应当在图表中标出倾斜、旋转、过高、过低情况。已上𬌗架的模型对确定牙齿位置相关的问题非常有用。牙齿位置检查完成后，还应检查冠根比，以及是否存在牙齿松动。

（4）评估牙齿外观。应当识别并记录影响美学的所有因素。通常，这些因素包括现有修复体的类型、牙冠形态、牙齿位置、牙齿颜色的偏差、饰面材料的磨损以及牙龈退缩导致金属颈圈和黑色牙根的暴露。

（5）在对所有牙齿进行逐一评估之后，应结合余留牙列进行整体评估。检查整个牙弓及其与对颌牙弓的关系。之后，应评估所有余留牙齿的预后。应特别注意那些预后不良的牙齿（见第9章）。如果患者佩戴活动义齿，则应检查其固位特征、适合性（检查软组织是否存在任何类型的病变或压痛点）以及丙烯酸树脂鞍基的大小（伸展过度或伸展不足）。远中游离端缺失的情况更容易造成患者不适。最后，应该确定哪些牙齿是健康的，可能有问题的或保留无望的。

（6）完成牙齿评估后，有关每颗牙齿及其各自问题的信息应记录在问题列表的特定位置（图3–31）。图3–29～图3–34展示了牙齿检查程序和记录表格的临床实例。

咬合与颞下颌关节检查

咬合可以定义为上下颌牙齿或牙齿替代体接触时其切嵴和𬌗面的关系[37]，协调的咬合关系是获得所有口腔治疗成功的先决条件。一般而言，任何口腔治疗的最终目标都是提供健康和功能，使患者能够舒适地咀嚼，而无咀嚼系统不适

症状[41-42]。为实现这一目标，牙齿、颞下颌关节（TMJ）和神经肌肉系统需要完美协调。因此，确定咬合状态在临床检查中起着至关重要的作用，特别是在口腔修复学领域。

在临床上，可以同时进行咬合检查和颞下颌关节状态评估，因为它们都是口颌系统的一部分。对咬合和颞下颌关节的详细检查需要进行专门的培训，相关主题的详细信息不在本文的讨论范围之内。读者应该查阅专业文献来深入了解这一内容。然而，全科医师（修复医师）应该至少具备识别潜在的咬合相关问题和评估整个咀嚼系统产生的有害影响的可能性。本节的主要目的是为读者提供必要的信息，来判断是否存在咬合缺陷，并确定它是否影响颞下颌关节和神经肌肉系统。

咬合检查

咬合检查被认为是对咬合接触在牙齿和相关组织结构（牙周组织、神经肌肉系统和颞下颌关节）作用效果的详细评估。在开始检查之前，口腔医师应该：①明白生理性𬌗与病理性𬌗区别；②理解病理性𬌗的影响；③能够识别需要纠正的偏差。

完整的咬合评估通常包括评估上下颌关系以及下颌骨在水平向和垂直向上的运动（前伸、侧方和开闭口运动）。要做到这一点，当下颌闭合到牙齿接触时，口腔医师应该鉴别和记录牙弓间和牙弓内牙齿的关系。同样重要的是，在下颌运动时评估这种关系。咬合评估可以在口内进行，也可以在已上𬌗架的模型上进行。这两种方法的结合是进行综合分析的首选方法。

生理性𬌗

咬合可分为生理性𬌗和病理性𬌗[41]。在成年患者中，生理性𬌗是指无症状的状态，常见于没有疾病的情况下。在生理性𬌗中，患者能够进行舒适而充分的咀嚼，没有𬌗创伤和/或颞下颌关节功能紊乱。而且，现有的咬合状态不需要大的治疗性改变，也可以存在改善美观的治疗计划。

关于𬌗的理念和咬合不协调的治疗，有不同的学派[43]。然而，在固定修复学中，建立生理性𬌗相关的3个基本点是一致的：①都使用正中关系作为下颌相对上颌位置的定位；②都赞成侧方和前伸运动时无干扰；③都遵守𬌗间隙（即息止𬌗间隙）的不可侵犯性。在生理性𬌗的范围内，存在两种情况：正常𬌗和理想𬌗。

正常𬌗是指整个咀嚼系统没有产生不良影响，而生物系统的正常值是在一个可适应的生理范围内[31,43]。在正常𬌗中，尽管可能存在与假设的理想"正常"有所偏离，但牙列与周围环境达到功能协调。

理想𬌗的概念在一定程度上受到了𬌗学的影响，理想𬌗被认为是一种不需要神经肌肉去适应的状态，因为不存在𬌗干扰[30,44]。然而，已有研究表明，在某些情况下，尽管存在咬合偏差，只要患者的神经肌肉适应了这些偏差，在临床上就可以认为咬合是正常的。神经肌肉机制似乎对咀嚼系统各种因素的关系缺陷有很大的适应潜力。除此之外，在许多表现为咬合不协调的患者中，通常并没有观察到功能紊乱或牙周病变。

在咬合检查阶段进行最终分析时，应仔细考虑以下两个方面：①通过检查咀嚼系统的功能关系来揭示咬合解剖基础；②一个人的神经肌肉机制对自身的咬合有何反应。因此，每一次咬合检查都应该评估患者的咬合正常和咬合异常的表现。患者的咬合可能不太理想，但仍然能够进行舒适的咀嚼，而不会对其口颌系统产生有害影响[41]。理解上述因素将有助于口腔医师识别可能需要纠正的问题，并决定何时进行治疗。

图6-50 （a和b）模型上殆架的侧面观，显示第三磨牙的伸长和倾斜。注意到非工作侧存在殆干扰（图b中远中颊尖的内斜面）。

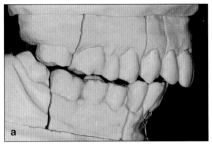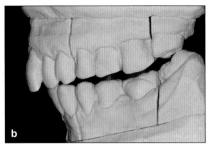

图6-51 （a）模型上殆架的正面观显示患者右侧反殆。（b和c）模型上殆架的正面观和侧面观展示的是侧方运动（非工作侧）。注意上下颌关系的改变（由于反殆导致缺乏尖牙引导）导致了侧方运动的殆干扰。下颌第二磨牙的伸长使得情况变得更糟。（d）模型上殆架舌侧观显示侧方殆干扰。

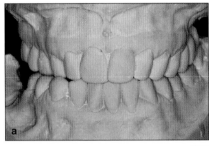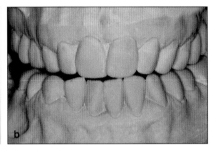

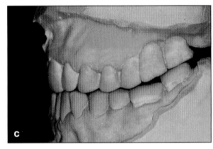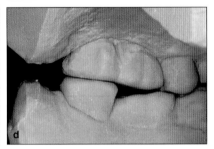

病理性殆或创伤性殆

病理性殆或创伤性殆是指任何偏离正常或生理性殆的咬合，其特征是异常的咬合接触关系或功能能够对或已经对咀嚼系统的一个或多个结构（牙周组织、牙齿、神经肌肉系统和/或颞下颌关节）造成损害。这种损害称为殆创伤[41,45]。

殆干扰被认为是殆创伤最常见的原因之一，这类问题常与牙齿位置不正常有关。正如本章前面提到的，牙齿位置异常（过高、过低、扭转和倾斜）可能会改变Spee曲线和Wilson曲线，导致咬合早接触和侧方运动时的殆干扰（图6-50）。上下颌关系改变也可能导致侧方运动时的殆干扰（图6-51）。

殆创伤可分为原发性和继发性殆创伤[46-47]。原发性殆创伤是指异常作用力作用在正常牙周组织时造成的影响。继发性殆创伤是指殆力的作用可能是异常的，也可能是正常的，但对于已经受损的牙周支持组织而言是异常的。

殆创伤的体征和症状

为了识别殆创伤，必须确定临床症状和咬合运动之间是否存在因果关系。如前所述，殆创伤可能在牙周组织、牙齿不同组织周围、颞下颌关节和神经肌肉系统中有明显症状。牙周组织中殆创伤的部分常见表现是叩痛、牙齿松动、牙周膜间隙的影像学改变（牙周膜间隙增宽）和骨吸收。牙齿组织（牙冠、牙根和牙髓）中殆创伤的部分主要体征和症状包括：牙隐裂综合征、大的磨耗面或殆面变平、磨损和牙本质暴露、牙折、前牙磨损或折断、牙尖折断、无咬合接触、牙髓钙化、应力过大引起的牙根吸收和牙骨质增生。将在本章后面介绍颞下颌关节紊乱和神经肌肉功能紊乱相关的体征与症状。

安氏分类

多年来，安氏错𬌗分类法一直是口腔正畸学使用的标准[48-49]。在这个背景下，错𬌗通常用来描述牙弓之间牙齿形态关系改变的非正常𬌗。安氏分类主要关注牙齿的颌骨或形态关系，而不考虑颞下颌关节、肌肉和功能的关系。错𬌗可能与很多不同的因素有关，最常见的因素是生长和发育问题。然而，错𬌗患者不一定会有𬌗创伤。换句话说，某个具体的患者并非是安氏Ⅰ类，但其咀嚼系统仍然没有问题。由于安氏分类法的重要性，本书介绍并采用了这种分类。

安氏Ⅰ类（Class Ⅰ）

安氏Ⅰ类被认为是正常𬌗或中性𬌗。此时，上颌第一磨牙的近中颊尖咬在下颌第一磨牙颊沟内。

安氏Ⅱ类（Class Ⅱ）

在安氏Ⅱ类错𬌗中，下颌第一磨牙的颊沟位于上颌第一磨牙近颊尖的远中。也称为远中𬌗。

1分类：在安氏Ⅱ类1分类错𬌗中，上前牙唇倾。

2分类：在安氏Ⅱ类2分类错𬌗中，上前牙舌倾。

亚类：亚类是指磨牙关系一侧为正常𬌗，另一侧为Ⅱ类错𬌗。

安氏Ⅲ类（Class Ⅲ）

在安氏Ⅲ类错𬌗中，下颌和下颌弓位于上颌弓的近中，下颌第一磨牙的颊沟位于上颌第一磨牙近颊尖的近中，也称为近中𬌗。

亚类：亚类是指磨牙关系一侧为正常𬌗，另一侧为Ⅲ类错𬌗。

咬合和关节的概念

咬合和关节的研究历经了双侧平衡𬌗、单侧平衡𬌗和相互保护𬌗的演变[30,50-51]。目前，相互保护𬌗的理念已成为固定修复学的首选咬合方案。

双侧平衡𬌗

双侧平衡𬌗（也称为平衡𬌗）是指在正中和非正中位置时达到最大数量的牙齿接触，本来是用于制作全口义齿。此时牙齿排列有助于保持义齿的稳定，因为非工作侧的牙齿接触可以防止义齿翘动。在天然牙列和固定修复学中使用这种咬合方案可能会导致神经肌肉紊乱、牙周破坏和牙齿过度磨损等并发症。

单侧平衡𬌗

单侧平衡𬌗（也称为组牙功能𬌗）是指在侧方运动时，只有工作侧所有上下后牙接触。这种咬合接触允许负荷分布在工作侧所有后牙上，在尖牙牙周支持受损的情况下非常有效。在单侧平衡𬌗下，下颌前伸时后牙脱离接触。

相互保护𬌗

相互保护𬌗（也被称为尖牙引导𬌗）是在天然牙列和固定修复学中的首选的咬合方案。在这类咬合中，侧方移动时仅有工作侧尖牙接触，非工作侧后牙脱离接触。而且，前伸运动时后牙也脱离接触。

咬合检查的基本要素

为了有效地检查患者的咬合状态，口腔医师首先应掌握咬合相关的主要概念和学科的基本知识。接下来介绍和讨论这些基本要素。

图6-52 （a和b）模型上殆架后的正面观，显示硅橡胶指引记录上颌前牙切缘位置。（c）硅橡胶指引完全就位后的下颌模型正面观。从这个角度可以直观地观察到上颌中切牙覆盖下颌中切牙的比例（覆殆）。（d）硅橡胶指引就位后的下颌模型殆面观。从这个角度可以直观地观察到上颌切牙突出下颌切牙的量（覆盖）。

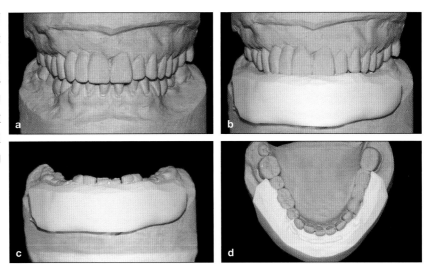

图6-53 临床图片显示上下颌关系改变的典型表现。（a）前牙深覆殆。（b）颌骨前突。（c）反殆（上颌颊尖咬在下颌中央窝）。

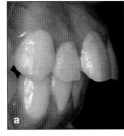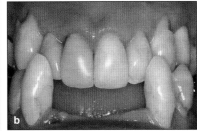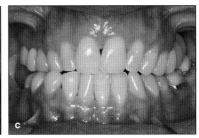

上下颌关系

上下颌牙齿之间的关系是咬合检查中的一个基本要素，因为牙弓之间的异常形态关系可能会影响整个咀嚼系统[32,45]。常根据安氏分类进行上下颌关系的分类[49]，覆殆、覆盖、牙弓长度不匹配和反殆等因素可能有助于评估。

覆殆是指当牙齿处于最大牙尖交错位时，上颌切牙切缘与下颌切牙的垂直向关系[37]。出于临床检查的目的，可将覆殆分为正常覆殆、中度深覆殆和重度深覆殆。当上颌中切牙覆盖下颌中切牙的0～30%时，为正常覆殆；当上颌中切牙覆盖下颌中切牙31%～69%时，为中度深覆殆；当上颌中切牙覆盖下颌中切牙的70%～100%时，为重度深覆殆。

覆盖是指牙齿在水平方向上突出于其对应的牙齿[37]。可将覆盖分为正常覆盖、中度深覆盖和重度深覆盖。当上颌切牙突出下颌切牙1～2mm

时为正常覆盖，当上颌切牙突出下颌切牙3～5mm时为中度深覆盖，当上颌切牙突出下颌切牙大于5mm时为重度深覆盖[45,47]。

治疗过程中，在硅橡胶导板的辅助下可以直观地观察到覆殆、覆盖。在已上殆架的模型上，标记出上颌前牙切缘后，可以进行测量（图6-52a和b）。硅橡胶指引就位后，从正面观察下颌模型，可以直观地观察到覆殆情况。这个视野显示上颌中切牙覆盖下颌中切牙的比例（图6-52c）。从殆面观察下颌模型（硅橡胶完全就位），可以直观地观察到上颌切牙突出下颌切牙的量，即覆盖情况（图6-52d）。

重度深覆殆、深覆盖以及颌骨前突是错殆畸形的典型临床症状（图6-53a和b）。牙弓长度不匹配描述了上颌和/或下颌的颌骨大小和颌骨上牙齿之间异常关系，尤其从殆平面观察和分析时更明显。在正常关系中，上颌牙的颊尖盖过下颌

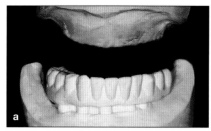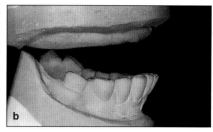

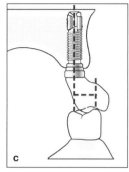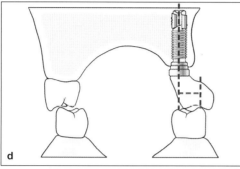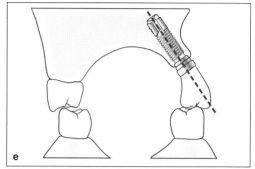

图6-54 （a和b）模型上𬌗架后的正面观和侧面观，显示上颌为无牙颌，下颌为天然牙列。注意由于上颌牙槽骨的吸收，上颌颌弓小于下颌牙弓。（c~e）在上颌无牙颌植入种植体时可能的修复设计方案的示意图：（c）悬臂；（d）颊侧外形过凸；（e）种植体倾斜植入并使用角度基台。

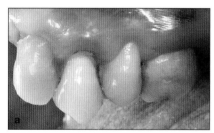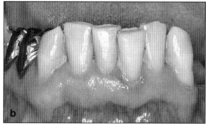

图6-55 （a）左上颌后牙区的侧面观，显示𬌗平面发生了改变。这种改变常与对颌牙弓中牙齿缺失和/或牙齿位置异常有关，并可能改变关节的正常闭合道。（b）下颌前牙的正面观，显示切缘平面的改变，这种变化可能会对美学及下颌前伸运动产生不利的影响。

牙的颊尖。当上下颌骨大小不匹配时，牙齿排列发生了改变，上颌颊尖咬在下颌牙中央窝（图6-53c）。这种咬合关系被称为反咬合或反𬌗，常见于上颌骨发生了重度骨吸收时。牙齿缺失后，牙槽骨吸收同时发生垂直向和水平向骨吸收，水平向骨吸收（颊侧骨宽度减小）将导致上颌骨比下颌骨更窄（图6-54a和b）。这是上颌无牙颌最典型的问题，特别是在种植体支持式固定修复体作为一种修复选择时。在这种情况下，如果将种植体垂直于牙槽嵴顶方向植入，最终修复体的咬合关系极可能是反𬌗，除非修复体制作成颊侧外形过凸或者形成悬臂（图6-54c和d）。然而，在大多数上颌骨重度骨吸收（前牙和后牙）的病例中，通常会以一定的角度植入种植体，修复方式选择使用角度基台或者个性化切削的支架（图6-54e）。

𬌗平面

𬌗平面是指由牙齿切嵴和咬合面确定的平均平面[37]。一般来说，它并不是平面，而代表的是这些表面平均曲率的平面。通常𬌗平面与Camper平面平行（稍有变化），Camper平面是指从鼻翼下缘延伸到耳屏上缘的平面。合适的Spee曲线和Wilson曲线曲度是构建协调的咀嚼系统的两个重要因素[31]。当牙列缺损的对颌为天然牙列时，应该仔细检查天然牙列，因为常需要调整天然牙列的𬌗曲线。𬌗平面的改变常与牙齿位置异常（过高、过低、扭转等）有关，并常影响关节的正常

图6-56 （a）上下颌弓的口内图像，显示上颌为全口义齿，下颌为天然牙列。注意在双牙弓的殆平面都不平。（b和c）下颌殆平面矫正前后的正面观。在某些情况下，为了获得一个协调的殆平面，有必要更换现有的修复体。（d）患者新全口义齿口内图像。注意获得协调的殆平面肯定有助于更好的功能稳定性。

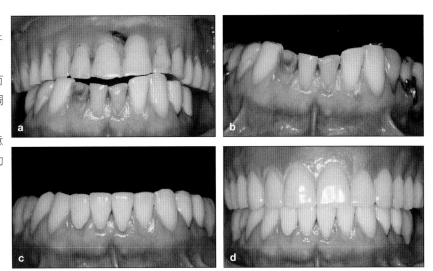

闭合道（图6-55）。殆平面的改变不仅会影响颌间距，还会导致殆干扰，如早接触、后牙平衡侧和工作侧的殆干扰[29,31,52]。此外，协调的殆平面在传统全口义齿修复成功中起着重要作用。在某些情况下，制作新的全口义齿时，可能需要调整殆平面以获得新义齿的稳定。在功能运动过程中，不协调的殆平面可能会导致修复体的不稳定，甚至可能影响修复体的固位。因此，不协调的殆平面会影响治疗预后（图6-56）。

颌间距

颌间距或者空间是指在特定条件下，上下颌牙列或上下无牙颌牙弓之间的垂直距离。一般来说，颌间距离的大小决定了修复体制作可用的修复空间的大小[6,9,29]。颌间距离对特定病例修复方案的选择具有直接影响，因为它会影响传统修复体和种植体支持式修复体的生物力学、强度和美观。理想的修复空间取决于修复体的类型。通常，固定修复体（传统修复学或种植修复学）要求后牙区有7mm的修复空间，前牙区有8~10mm的修复空间[6,9]。足够的修复空间能够保证修复体的强度、美学效果、基台高度和良好的口腔卫生。活动的种植修复义齿通常需要12mm或更多的空间来保证杆、附着体、人工牙和丙烯酸基托的强

度。对于精确评估现有的颌间距离，已上殆架的模型是非常有用的辅助手段。

颌间距离受很多不同因素的影响，如殆平面变化（过高、过低）、OVD的变化、剩余牙槽嵴高度的变化（牙槽突的过度生长或牙槽嵴吸收），以及牙齿缺失（图6-57）。颌间距离不足可能会导致修复空间的不足，这会影响传统或者种植体支持式固定和活动修复体的强度与固位力。颌间距离不足的问题常需要复杂的解决方案，因为常需要调整自然牙列和/或更换一个象限、牙弓或上下牙弓的现有修复体。后牙缺失是导致颌间距离不足的常见原因（图6-57b和f）。由于失去了垂直闭合时的正确止点，后牙缺失常会导致牙齿倾斜、伸长和扭转。这种情况通常被称为"咬合坍塌"（Bite Collapse），它可伴随或不伴随OVD丧失。鉴别诊断在咬合坍塌的治疗中起着重要作用。

当牙列缺损的颌间距离过大时，种植体支持式修复体（固定或活动）可能遭受不利的生物力学影响（牙冠高度增加和基台上力矩增加）。此时，为了改善预后，牙槽嵴骨增量术似乎是最好的治疗方案（图6-58）。这种方案同样适用于重度骨吸收的无牙颌患者。当不能进行骨增量术时，活动义齿（金属支架+丙烯酸树脂）可以充满

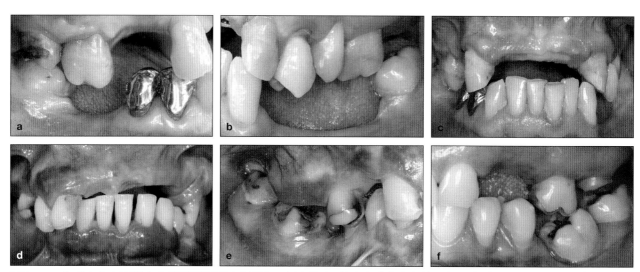

图6-57 （a和b）上下颌左右侧后牙的侧面观显示，由于殆平面的改变[右上颌第一磨牙（a）和左上颌第一前磨牙（b）的伸长]，导致颌间距离减小。（c）上下颌前牙的正面观显示，由于OVD的改变，导致颌间距离减小。殆平面的改变伴随OVD的改变会对颌间距离（修复空间）造成巨大的影响。（d和e）上下颌牙弓的正面观和侧面观显示，由于下颌牙伸长伴随牙槽突过度生长和OVD的丧失，导致颌间距离减小。（f）上下颌牙弓的侧面观显示，由于下颌第一磨牙缺失，导致颌间距离减小。这造成了下颌牙齿的倾斜和第三磨牙的前移。

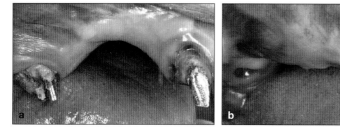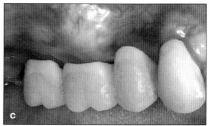

图6-58 （a）上颌后牙区的侧面视图显示重度骨吸收。在此病例中，除非进行牙槽嵴增量，否则无法进行种植修复。（b）相同区域进行了软硬组织增量后的视图。（c）戴入种植体支持式临时修复体后视图（由Marcus Gulmaraes医师提供）。

现有修复空间而不会出现并发症[9]。然而，必须牢记，此时牙冠高度可能会充当垂直悬臂，使种植体遭受不利的生物力的影响。此外，丙烯酸树脂的厚度增加了材料的强度。

咬合垂直距离

咬合垂直距离（OVD）或垂直距离定义为牙齿（或替代体）接触时两点之间的距离[37]，主要在生理性休息位（作为垂直向参考）时进行测量。在天然牙列或牙列缺损的患者中，牙齿起到垂直闭合的止点作用，以防止上下颌闭合过度。咬合垂直距离的过度增大或者减小可能会对颞下颌关节和神经肌肉系统造成有害影响，这在全口

重建时需要特别注意[53-54]。常常在询问患者并开始检查前，口外检查阶段就可发现咬合垂直距离的变化（图4-4c）。

OVD改变的最常见因素包括剩余牙齿数量不足以支持咬合力、剩余牙列的严重骨吸收和重度牙齿松动（重度牙周病）、影响牙弓完整性的牙齿位置的改变（上颌牙齿和下颌牙齿的扇形移位）、重度牙齿磨损、剩余的牙槽骨吸收和副功能运动。旧全口义齿人工牙的重度磨损也可能导致OVD的改变（图6-59）。

上下颌之间垂直距离的降低可能会降低颌间距离，这反过来又会阻碍修复重建。图6-60展示了一种临床情况，为咬合重建提供足够的修复空

图6-59　（a）拾面观显示上颌全口义齿人工牙的严重磨损。（b）正面观显示磨损导致的OVD改变。

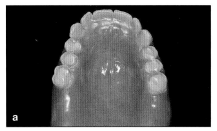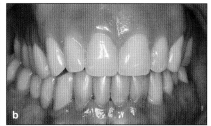

图6-60　（a）模型上拾架显示，OVD减小。（b）调整OVD后。注意到颌间距离的增加，这将有利于咬合重建修复体的制作。（c）模型上临时修复体的正面观。（d）正面观显示，通过增加OVD才能修复上颌前牙。

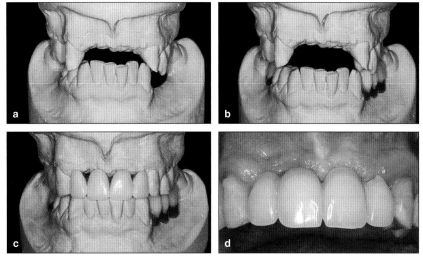

间，重新确定新的OVD。另外，咬合垂直距离升高可能会干扰息止拾间隙，并导致患者在功能运动中的不适。

确定息止位的垂直距离和OVD

　　无论是对于有牙患者还是无牙患者，息止位的垂直距离和OVD是修复重建过程的两个主要组成部分。息止位或生理性息止位是指人直立位时，下颌舒适自然放松的位置，并且相关肌肉处于最小收缩活动状态。此时，上下颌牙齿（或咬合面）不接触，并且髁突位于正中、无张力的位置[37]。面部测量法是确定息止位的常用方法。在一系列短间隔周期的复诊后，可以认为生理性息止是恒定的，至少不应发生明显的变化。但是，保持长时间息止位不变似乎不太可能[53]。

　　很多学者认为正确的OVD属于一种临床判断而不是一门科学。Toolson和Smith[55]认为，OVD并不是一个精确的测量，可能存在不同的下颌位置，且这些位置都不会造成功能损害；而Lytle[56]则表示，OVD可能具有个体差异，并不遵循特定的准则。目前还没有实用或准确的测量手段，口腔医师必须依靠常识和经验。推荐的方法有很多，虽然有些方法被认为是"科学的"，但还没有一种方法是准确的。

　　确定OVD最常用的方法涉及面部测量、发音、最小发音间隙[57]、生理性息止位和美学[53]。Willis认为[58]，当牙齿（咬合面）接触时，瞳孔连线到口角的距离应该等于鼻底到颏下缘的距离。另一种常见的方法是在皮肤上做两个标记点（在鼻翼和颏下缘）。当患者处于息止位时，测量并记录两个标记点之间的距离。随后，让患者闭口保持上下颌牙齿处于咬合状态。再次测量两个标记点之间的距离，并与第一次的测量值进行对比。常将息止拾间隙描述为颌间2~4mm间隙。垂直距离描述的是一个范围而不是某一个点。因此0.5~1mm的偏差并不会导致严重后果。任何明显偏离的测量都需要进行更详细的检查。面部测量存在缺陷，即标记点会随皮肤移动。但是，当与其他观察相结合时，这项技术还是相当可靠的。

息止𬌗间隙

息止𬌗间隙是指患者反复发"S"音时或在功能运动和快速说话过程中，上下颌牙齿切缘咬合面之间的空间[37,59-60]。这类关系也被称为最小发音间隙。息止𬌗间隙没有一个精确值，因为生理性息止位不是一个确定位置且可能存在多个不同的位置上[61]。然而，息止𬌗间隙的过大偏差可能会导致功能运动不适和颞下颌关节功能紊乱。Earl Pound[60]认为，息止𬌗间隙应在1~2mm之内。

正中关系与正中𬌗

正中关系是指髁突正对关节盘最薄的无血管部分，盘突复合体处于前上位置，并与关节结节形态匹配时的上下颌关系[37,41,62-63]。在临床上可以通过下颌骨处于向上和向前位置并仅存在绕横向水平轴线的纯旋转运动来确认。正中关系位被认为是可靠且可重复的参考位置，并且与牙齿接触无关。对无症状的患者（颞下颌关节既无疼痛也无紊乱的患者）最容易确定正中关系[64]。

下颌处于正中关系位时的咬合称为正中𬌗，很容易区分正中关系与正中𬌗。从第一个接触点到正中𬌗的一系列运动被称为滑动，大多数患者对从一个位置到另一个位置的直接滑动耐受性很好。前移位的意义在于，当患者的闭口路径（通常是在一颗或两颗牙齿上）存在干扰时，通过反射性的前移位，使患者可以直接闭合到牙尖交错位。正中关系与正中咬合的直线滑动偏差（偏离）会导致牙尖干扰（闭合时下颌偏斜以避免牙尖干扰），这极可能对口颌系统造成损害[65-67]。如果检查到偏斜接触，应确定滑动的方向和偏离的大小。所有功能运动中的牙齿接触都可以用聚酯薄膜试条进行验证。

最大牙尖交错位

最大牙尖交错位指与上下牙齿最广泛接触的位置，与髁突位置无关[37]。这个位置也被描述为上下牙齿最适合的位置，这个位置与髁突位置无直接关系，也不一定与正中关系位一致。当正中关系位与最大牙尖交错位不协调时，需要确定是否需要调𬌗。调𬌗可以在修复治疗之前和/或期间进行[67-68]。

非正中运动

非正中运动是指当下颌远离最大牙尖交错位时发生的运动。从水平角度看，当下颌运动时，可以观察到前伸和侧方两种类型的运动。前牙在这些运动中起着重要的作用，因为它们在下颌前伸和下颌侧方运动过程中为下颌提供支持[69-70]。

前伸运动

在前伸运动中，下颌位于正中关系位的前面，此时切牙起引导后牙分离作用。在前伸运动中，可以观察到由于前牙覆盖决定了后牙分离程度，此时后牙无咬合接触。正如前文所述，位置异常的牙齿可能会改变Spee曲线和Wilson曲线，导致过早接触和𬌗干扰（图6-61）。在侧方运动中观察到同样的现象。在患者进行前伸运动时，深覆盖会导致后牙不分离的情况。陡的切导有助于避免前伸运动中的后牙𬌗干扰，而平坦的引导显著增加了𬌗干扰的机会，特别是余留牙列伸长导致𬌗平面改变时。

侧方运动

理想情况下，在侧方运动时，上下颌尖牙起到引导作用[71-72]。应该同时观察工作侧和非工作侧的分离模式，并记录侧方运动中存在的𬌗干扰[73]。

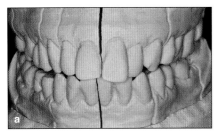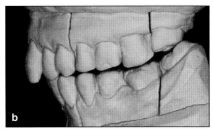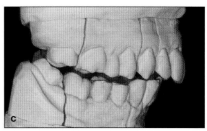

图6-61　（a~c）前伸运动的正面观和侧面观。注意到由于下颌第三磨牙位置异常，双侧都存在殆干扰。

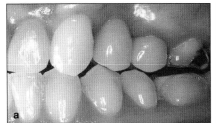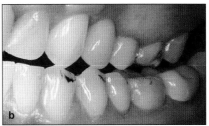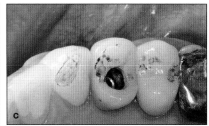

图6-62　（a）侧面观显示，在侧方运动时患者左侧（工作侧）后牙脱离接触。注意到上下颌尖牙和侧切牙的接触情况。（b和c）咬合纸显示在侧方运动过程中存在殆干扰。在种植体支持式修复体中，前磨牙上受到的侧向力导致螺丝松动。

图6-50显示在侧方运动（非工作侧）中，上颌磨牙远中舌尖与下颌磨牙远中舌尖的内斜面接触。当存在这个殆干扰时，腭向的推力撞击上颌牙齿，颊向的推力撞击下颌牙齿。非工作侧的殆干扰很可能是所有类型殆干扰中破坏性最大的。它将影响受累牙的牙周支持组织和颞下颌关节，诱发关节囊和韧带的张力。这常导致肌肉紧张并出现肌肉症状[65]。此外，种植体支持式式修复体上遭受的侧向力可能会导致生物力学问题，如螺丝松动、螺丝断裂和种植体断裂（图6-62）。因此，应同时观察种植体支持式修复体工作侧和非工作侧的咬合分离，记录非正中运动时的殆干扰，并尽可能减少殆干扰。为了尽量减少生物力学问题，非正中运动（前伸和侧方运动）应尽量发生在天然牙上。

图6-63　戴有最终修复体和最大限度减少副功能的丙烯酸树脂磨牙保护垫的工作模型的正面。

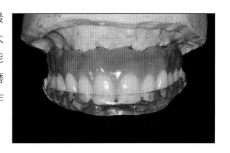

副功能运动

副功能运动指的是发生在咀嚼、吞咽和说话等正常功能之外的下颌运动。这种运动的特点是肌肉长时间收缩并处于亢奋状态，临床症状的程度因人而异。副功能运动可能导致牙齿过度磨耗、牙齿裂纹、折裂、牙周膜增宽、牙齿松动、牙齿移位或牙折。它还可能导致咀嚼肌疲劳和肌功能障碍，如肌肉痉挛和肌炎，还可能发生头痛。很难检测到副功能，但如果患者出现刚才描述的体征与症状应当引起重视和怀疑。副功能运动包括夜磨牙、紧咬牙、咬舌、咬指甲和咬铅笔等。然而，最常见的两种类型是夜磨牙和紧咬牙[74-75]。副功能习惯产生的影响取决于受累牙齿组织的量，及是否存在殆创伤和神经肌肉创伤或颞下颌关节功能紊乱。对于保护颞下颌关节以及天然牙和修复体免受副功能性力量的伤害来说，夜磨牙殆垫是必不可少的（图6-63）。

临床咬合分析

在咬合分析中，咬合干扰和副功能运动的存在是我们关注的焦点。在出现异常情况时，口腔医师应该判断这些异常是否对咀嚼系统带来问题。换句话说，应该确定现有的咬合关系是生理性的还是病理性的[66-67,76-77]。在这个阶段，假设已经完成了牙周和牙齿检查。因此，在开始咬合分析之前，检查者应该复习牙周和牙体检查表，并列出问题清单，找出是否存在殆创伤的阳性体征和症状。

如果之前的临床检查结果提示存在与咬合相关的问题，咬合分析将有助于确定现有咬合的特性以及相关问题的确切关系。另外，尽管存在咬合偏差，但如果患者的咀嚼系统与其咬合关系是协调的，对咬合的评估需要记录潜在的问题，在今后的分析和后期随访中作为参考。有了这个理念，口腔医师就可以进行咬合分析。为提高检查效率，此时应该拍摄全口根尖片，模型上殆架及进行全口咬合检查并记录成表的形式（图3-8）。

首先，应检查上下颌关系确定是否存在错殆畸形，现有的咬合应按安氏分类法进行分类。覆盖和覆殆可以辅助分类过程。应特别关注无牙颌且对颌为天然牙列或天然牙牙列缺损的这类患者。常关注上下颌的前牙区。上颌无牙颌前牙区牙槽骨向腭侧吸收，导致假性安氏Ⅲ类关系。此外，应仔细检查是否存在牙弓长度偏差和反殆的情况。

其次，检查殆平面的改变是否影响Spee曲线和Wilson曲线。此时需要关注存在的牙齿任何位置异常，因为这可能与殆干扰有关。还应记录两个缺牙区之间或者缺牙区与天然牙列之间垂直空间的大小。

再次，检查者应确定OVD是否发生改变。颌间距减小可能等同于OVD的改变。同时还应检查息止殆间隙。接下来，评估正中运动轨迹。引导患者到正中关系位，并发现第一个牙尖接触。口腔医师应在患者的帮助下明确第一次咬合接触的位置。检查第一个咬合接触的牙齿，判断是否存在过度负荷和殆创伤的迹象，如果有，应该确定这是原发性还是继发性殆创伤。要特别关注位置异常的牙齿。

最后，确定患者的正中关系位与正中殆位是否一致（患者的正中殆位与最大牙尖交错位一致）。此时，需要记住的是，出现颞下颌关节功能紊乱体征和症状（尤其是肌肉痉挛）的患者应首先接受特定的治疗。在这种情况下控制患者的下颌是非常具有挑战性的，并可能会掩盖第一次咬合接触的准确位置。

当患者感受到牙齿的第一个接触点时，闭口运动停止了，并确定了咬合接触的位置。大多数情况下，咬合接触会发生在单侧或双侧的前磨牙区。然后指导患者紧咬牙，在大多数情况下，可以观察到轻微的前滑现象，这是由于下颌从后退接触位滑到稍微向前的牙尖交错位。记录此时下颌偏移的方向和距离。

如果正中关系位和正中殆位不一致，应确定患者对这种差异的适应程度。仔细观察从初始接触到最大牙尖交错位的系列运动，并记录差异的方向和大小。还应记录导致下颌偏斜运动的早接触。

只有完成正中运动的评估，才能观察前伸和侧方运动。应该特别注意前牙覆殆和覆盖的程度，因为覆殆覆盖会对这两种运动的后牙分离程度产生一定的影响。在前伸过程中，应观察参与前伸运动的上下颌前牙，并检查后牙是否存在殆干扰。

然后引导患者做侧方运动，记录后牙平衡侧和工作侧殆干扰的存在。在正常咬合关系中，上下颌尖牙在侧方运动中起引导分离作用。应观察工作侧和非工作侧后牙的分离方式。通常牙齿位置异常会影响正常的殆平面，并导致前伸和侧方运动时存在咬合接触。最后，应评估患者是否出现副功能运动的临床体征和症状，因为这些副功能运动可能对咬合治疗产生极大影响。

在完成检查后，检查者应该列出所有异常情况，并确定是否需要进行咬合治疗、咬合治疗能达到的程度，以及实现治疗效果的最佳方式。

咬合治疗

大多数患者虽然也存在部分已适应的缺陷，但其咬合关系是生理性正常殆。因此，有偏差并不总是会导致问题。部分患者能成功适应现有的错殆关系，尽管已经出现了临床体征，但自我感觉舒适[45,78-79]。

一般来说，在没有出现不良的临床症状和体征时，不建议预防性调殆。然而，前伸和侧方运动（尤其是在非工作侧）明显的殆干扰和加重副功能运动的殆干扰，在无症状时也需要进行去除。有时，可能需要对调殆的牙齿重新修形或者修复治疗。

颞下颌关节检查

颞下颌关节是颅下颌关节紊乱发生的部位，是人体内一个复杂而独特的关节。颞下颌关节是由髁突进入颞骨的下颌窝形成的。关节盘将髁突和下颌窝分离。在功能上，关节盘为纤维软骨，允许关节的多向灵活运动。每个关节（右关节和左关节）可以同时单独运动，但又受另一侧关节的影响。两侧TMJ连接在同一块骨（下颌骨）上，这使整个咀嚼系统的功能变得更加复杂。

下一章节将简要讨论与颞下颌关节检查的基本要素以及颞下颌关节功能紊乱最常见的症状和体征。

颞下颌关节检查的基本要素

一个功能理想的颞下颌关节的特征是具有和谐协调的肌肉收缩方式，这是正常功能咬合的基础。颞下颌关节功能紊乱描述的是真正的关节功能紊乱和神经肌肉功能紊乱及其相关肌肉的痉挛。导致颞下颌关节功能紊乱的因素有很多，但是许多研究指出大多数因素都是与功能相关的，而病理性殆的影响在这种情况下起着非常重要的作用[29-30,32,52]。

一般说来，颞下颌关节的检查包括以下几个方面：咀嚼肌、开口运动时的髁突动度、开闭口运动时的下颌运动范围。

咀嚼肌

咀嚼肌为下颌运动和咀嚼系统的功能运动提供能量。由咬肌、颞肌、翼内肌和翼外肌4对肌肉组成。肌肉痛被认为是与颞下颌关节功能紊乱相关的最常见的问题之一。因此，应进行咬肌和颞肌的触诊来确定是否有肌肉痛。

开口运动时的髁突动度

在正常开口运动中，左右侧髁突进行同步而对称的平移运动。通过在患者开闭口时双侧耳屏前的触诊，可以评估在开口及前伸时的运动情况。触诊还可以确定双侧关节是否存在疼痛、摩擦音和咔嚓声。此外，听诊器有助于发现关节内的病理性杂音。在开闭口过程中的异常运动，如中线偏斜，也可能是咬合不协调（如咬合早接触）的征兆。在开闭口运动过程中，颞下颌关节的关节盘对髁突的运动起着重要的作用，下面将进行简要讨论。

关节盘及其周围结构

关节盘由缺乏神经血管的致密纤维结缔组织组成。在矢状面上，根据厚度可分为3个区域。中

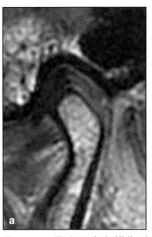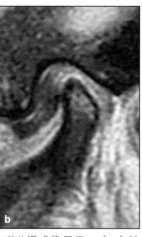

图6-64 最大牙尖交错位时的磁共振成像显示：（a）关节盘处于与髁突相对的生理位置；（b）关节盘相对于髁突前移位（由Alexandre Eustaquio Rocha医师提供）。

间区最薄的，被称为中间带。后带一般比前带稍厚。在正常的关节中，髁突正对较薄的中间带。在运动过程中，关节盘在一定程度上是易弯曲的，可以适应关节表面的功能要求。关节盘保持其形态和位置稳定，除非存在破坏性力或关节内结构变化（图6-64a）。适当的形态加上关节内压力使关节盘具有一个自我定位的特性。

引起关节功能障碍的因素有很多不同种类，髁突在下颌关节窝内的位置不稳定是常见因素之一。咬合不协调常常与髁突在关节窝中的位置不太理想有关。如果在关节的关节盘和关节窝关系不稳定的情况下负载，则可能会发生异常运动以获得稳定。这将导致关节盘韧带被拉长和关节盘变薄。与任何关节系统一样，韧带起重要的保护作用。关节韧带是由不能被拉伸的胶原结缔组织组成的（在这里，拉伸是指仍能回到原始长度）。如果施加牵拉力，韧带可能会拉长。一旦韧带被拉长，常会损害关节功能，因为相对于髁突来说，关节盘可能处于一个不太理想的位置（图6-64b）。

关节盘向后附着于盘后组织，向前附着于翼外肌上头。盘后组织区是唯一允许关节盘后退的结构。如果由于某种原因，关节盘韧带（内极和外极）和关节盘后组织结构受损，关节盘可以在髁突的关节面上自由移动。因为在闭口位，盘后组织对关节盘的位置没有太大影响，翼外肌上头的紧张（即使在静止状态下，肌肉也处于轻度收缩状态）将促使关节盘处于相对髁突更前的位置。如前所述，翼外肌上头被认为是关节盘的前移牵引肌。可以想象，如果肌肉过度活跃，翼外肌上头会对关节盘的位置产生更大的影响。

这种功能关系的重要意义是，当运动开始时，髁突在关节盘下发生一定的平移。在正常关节中不会发生这种类型的运动。在这类运动过程中，增加的关节内压力可能会妨碍关节平稳地滑动。关节盘可能会出现轻微受压或卷曲，导致髁突突然运动跨过关节盘，并回到正常的盘突关系。开口运动过程观察到单一咔嚓声表示关节盘处于紊乱初期，也被称为颞下颌关节内紊乱。如果这种情况持续下去，就会出现第二阶段的紊乱。关节盘的持续故障将导致髁突位于后带更靠后的位置。与髁突相对关节盘的形态改变可在髁突复位的闭口初期产生第二次咔嚓声。此时的紊乱阶段被称为可复性弹响。只能通过根尖周X线片和磁共振成像来精确检查髁突、关节盘和韧带的特征。

开闭口运动时的下颌运动范围

在健康的TMJ中，下颌平均开口度约为50mm[6]。临床上，可以通过在口内放入三横指来评估切牙间距离（图4-9）。这通常与50mm的测量值吻合。下颌最大开口时，认为切牙间距离小于35mm为张口受限，可能预示着颞下颌关节功能紊乱。应记录张闭口时下颌运动范围的异常表现，并用来补充口内检查。

在开闭口运动过程中，关节内关节盘的位置

对髁突运动具有重要作用。关节盘移位与关节功能运动的杂音（咔嚓声、捻发音、水泡音）有直接关系。

颞下颌关节功能紊乱的症状和体征

颞下颌关节功能紊乱最常见的症状和体征一般包括：

• 下颌功能运动时疼痛。

• 咀嚼肌触诊疼痛。

• 关节区触诊疼痛（耳内及耳周疼痛）。

• 功能运动时关节杂音（咔嚓声、捻发音、水泡音）。

• 下颌运动受限（小于35mm）。

• 张口时髁突不对称运动。

• 在开闭口运动过程中下颌运动异常。

扫一扫即可浏览
参考文献

第7章

口内检查：缺牙区
Intraoral Examination: Edentulous Areas

在大多数病例中，对缺牙区进行检查的主要目的是为了制订缺失牙的修复计划，以便为患者提供功能和美观兼备的修复体[1-5]。为了达到这个目的，口腔医师首先应了解需要评估的是哪些因素（与缺牙区相关）。在这些信息的基础上，口腔医师才能确定现有的条件是否有利于理想的最终修复体的制作。分析评估过程中获得的结果，可以揭示与治疗预后相关的重要因素，包括潜在的限制因素。

一般来说，在完成修复治疗后，患者应能够舒适而高效地咀嚼，言语自如，并获得令人满意的外观[1,4]。此外，最终修复体不应对其支撑组织造成任何不良影响，并易于清理。如果现有的临床条件适合制作出符合这些标准的修复体，那么可以开始治疗程序。如果现有的临床条件不适合，口腔医师应研究需要进行哪些治疗来改善患者的临床情况，以便制作出合适的修复体。

缺失牙可以通过传统义齿修复（见第11章）、种植体支持式义齿修复（见第12章）或两

框7-1

修复缺失牙所需的理想条件

- 最终修复体有一定水平的牙龈乳头形成（适当的牙龈乳头形成）
- 最终修复体冠周缘的龈缘轮廓与相邻牙齿的协调（龈缘与邻牙或对颌牙在同一水平）
- 有利的牙龈生物型
- 理想的种植体植入位置（足够的骨量）
- 理想的修复体牙冠-牙槽嵴关系
- 足够的修复空间

种修复方式混合式修复。为了获得可靠的治疗效果，在开始任何治疗措施之前，口腔医师应对能够制作出美观又令人满意的预期修复体的理想临床条件有清晰的认识。理想临床条件的具体要求见框7-1。应特别关注美学区的情况。牢记这一点后，检查缺牙区应明辨与上文提及的理想临床情况不符的因素。只有完成这些工作才能采取治疗措施。本章为读者提供了用于诊断、确定预后和缺牙区治疗的信息（方法和材料）。而读者如果

通过查阅文献，将很容易获得大量关于怎样使用传统修复方式去修复缺失牙齿的信息，因此本章只特别强调关于口腔种植学的治疗程序。

使用种植体支持式修复体治疗缺牙区的诊断和预后

缺少一颗或多颗牙齿便可诊断为牙列缺损。然而，为患者制订可预测的治疗计划，仅获取一颗或多颗牙缺失的诊断信息远远不够。为缺失牙制订准确的修复治疗计划，需要更多的信息。

需要注意的是，使用种植体支持式修复体来修复缺牙区或无牙颌的治疗计划，并不像在其他领域（如牙周病学、牙髓病学、殆学）那样是由诊断决定的。事实上，种植修复方案的制订应考虑到影响良好治疗预后的因素，包括缺牙区的组织结构、修复牙冠-牙槽嵴的关系和修复空间。了解这两种情况之间的差异是很重要的，因为在修复缺失的牙齿时，特别是通过种植的方法，治疗的结果主要取决于对治疗预后的正确判断。

缺牙区的检查涉及两个主要方面。第一是对之前检查阶段收集可能影响缺牙区条件的因素进行分析。第二是对可能影响治疗预后因素的分析，尤其是与缺牙区密切相关的分析。第一个方面非常重要。笔者认为，对之前检查收集的因素进行分析，是后续检查的前提和要求。一旦获得了这方面知识，口腔医师就可以继续下一阶段的检查。这部分检查针对解决缺牙区的具体问题来进行。

检查程序的要求

检查缺牙区需要提前了解这两方面内容：①了解临床检查前期的相关数据；②了解所使用的辅助诊断设备。这两方面内容对明确影响缺牙区状况的潜在因素必不可少。

之前临床检查阶段收集的资料

应分析之前检查阶段收集的所有数据。并仔细评估口腔黏膜检查、牙周检查、牙齿检查以及咬合与颞下颌关节（TMJ）检查发现的相关问题。并特别关注那些可能直接或间接影响缺牙区状况的问题。

应特别注意唇-剩余牙槽嵴的关系，因为影响这两者关系的因素可能会妨碍垂直修复空间（见本章后面的部分）。还应认真考虑可能影响缺牙区邻牙预后的问题（如牙周病）以及可能在水平向和垂直向上影响现有缺牙间隙的因素。通常，缺牙间隙相邻的天然基牙或种植基牙位置异常可能会妨碍水平向修复空间，并影响美学和功能。对颌牙齿的伸长和/或移位等牙齿位置相关的异常以及殆平面或咬合垂直距离（OVD）的变化，都可能会改变垂直向修复空间，从而影响修复体的设计。如果忽视了这些问题，制订修复缺失牙的治疗计划，极有可能会损害最终治疗结果。

下列问题有助于检查者识别可能会影响或干扰缺牙区评估的问题：

- 患者的主诉和/或期望是否在某种程度上与缺牙区有关？
- 微笑分析是否发现存在与缺牙区有关的问题（唇-牙槽嵴关系不良）？
- 与缺牙区相邻的天然基牙（种植基牙）是否存在预后可疑或者预后不良（牙周、牙髓问题）？
- 与缺牙区相邻的天然基牙（种植基牙）是否存在可能会影响水平向修复空间的牙齿位置异常问题（倾斜牙齿）？
- 缺牙区对颌的天然基牙（种植基牙）是否存在可能会影响垂直向修复空间的牙齿位置异常问题（伸长、扇形移位）？
- 缺牙区相邻（相对）牙齿的切端/咬合面是否发

图7-1 （a和b）上下颌弓相对关系的口外和口内观。注意有以下问题：OVD的改变、殆平面的改变，以及切牙平面的改变（下颌前牙伸长）。（c和d）侧面观显示颌间距离减小，殆平面改变。

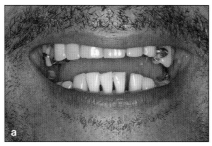
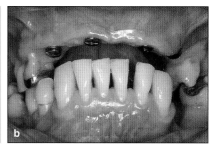
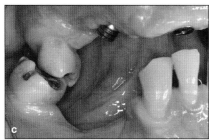
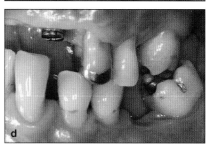

生改变？

• 咬合垂直距离是否改变？

如果发现可能影响缺牙区状况的问题，应确定这些问题对评估过程的影响程度。只有在这一过程完成后，才能进行缺失牙修复相关的治疗程序。

图7-1体现了上面提及的大多数问题，包括OVD的改变、殆平面的改变（图7-1c和d），以及切平面的改变（下前牙伸长；图7-1b）。如前所述，这些问题会对垂直修复空间产生直接影响，除非解决或最小化这些问题，否则无法正常进行缺牙区的修复治疗程序。因此，在植入种植体之前，需要将这些问题解决。已上殆架的模型和诊断蜡型等辅助诊断工具对于发现和解决问题是必不可少的。

辅助诊断工具

完整的评估还需要额外的数据，而这些数据只能从辅助诊断工具中获得。已上殆架的模型、诊断蜡型、硅橡胶导板、放射导板和放射影像都是重要的辅助诊断工具，并对完善临床检查尤为

重要。已上殆架的模型、诊断蜡型和诊断导板是咬合检查必不可少的一部分，对研究牙齿位置、殆平面和OVD的改变非常有帮助[5]。

图7-2a～c展示的是图7-1中患者上殆架的模型。图7-2d～f显示的咬合方案，对于这个特定的患者来说此咬合方案已接近正常状态。调整殆架上切导针的位置，使患者的OVD增加1.5mm，从而增加了颌间距离。这样重建了殆平面，并微调了下前牙的切牙平面（图7-2f）。这些调整不仅有助于获得更稳定的咬合，而且为接下来修复体的制作提供了足够的垂直距离（图7-2g～j）。图7-2k显示的是患者口内戴上诊断性试戴义齿（诊断蜡型）。

一旦确定了牙齿排列位置，就可以评估水平向空间，可用硅橡胶印模来辅助这一程序。图7-3展示的是戴有诊断蜡型的上颌研究模型，以及记录了戴有诊断蜡型上的牙齿颊向位置的硅橡胶印模。去除模型上的诊断蜡型，就可以测量剩余牙槽嵴和拟修复牙齿颊面之间的水平向与垂直向空间。这些信息对确定制作修复体的空间是否足够很重要。此外，在为已行种植体植入的患者（转诊患者）制订修复治疗计划时，该技术可以帮助

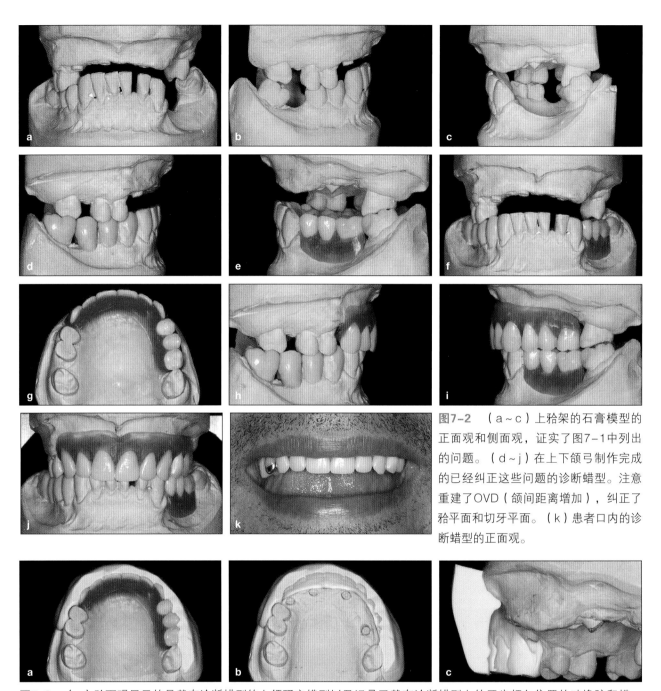

图7-2 （a~c）上𬌗架的石膏模型的正面观和侧面观，证实了图7-1中列出的问题。（d~j）在上下颌弓制作完成的已经纠正这些问题的诊断蜡型。注意重建了OVD（颌间距离增加），纠正了𬌗平面和切牙平面。（k）患者口内的诊断蜡型的正面观。

图7-3 （a）𬌗面观显示的是戴有诊断蜡型的上颌研究模型以及记录了戴有诊断蜡型上的牙齿颊向位置的硅橡胶印模。（b和c）研究模型上去除诊断蜡型的硅橡胶，可以测量出剩余牙槽嵴和拟修复牙齿颊面之间的水平向和垂直向空间。

口腔医师确定种植体的植入位置和最终修复体的牙冠之间是否存在良好的关系。在这个特定情况下，可以发现种植体植入的位置并没有与最终修复体的位置相协调（图7-3b）。

初步完成评估后，就可以考虑修复材料和方法了。此时也可以确定序列治疗方案。这种方法使口腔医师能够很好地控制整个病例，特别是在复杂病例中。诊断蜡型可作为制作放射导板的参考，放射导板是获得剩余牙槽嵴特征的精确信息必不可少的。此主题的详细内容将在本章后面讨论。在检查程序准备充分和辅助诊断工具可用的前提下，就可以真正开始检查缺牙区。为了方便检查程序，分别列出了牙列缺损和牙列缺失的缺牙区检查时要考虑的因素。虽然牙列缺损和牙列缺失缺牙区检查需要评估的要素是相同的，但都有各自具体的评估方法。

牙列缺损缺牙区的检查

本节聚焦在上颌前牙区（美学区），因为这一区域可能是修复治疗中难度最大的区域之一，尤其对于高笑线的患者来说。也可以用同样的原则来分析口内后牙区。

缺牙区检查时需评估的基本要素

缺牙区的评估（特别是上颌前牙弓的前部）涉及许多不同的因素，可以从修复和外科的角度来研究这些因素。理想情况下，检查程序应首先聚焦在修复治疗方面。一旦确定了修复治疗程序，就可以进行外科程序来实现预定的修复目标。这一过程将增加整个治疗结果的可预预测性。

修复相关部分

缺牙区的检查不仅包括对剩余牙槽嵴结构和软硬组织结构的评估，还需要研究最终修复体（修复牙冠）的位置与剩余牙槽嵴的关系。这个关系是治疗计划中的一个关键因素，即修复空间。通过了解现有修复空间的大小，口腔医师可以确定新修复体人工牙冠的数量、分布和理想位置。因此，从修复的角度来看，缺牙区的评估要素包括以下几个方面：①缺牙区牙槽嵴的结构；②修复牙冠–牙槽嵴的关系；③修复空间。对这些因素评估得出的结果将对修复和外科治疗计划产生直接影响，特别是在考虑进行种植治疗时。理解这些事实不仅有助于选择最佳修复方案来修复缺牙区，而且有助于治疗预后的判断。这些事实还显示了外科手术的重要细节（例如，需要牙槽嵴增量术、理想的种植体植入位置等）。

手术相关方面

手术治疗的目的是来实现传统修复和种植修复的要求。从传统修复的角度来看，手术的目的往往是为了消除或控制疾病，并为保留的余留天然牙列提供一个健康的环境。在这种情况下，手术常包括阻生牙或残留牙根的拔除、口腔前庭成形术、系带切除术、上颌结节修整术和腭穹隆成形术。在种植治疗中，缺牙区的评估通常包括软硬组织评估以及骨量测量术，这类手术包括牙槽嵴修减术和牙槽嵴增量术（软硬组织增量）以及种植体植入术。有时，也常需要修复前手术来修整牙槽嵴（例如去除可能干扰修复体正确就位或脱位的倒凹），从而为活动修复体提供合适的就位道。

对于牙列缺失或潜在牙列缺失的修复病例，牙周科医师和/或口腔外科医师应完全了解所有的修复要求，因为进行手术的目的是为了达到或优化特定的修复效果。这就是"以修复为导向"治疗理念的本质。有关手术的详情不在这本书讨论的范畴，读者可以查阅更专业的文献来获得更详细的信息。

缺牙区牙槽嵴的结构

确定缺牙区牙槽嵴结构的改变程度对制订修复和外科治疗方案很有意义。牙齿拔除后，牙槽嵴骨量会丧失。这不仅会影响牙槽骨结构，还会

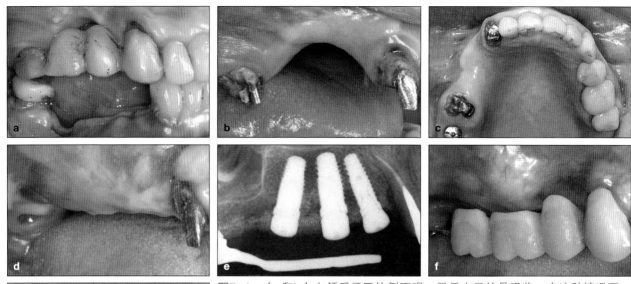

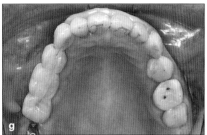

图7-4 （a和b）上颌后牙区的侧面观，显示大量的骨吸收。在这种情况下，除非进行牙槽骨增量术，否则无法植入种植体。（c）第一次骨增量术后的缺牙区的𬌗面观。注意在第一次骨增量术中，在第二磨牙远中植入了一颗种植体。（d）同一区域软硬组织移植后的侧面观。（e）根尖周X线片显示了植入的种植体（图7-4a~d由Marcus Guimaraes博士提供）。（f和g）临时冠/种植体支持式修复体的侧面观和𬌗面观。

影响软组织结构，特别是牙龈乳头的高度。骨吸收程度受牙周病、根尖周病变、外伤和多颗牙拔除等许多不同因素的影响[4-5]。此外，牙齿缺失的数量和部分牙齿缺失的部位可能会发生更多的骨吸收。一般说来，牙齿缺失数量越多，牙槽嵴吸收程度越大。在牙齿拔除的同时或后期进行骨增量术可以最大限度地减少骨吸收，这样就可以在修复治疗阶段更容易获得更好的功能和美观效果（图7-4）。对缺牙区牙槽嵴结构的完整评估包括对软组织和硬组织的评估。

软组织相关的要素

软组织的评估要素包括牙龈乳头高度、修复体唇侧龈缘的位置和牙龈生物型。

牙龈乳头高度

第4章讨论了牙龈乳头及其分类[6]。本节简要回顾影响牙间/种植体间牙龈乳头高度水平及影响牙龈乳头有无的因素。

牙龈乳头存在与否和很多因素有关。为了获得可预期的结果，在进行任何手术（拔牙或涉及骨的手术）前，口腔医师必须熟悉所有会影响牙龈乳头的维持和成形的因素。在手术前就确定牙龈乳头形成的预后，这也非常重要，特别是在种植病例中。

许多研究[7-10]试图明确牙龈乳头出现的条件和再生的方法。牙间/种植体间牙龈乳头存在与否受以下几个方面因素影响：①邻间骨高度和牙齿接触点之间的关系；②两颗相邻牙齿牙根之间、

图7-5　根尖周X线片显示种植体支持的牙冠近远中向的牙槽骨水平。当接触点到牙槽骨的距离不超过5mm时，牙龈乳头的充盈率为98%。这张根尖周X线片同时显示了种植体和邻牙间的距离。一般认为种植体和邻牙间必须保持至少1.5mm的间隙，才能形成适当的骨结合，并减少远期骨吸收的风险。

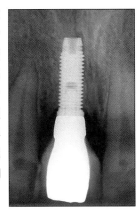

图7-6　（a）重叠中切牙的正面观。由于牙根靠近，薄的邻间骨增加了骨吸收和牙龈乳头消失的风险。（b）牙根分离通常会增加龈外展隙的大小，这更容易导致黑洞或邻间隙"黑三角"的出现。

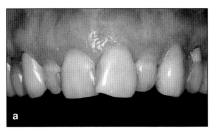

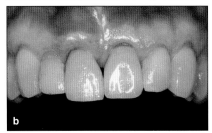

牙齿和种植体之间以及两颗种植体之间的邻间距离；③邻间隙形状和大小；④牙冠形状和邻间隙的大小。以上4个因素有助于确定牙龈乳头存在和形成的预后。

邻间骨高度和牙齿接触点之间的关系

Tarnow等[9]发现，当邻面接触点到牙槽骨的距离不超过5mm时，牙龈乳头的充盈率为98%；当距离为6mm时，牙龈乳头的充盈率仅为56%；而距离为7mm时，牙龈乳头的充盈率仅为27%。在单颗种植体中观察到牙龈乳头形成的距离（小于5mm）（图7-5）。虽然两颗种植体之间的牙龈乳头的形成更复杂，但当接触点到牙槽嵴的距离不超过3.5mm时，可以获得较好的效果[10]。

两颗相邻牙齿牙根之间、牙齿和种植体之间以及两颗种植体之间的邻间距离

为了获得牙龈乳头的完整性，建议相邻两颗牙的牙根之间的距离最小为3mm。在牙齿和种植体之间，建议至少保持1.5mm的距离以获得适当的骨结合和降低相邻牙齿的损伤风险（图7-5）。种植体之间至少有3mm的骨组织与牙龈乳头的存在直接相关[9]。

邻间隙形状和大小

当评估被牙龈乳头所占据的邻间隙的形状和体积时，为了确保牙龈乳头的存在，要求相邻的两颗牙牙根之间的骨要有一定的宽度。牙根接近牙的邻间骨量菲薄，当牙根间距小于0.5mm时，骨吸收导致牙龈乳头消失的风险显著增加（图7-6a）。相反，牙根分离通常意味着增加了邻间隙大小，这也会带来最终牙龈乳头美学重建相关的问题（图7-6b）。可以通过正畸和/或修复治疗来减少邻间隙的大小。

牙冠形状和邻间隙的大小

当考虑到牙冠形状时，与卵圆形和三角形牙齿相比（图7-8），方圆形牙齿（图7-7）能获得更好的美学效果，因为方圆形牙齿的邻面接触区更长，所以需要牙龈乳头充填的空间就更少。三角形或锥形牙齿的邻面接触区更接近切端，牙龈退缩和"黑三角"形成的风险就更高。

修复体唇侧龈缘的位置

天然牙和修复牙冠周围软组织位置的协调性是获得美观迷人微笑的关键，还会对牙冠的长度和比例产生很大的影响。在天然牙中，临床牙冠

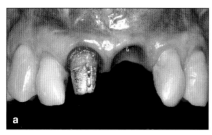 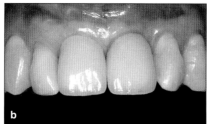

图7-7 （a和b）方圆形牙齿的正面观。在这种情况下，由于邻面接触区更长，所以需要更少的牙龈乳头来充盈间隙，因此降低了牙龈退缩的风险。

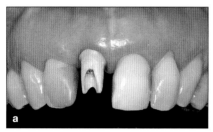 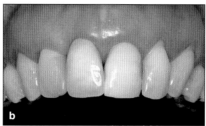

图7-8 （a和b）三角形牙齿的正面观。在尖圆形和卵圆形牙齿中，近中接触区域的位置更靠近殆方，需要填充的龈外展空间更大。这可能会导致更高的邻间牙龈退缩风险，增加了邻间隙"黑三角"出现的可能。

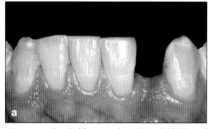 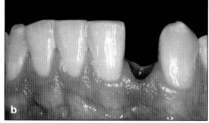 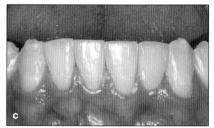

图7-9 （a）缺牙区（下颌左侧侧切牙缺失）的唇面观。（b和c）注意修复牙冠周围的软组织轮廓与邻牙处于同一水平。

的长度取决于牙冠颈部软组织的位置和牙齿切端/牙尖。因此，牙冠比例受龈缘的位置的影响。例如，中切牙牙冠的最佳宽长比是75%～80%。如Lombardi[11]所述，上颌中切牙应比侧切牙大约宽60%，侧切牙应比尖牙近中面宽60%。因此，如果牙龈组织的位置不正确，就会改变牙冠的比例，可能会损害美观。此外，为了获得满意的外观，修复体应该在长度上模仿相邻的牙齿，并在软组织轮廓和瞳孔连线间应有整体的平行感（见第4章"微笑分析"）。同样，这要求修复牙冠周围的软组织轮廓与邻牙或对颌牙齿处于同一水平，在上下颌均是如此（图7-9）。应尽量避免或减少相邻牙齿之间临床牙冠长度的极端不协调。

因此，口腔医师准确预测种植体周围牙龈组织在修复体颊面位置，这是最终修复能获得优秀美学效果的重要前提。口腔医师还应在计划阶段（手术前阶段）就能明确可能影响理想软组织位置的潜在因素。这是制订有效手术计划的关键，特别是在口腔种植中。

牙龈组织和修复牙冠之间的关系受很多因素的影响，传统修复和种植修复将分别进行阐述。在传统修复（固定局部义齿）中，修复牙冠（桥体）和剩余牙槽嵴之间的关系主要取决于软组织和桥体与软组织的接触方式（图4-31）。而在种植病例中，骨组织结构，确切地说是骨体积（牙槽骨的大小和形状），以及修复体与牙槽骨的关系（牙冠-牙槽嵴关系）是获得和维持牙冠周围协调的唇面牙龈轮廓的关键因素。在评估过程中，牙龈生物类型也是一个需要考虑的关键因素。

理想情况下，剩余牙槽嵴（大小和形状）应

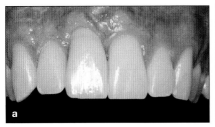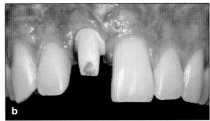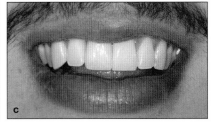

图7-10 （a和b）临床图像显示，种植体支持式牙冠唇面软组织的位置与相邻中切牙不在同一水平。注意种植体支持的修复牙冠比邻近天然牙的牙冠更长。（c）幸运的是在这个病例中，患者的笑线低，这种牙冠长度差异并没有显现出来。

图7-11 （a和b）临床图像显示，种植体支持的牙冠牙龈水平与邻牙不协调，因此对于这个高笑线的患者来说，牙冠显得更长。（c和d）制作了一种可拆卸的丙烯酸树脂义龈来遮盖这个更长的牙冠，改善了美观效果。

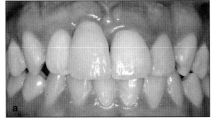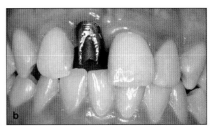

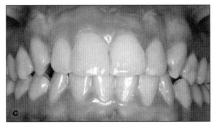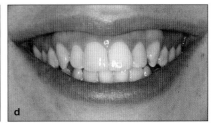

该允许种植体颈部植入更偏腭侧的位置（至少保留1mm厚的颊侧骨板），并位于邻牙釉牙骨质界下方或根方3mm处[12-13]。这可以减少牙槽嵴颊侧骨板的吸收，而颊侧骨板吸收必然会导致牙龈退缩。

当没有考虑到这些因素时，美学效果将会受影响。图7-10中的病例展示了修复体周围唇侧软组织的位置与邻牙的不协调（不在同一水平），结果导致种植体支持的修复牙冠比邻牙显得更长（图7-10a）。这可能会给一个高笑线的患者带来严重的影响（图7-11）。为了避免取出种植体，一种可能的解决方案是使用可拆卸的丙烯酸树脂义龈，义龈可用制作全口义齿的热固化的粉红色丙烯酸树脂制作（图7-11c）。图7-12显示的是种植体植入位置不佳和软组织位置不佳严重损害美观效果的情况。在这个病例中，为了改善美观效

果，同样可以制作可拆卸的丙烯酸树脂义龈。

牙龈生物型

牙龈生物型在种植体支持的牙冠周围的牙龈的位置发挥重要影响。如第5章所述，软组织根据其体积可分为薄龈型和厚龈型。厚龈生物型意味着存在更多的纤维组织、更多的血管和更厚的支持硬组织，这使得其抵抗机械损伤的能力更强。还可以防止天然牙和种植体的骨开窗与牙龈退缩。因为厚龈生物型具有优良的特性，并在许多不同的情况下都能获得良好的美学效果，所以自然牙列和种植体周围为厚龈生物型更佳（图7-13）。薄龈生物型不仅抵抗能力更弱，在选择修复部件时也需要很谨慎。与钛基台相比，不含金属的修复基台美学效果更佳（图7-14）。

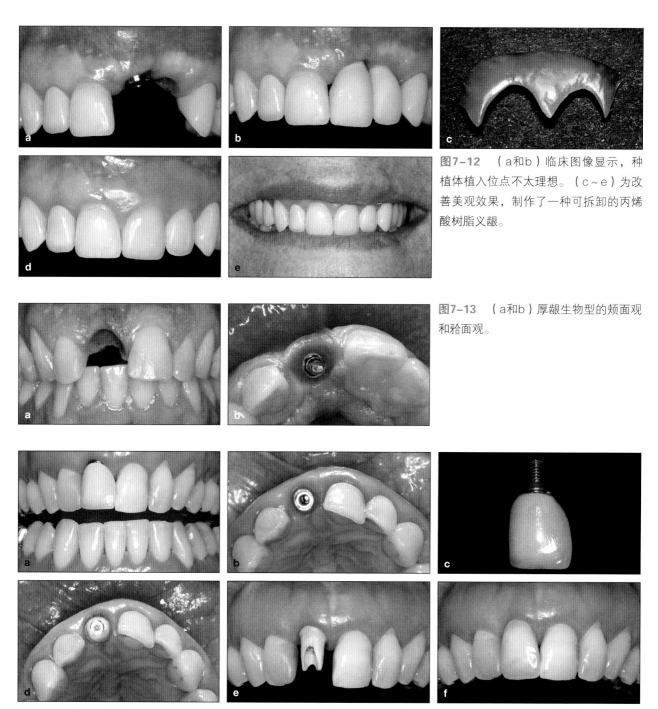

图7–12 （a和b）临床图像显示，种植体植入位点不太理想。（c～e）为改善美观效果，制作了一种可拆卸的丙烯酸树脂义龈。

图7–13 （a和b）厚龈生物型的颊面观和殆面观。

图7–14 （a和b）薄龈生物型的颊面观和殆面观。注意可以看见修复体的钛合金部件（c）损害了美观。（d～f）替换成不含金属的修复体，带来了更好的美观效果。

硬组织相关的要素

　　硬组织相关要素分析包括缺牙区牙槽嵴的大小、形状和倾斜度。这些要素受很多因素的影响，其中最重要的因素是牙齿缺失的病史以及缺失牙曾采用的修复方式。

　　牙齿拔除后，牙槽嵴发生骨吸收。随之软组织也会受到影响。软硬组织的改变量受很多不同的因素影响，如牙周病、根尖周病、创伤和多颗

图7-15 （a）患者佩戴上颌全口义齿和下颌远中缺失的可摘局部义齿的正面观。（b）全景片显示上下颌重度骨吸收。

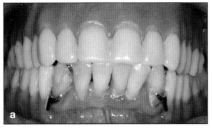
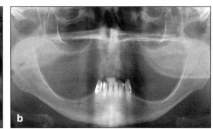

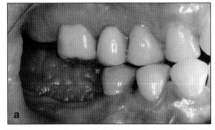
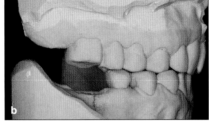
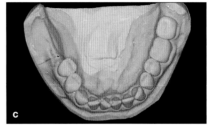

图7-16 （a）右后象限的侧面观，显示出正对下颌第一磨牙区域。（b和c）上殆架的石膏模型的侧面观和殆面观。（d和e）显示缺牙区的全景片和根尖周X线片。

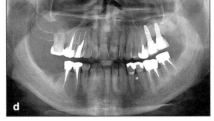
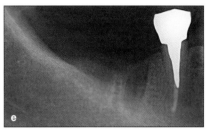

牙拔除。牙齿缺失的数量和缺牙部位可能会加剧牙龈退缩和骨丧失。一般来说，牙齿缺失的数量越多，牙槽嵴吸收量越大。在牙齿拔除当时或拔牙后进行植骨手术能最小化牙龈退缩和骨吸收，并在修复治疗阶段获得更好的美学效果。

选用的修复缺失牙的修复体类型在剩余牙槽嵴的结构中也起到重要作用。缺失牙可以使用传统修复体、种植体支持式修复体或传统-种植混合修复体来修复（见第10章~第12章）。在牙支持式传统修复体（固定局部义齿或肯氏Ⅲ类、肯氏Ⅳ类可摘局部义齿）中，修复体本身不会影响剩余牙槽嵴的结构，但会影响桥体的设计或丙烯酸鞍基的大小。在黏膜支持式活动义齿中，剩余牙槽嵴的大小和形状会对修复体的稳定和固位产生重要影响。此外，必须牢记的是，对于牙支持式活动修复体（可摘局部义齿和全口义齿），咀嚼力从丙烯酸鞍基传递到缺牙区牙槽嵴上，这将导

致骨吸收，并进一步影响牙槽嵴的大小和形状[14-17]（图7-15）。

在口腔种植学中，剩余牙槽嵴的特征不仅直接影响种植体尺寸的选择和植入位置，而且还决定是否需要进行植骨手术[5]。此外，剩余牙槽嵴的大小、形状和倾斜度会对最终修复牙冠的位置与剩余牙槽嵴的关系产生较大影响。

牙槽嵴大小

缺牙区牙槽嵴的大小或体积与现存的软硬组织量直接相关。对牙槽嵴的完整评估需要临床检查和影像学检查。在评估过程中，研究模型和诊断导板也是重要的辅助工具（图7-16）。牙槽嵴的高度和宽度对美学效果都起重要作用，特别是在上颌前牙区，原因是牙槽嵴的高度和宽度会影响缺失牙的修复体设计。在传统固定修复学中，牙槽嵴的大小会影响桥体的形状，而在种植体支

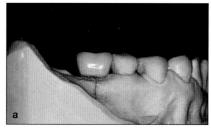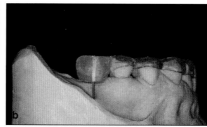

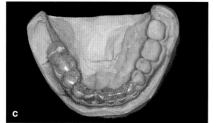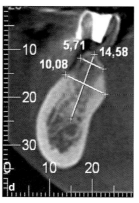

图7-17 （a~d）戴有诊断蜡型（用丙烯酸树脂人工牙替代第一磨牙）的研究模型的侧面观和殆面观、放射支架和第一磨牙对应部位的CT影像。注意到，在使用这种放射支架的情况下，口腔医师可以看到最终修复体（阻射轮廓）相对剩余牙槽嵴的位置。

持式修复体中，牙槽嵴的大小会影响种植体的植入位置、长度和直径，甚至决定是否需要进行植骨手术。此外，牙槽嵴高度和宽度不太理想时，可能会导致不合适的种植体植入位置（例如植入深度），这将损害功能（生物力学）和美学，特别是在美学区。

如果考虑行种植治疗，在进行治疗前，全面了解牙槽骨的状况是必不可少的。此外，在研究剩余牙槽嵴的特征时，口腔医师不仅要关注牙槽嵴的高度、宽度和形状，还应关注修复体相对剩余牙槽嵴的位置（图7-17）。

对于口腔医师来说，理解牙槽嵴大小对牙冠-剩余牙槽嵴三维关系和最终修复体的修复空间的影响很重要。此外，有必要了解所有这些因素是如何相互作用的，以及它们对修复牙冠形状（主要是长度）和最终修复体的设计及性能的潜在影响，特别是在美学和功能方面。将在本章后面内容介绍相关主题的更多信息（参见"修复体-牙槽嵴关系"）。

剩余牙槽嵴的大小直接与软硬组织发生的吸收程度相关。骨吸收的部分原因包括牙周病相关

的骨缺损和根尖周病变、外伤和多颗牙拔除等其他类型的炎症过程。还需考虑的一个因素是在黏膜支持式修复体中来源于丙烯酸鞍基的压力将会加剧和加速牙槽嵴吸收。

从修复学角度来看，牙槽嵴吸收程度可分为轻度、中度或重度。该分型方法存在一定的主观性，但与其他辅助诊断工具相结合也很有效。对于口腔修复医师来说，了解牙槽嵴的结构是如何影响最终修复体轮廓的，这是十分重要的。当绝大部分牙槽嵴存在时，可以建立理想的人工牙冠-牙槽嵴的关系。在这种情况下，无论是传统的固定局部义齿还是种植体支持式修复体（图7-18），最终修复体在大小和形状上都能与天然牙非常相似。对于种植病例来说，这是一种最佳的临床方案，特别是在美学区，因为此时可以实现种植体和修复体位置的绝对一致性[4-5]。在理想情况下，当邻牙牙周支持组织完整时，种植体颈部应该放置在邻牙釉牙骨质界根方约3mm的位置。当牙槽骨吸收量最小时，可以获得良好的生物力学和美学效果。当牙槽骨出现中度吸收时，除非进行牙槽嵴增量术，否则修复牙冠往往会变

图7-18　（a）与邻牙大小和形态相似的种植体支持的牙冠的侧面观。（b）当牙槽嵴吸收量不多时，可以建立理想的修复牙冠与牙槽嵴的位置关系。

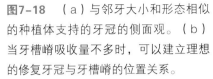
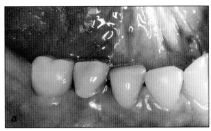
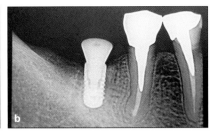

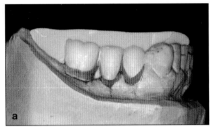
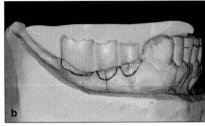
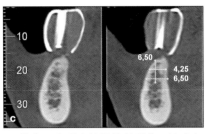

图7-19　（a和b）戴有诊断蜡型和硅橡胶指引的研究模型的侧面观，显示下颌后牙区发生了中重度的牙槽骨吸收。注意与图7-17a的情况相比，诊断蜡型中牙冠的高度明显增加了。（c）在CT图像显示了重度牙槽嵴吸收情况下的修复牙冠与剩余牙槽嵴的位置关系。注意牙冠（阻射轮廓）的高度明显高于图7-17d的。

长，因为修复牙冠包括了解剖牙冠和部分牙根。图7-19显示的是下颌骨后牙区的中重度牙槽骨吸收。需要注意的是，与图7-17a中的情况相比，诊断蜡型中的牙冠高度明显增加。当上颌前牙区发生严重骨吸收时，通常来说，修复体不仅修复了部分缺牙区，还为软组织提供支持。虽然可以获得可接受的美学效果，但可能会损害生物力学。

当面临牙槽嵴高度和宽度问题时，特别是在上颌前牙区，为了获得合适的生物力学和自然的最终效果，常建议进行软硬组织增量术。

牙槽嵴形状

剩余牙槽嵴形状与其高度和宽度密切相关。宽阔、骨壁平行（或凸出）和圆凸表面的牙槽嵴常被认为是最理想的传统修复和种植修复条件。在传统修复中，牙槽嵴的这种形态为黏膜支持式活动义齿提供足够的支持和稳定，也有利于固定局部义齿中美学桥体的制作。在种植修复中，当可用的高度足够时，牙槽嵴的这种形态常可以植入最佳尺寸的种植体并植入在理想的位置。而且，如前所述，这种情况将允许修复牙冠具有与

牙列中的邻牙相匹配的合适牙冠长度（唇颊面的龈缘位于修复牙冠的适当位置）。

有时，由于牙槽嵴的吸收，其颊侧骨板呈现为凹形（图7-20a），并妨碍修复治疗程序。研究[18]表明，骨吸收常发生在牙齿拔除后，不管是否只是进行单纯的牙齿拔除术还是牙齿拔除同时进行位点保存术（位点保存技术）都会发生牙槽骨吸收。在这两种情况下，可发现牙槽嵴形状（主要是水平向吸收）的变化，特别是在上颌前牙区。但是，在牙齿拔除同时进行牙槽嵴保存术时，文献报道可获得更好的效果。

在牙齿缺失后，特别是上颌前牙，覆盖牙根的薄层唇侧骨壁进行骨改建，牙槽嵴可能发生大量的骨吸收。Schropp等[19]研究了250例患者的唇侧骨板厚度，发现上颌前牙唇侧骨板厚度为0.3~1.0mm，其中约50%的骨板厚度小于0.5mm。这意味着，对于很多患者来说，除非进行一些牙槽嵴保存技术，否则上颌前牙拔除后将导致整个颊侧骨板的丧失，并严重影响整个牙槽嵴的形态。

Iasella[20]研究了拔牙后的骨吸收，发现在拔

前　　　　　　　　　　后

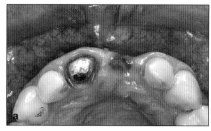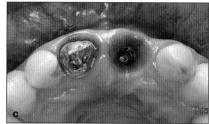

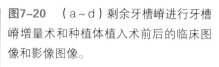

图7-20　（a~d）剩余牙槽嵴进行牙槽嵴增量术和种植体植入术前后的临床图像和影像图像。

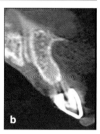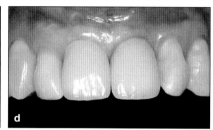

牙后3~12个月内，水平向骨吸收量可达牙槽嵴的30%~50%。如果种植治疗是首选的治疗方法，由于这种形式的牙槽骨吸收，牙槽嵴的宽度更转向腭侧，导致种植体不能植入在合适的位置上。

为了最大限度降低因牙齿脱落而导致牙槽嵴形状发生的明显改变，许多学者[21-23]提倡使用牙槽嵴增量术，要么用于改善剩余牙槽嵴的结构，要么在牙齿拔除后即刻使用。无论用于哪种情况，都应该进行严谨细致的术前分析。当已经拔除单颗牙或多颗牙齿时，缺牙区已经发生了最有可能的改变，因此在进行任何治疗之前，必须明确这些可能变化的性质和程度。此外，还必须了解剩余牙槽嵴的形状和大小是如何受到影响的。在透彻理解以下几点后进行分析：①最终修复牙冠的理想位置与牙槽嵴之间的关系；②现有的修复空间。可用CT扫描来评估牙槽嵴的形状和大小，以及最终修复牙冠的理想位置和牙槽嵴之间的关系（牙冠-牙槽嵴关系）。为了实现CT扫描的精确评估，合理设计的放射导板是必不可少的（图7-20b）。

这些辅助诊断工具的使用有助于确定种植体的理想植入位置。也更容易确定是要进行骨增量术还是进行剩余牙槽骨磨除术。为了纠正明显的

牙槽嵴缺损，常考虑牙槽嵴增量术（软硬组织移植）。这有助于外科医师将种植体植入在理想的位置，从而获得更好的美学效果。不理想的牙槽嵴形状可能会损害传统修复体和种植修复体的稳定性、美观性和功能，从而影响修复治疗效果。因此，为获得整个治疗的长期成功，管理和保留牙槽嵴的体积和形状至关重要。图7-20c和d展示的是牙槽嵴增量术后的剩余牙槽嵴的临床图像。

潜在缺牙区的管理

当牙齿即将拔除时，应采取一切必要的预防措施来避免或最小化牙槽骨形状和体积的变化。在这种情况下，软硬组织结构的协调是获得美学效果的先决条件，特别是在进行即刻种植时。如前所述，相比于高扇贝形牙槽嵴和薄龈生物型的患者，牙槽嵴颊侧骨板厚且厚龈生物型更有利。另一个非常重要的术前分析内容是骨探诊，来确定即将拔除牙齿的邻接骨高度。如果从牙冠接触点到邻牙骨水平的距离小于或等于5mm，那么可以获得良好的预期牙龈乳头重建效果。评估唇侧正中骨水平到即将拔除牙齿的龈缘顶点的距离也很重要。这个距离不应大于3mm，如果超过3mm，很可能发生更多的软硬组织退缩。

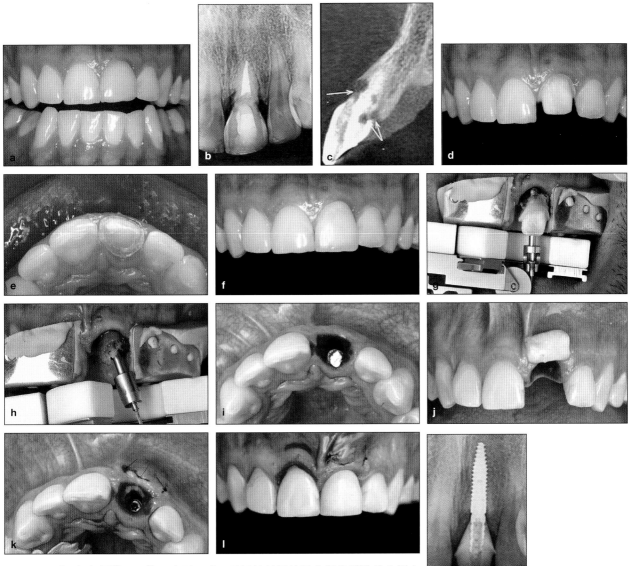

图7-21 （a）上颌前牙区的口内正面观，显示的是因外吸收即将拔除的左侧中切牙。（b和c）根尖周X线片和CBCT显示牙根颈部（近远中）的吸收。（d和e）已进行全冠临时修复的牙体预备后的正面观和殆面观。在拔除牙齿后，调整临时修复体并充当种植体支持式临时修复体使用。（f）就位后的左侧中切牙的临时修复体。（g和h）无创拔除牙齿。由于牙根吸收的缘故，分别拔除牙齿的牙冠部分和牙根部分。（i）拔牙位点植入种植体后的殆面观。注意种植体植入位置更偏腭侧。颊侧骨板和种植体表面之间的间隙将用骨替代材料填充来实现骨量保存同时进行软组织移植。（j）修整软组织移植物，使牙龈轮廓和牙龈乳头的位置达到最理想状态。（k）然后使用骨替代材料来维持骨体积。（l）手术完成后戴入临时牙冠的正面观。注意修整右侧中切牙的软组织轮廓来增加牙冠的长度。（m）修复完成的种植体的根尖周X线片（手术照片由Jose Alfredo Mendonça医师提供）。

在有利的条件下，即刻种植有利于保持牙槽嵴的大小和形状。在这种情况下，建议无创拔牙并进行不翻瓣的种植体植入术。当唇侧骨板完整并且种植体偏腭侧植入时，可观察到更可预期的结果。最少1mm厚的颊侧骨板可以防止或最小化骨吸收和牙龈退缩[24]。图7-21是一个上颌左侧中切牙因外吸收即将拔除的病例。采取了所有预防措施来最大限度地减少软组织萎缩和骨吸收。

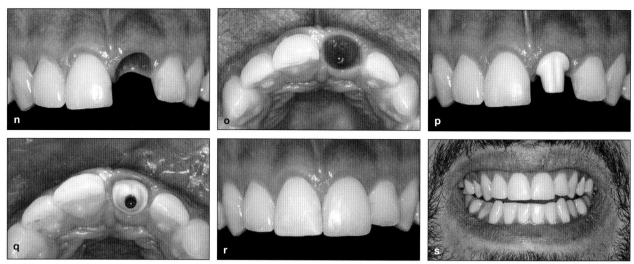

图7-21（续） （n和o）种植体植入2个月后软组织愈合的正面观和𬌗面观。（p和q）戴入个性化种植体基台的正面观和𬌗面观。（r和s）戴入最终修复体的正面观和全口影像。

牙槽嵴倾斜度

有时，牙齿的萌出可能伴随着牙槽突形成，如果这些牙齿受到异常或过度的力（例如，咬合过载），上下颌牙齿可能会出现扇形移位（图4-7）。如果牙齿拔除时没有进行合理的硬组织修整，剩余牙槽嵴可能会出现一定的倾斜，从而给修复治疗带来问题。如倒凹等问题的存在可能为活动修复确定合适的就位道造成困难。牙槽嵴的倾斜也可能妨碍种植体的正确植入，并可能导致种植体不合理的倾斜角度。

完成缺牙区结构检查后应达到的目标

在检查过程结束后，口腔医师应：

- 判断牙间/种植体间牙龈乳头是否能充盈（或形成）的预后。
- 判断最终修复体唇侧理想龈缘位置的预后。
- 确定软组织的生物型是否适合最终修复体。
- 确定骨量是否足够以获得种植体理想的三维位置。

除了本节介绍的内容外，修复牙冠相对于剩余牙槽嵴（牙冠-牙槽嵴关系）的最佳三维位置也非常重要。这个关系可能会影响修复体的美观和功能稳定性。

修复体-牙槽嵴关系

修复体-牙槽嵴关系是指最终修复体相对剩余牙槽嵴的三维位置关系。出于许多原因，修复体和剩余牙槽嵴的比例在制订治疗计划中起到十分关键的作用。它可能会影响美学、发音、功能以及最终修复体的现有修复空间。此外，在种植修复中，它将影响最终修复体的设计（如固定还是活动修复，螺丝固位/粘接固位）。牙槽嵴吸收或者骨量过多都对最终修复体的设计不利。正因为如此，对于口腔医师来说，在种植体植入前确定修复体-牙槽嵴关系非常有利，因为这可能会影响传统修复、种植修复和外科阶段的治疗计划的制订。

修复体-牙槽嵴关系可以在戴有诊断蜡型和临时修复体的研究模型及口内评估（图7-22和图7-23）。如果在影像成像阶段，患者佩戴合适的放射导板，CT影像也是一种判断两者关系的有效方法（图7-24）。

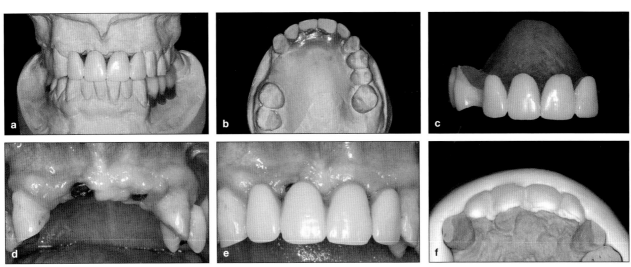

图7-22 （a和b）戴有诊断蜡型（局部义齿试排牙）的研究模型的唇面观和殆面观。（c）制作完成的蜡型的正面观。义齿设计和排牙程序与传统义齿的原则相同。（d和e）戴有或者不戴有诊断蜡型的上前牙缺失的口内图像。（f）如果对诊断蜡型的美观满意，可使用硅橡胶指引来观察修复体和剩余牙槽嵴之间的关系。这也有助于确定种植体植入的准确位置。如果种植体已经植入，也可以通过这种方法来检查种植体的植入位置是否正确。在这个特定的病例中，可以看到种植体植入位置与最终修复体的关系并不理想。

图7-23 （a和b）用临时修复体代替缺失的前牙的正面观和殆面观。在临时修复体的辅助下可以评估修复体与剩余牙槽嵴的关系。（c和d）戴有复制临时修复体和前牙缺牙区的研究模型的殆面观。在硅橡胶指引的辅助下，评估最终修复牙齿颊面位置与剩余牙槽嵴之间的关系。

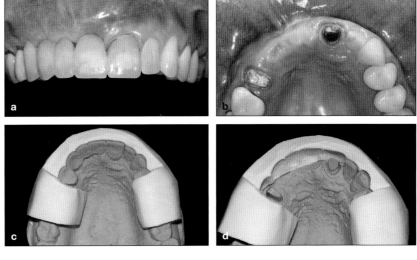

图7-24 （a和b）图7-23中患者佩戴放射导板拍摄的CT影像，用于检查最终修复体（放射阻射）的位置与剩余牙槽嵴之间关系。

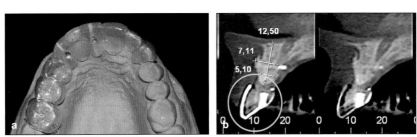

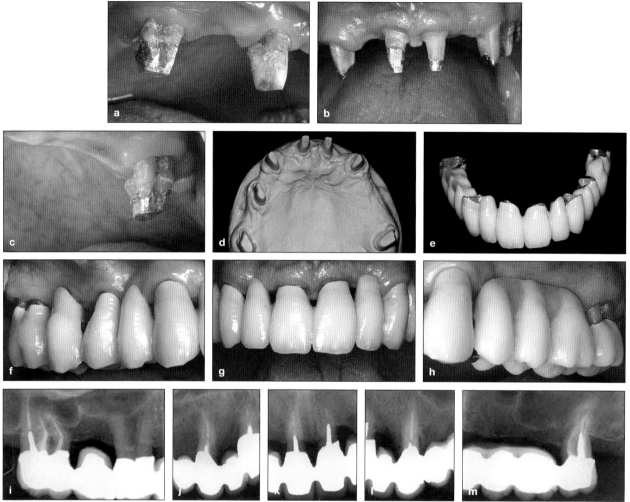

图7-25 （a~c）上颌牙齿预备后的临床图像，拟行传统固定修复。（d）研究模型上显示的剩余牙齿的数目、位置和分布。（e）最终金属烤瓷修复体。（f~h）修复体就位后的口内图像。（i~m）修复体戴入后，剩余基牙的根尖周X线片。

检查过程：初步考虑

当采用传统修复方式来修复缺失牙列时，关注的焦点是天然基牙的评估。常对剩余牙列的数量、位置、分布和牙周健康进行评估[1,25]（图7-25）。这些因素是决定修复体整体寿命的主要因素。而对修复牙冠（桥体）与剩余牙槽嵴的位置关系的评估主要用于美观和发音，并有利于判断是否需要通过软组织移植来进行牙槽嵴增量。有时，也可在修复体上添加牙龈色材料（如牙龈瓷或粉红色丙烯酸树脂）来补偿牙槽嵴的缺损，从而使修复体的外观更自然（图7-25h）。从传统

修复学的生物力学角度看，桥体相对于剩余牙槽嵴的位置并不重要，因为修复体的最终寿命主要取决于天然基牙的状态。

在种植修复中，修复体的位置与剩余牙槽嵴之间的关系会影响最终修复体现有的修复空间的大小，还会影响最终修复体的其他重要方面，如修复体的设计（固定或活动）、固位方式（螺丝固定或粘接固位）、发音、美观、口腔卫生维护是否便捷。倒置的牙冠-牙槽嵴关系是一个主要的生物力学风险因素，并可能对种植病例的预后产生极大影响[5,26-30]。

为了正确评估修复体-牙槽嵴关系，口腔医师

应有一套有效的评估方法，其核心是修复体-牙槽嵴关系的分类法。此外，在检查过程中特殊的诊断辅助工具也是必要的，用于评估修复体位置和牙槽嵴关系的方法同样可用于评估修复空间。对于经验丰富的口腔医师，可以同时评估修复牙冠-牙槽嵴关系和修复空间。然而，出于教学考虑，在后面章节分别阐述这两部分内容。

修复体-牙槽嵴关系的分类

牙槽骨的形态会对最终修复体的设计造成不利影响。一种有效的分类方法能帮助口腔医师找出问题的本质。

一般来说，牙槽骨形态相关的常见问题分为两种情况。第一种情况是牙槽骨吸收（图7-26）。第二种情况是牙齿伸长伴发的牙槽骨增生；如果牙齿拔出后未进行合适的牙槽骨修整，剩余牙槽嵴将会干扰修复空间，并对修复体的设计产生不利影响。这类问题常发生在无牙颌中（图7-27）。

无论是何种问题（修复空间过大或过小），使用分类系统可以协助口腔医师了解已经发生了何种改变以及这种改变可能造成的后果。换句话说，口腔医师可以清楚知道，如果在患者现有条件下进行治疗，将获得什么样的修复效果（修复体设计）。据此，口腔医师能在种植体植入前预测最终修复体的特性和预后，必要时，在治疗前尽量改善临床状况。这也是一种重要的教育工具。它有助于患者直观了解现存的问题，更好地理解额外的治疗程序（如增量手术）的必要性。该方法也可用于种植后的评估。在修复前计划阶段（修复程序开始之前）使用该方法，有助于发现最终修复体相关的限制因素。也就是说，可以在开始修复程序前就告知患者最终修复体可能存在的缺陷。

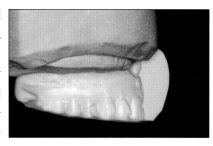

图7-26 戴有硅橡胶指引的研究模型的侧面观，显示修复体相对于剩余牙槽嵴的位置。在这种情况下，发生了牙槽骨吸收。

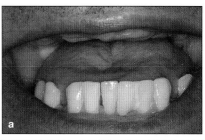
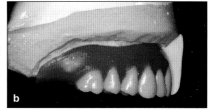
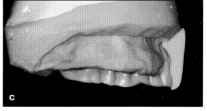
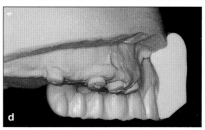

图7-27 （a）中等微笑时的患者正面图像。注意到未显露牙槽嵴。（b）戴有试戴义齿和硅橡胶指引的研究模型的侧面观。（c）没有试戴义齿但有硅橡胶指引的研究模型的侧面观，显示牙槽嵴过突，提示修复体重建的修复空间不足。（d）在牙槽嵴磨除后，研究模型和硅橡胶指引的侧面观，可见修复空间充足，可行种植体的植入。除了为修复体提供足够的空间外，适当的牙槽嵴磨除为种植体的植入提供了条件。

在评估过程中，可以通过不同的辅助诊断工具（包括诊断蜡型、临时修复体、诊断性试戴义齿和放射导板等）直观地看到最终修复体相对于牙槽嵴的位置关系。可以从矢状面和冠状面来研究这种关系，也可以在口内、研究模型上和影像图像上进行评估。这个分类系统有点主观，但与其他方法相结合，仍是一个有价值的诊断工具。口腔医师和技师可以通过测量诊断蜡型（放射导板）上牙冠和剩余牙槽嵴现存的不匹配程度，这有助于准确再现最终效果，以及为达到最佳的修复和外科程序所需要进行的所有必要的程序。下文将阐述该分类系统，并用不同的临床情况来举例说明其运用。

分类系统

这个分类系统将修复体-牙槽嵴关系分为3类，并将修复体与牙槽嵴的位置关系作为预测最终修复体设计的参考（图7-28）。

图7-29展示的是种植体支持式修复体修复单颗缺失牙的3个阶段。第一阶段为天然牙拔除前的情况（图7-29a），骨水平是令人满意的。第二阶段为拔牙后的情况（图7-29b），此时并没有发生或仅发生很少的牙槽骨吸收，因此，可以获得理想的最终修复体-剩余牙槽嵴关系。最后一个阶段是种植体植入在理想位置后的情况（图7-29c）。因此，最终修复体在大小和外形上与天然牙非常相似，也与缺牙区的邻牙非常协调。这种情况可以被认为是种植修复病例中的最佳临床状态，因为它实现了种植体与修复体位置的绝对统一。

Ⅰ类关系

Ⅰ类关系是指没有或很少软硬组织缺失的理想临床情况。很少出现临床修复牙冠与牙槽嵴的不协调（图7-30）。在这种情况下很容易获得良好的美学效果和优良的生物力学性能，而且剩余牙槽嵴的骨量和形态往往允许种植体颈部更偏腭侧植入[24,31]。因此，最终修复体在大小和外形上与天然牙高度相似。这类修复体称为Ⅰ型修复体（图7-31）。当两颗以上的相邻牙齿缺失时，很难获得这种效果。除非进行牙槽嵴增量术，否则

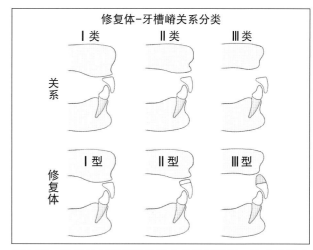

图7-28 修复体与牙槽嵴关系分类的示意图。这个分类方法有助于口腔医师能直观看到不同类型的修复体-牙槽嵴关系（Ⅰ类、Ⅱ类、Ⅲ类）以及对应修复体设计（Ⅰ型、Ⅱ型、Ⅲ型）。

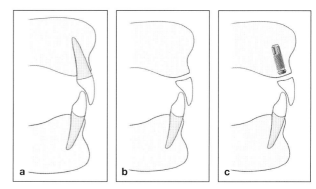

图7-29 （a~c）在理想状态下，种植体支持式修复体修复单颗缺失牙的各个阶段示意图。

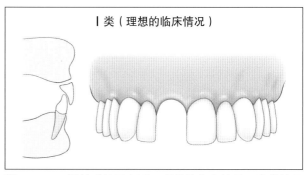

图7-30 Ⅰ类关系的示意图，理想的临床情况。这种情况下，大部分牙槽嵴都存在，只发生很少的骨吸收。最终修复体在大小和外形上与天然牙非常相似，特别是缺牙区的邻牙。

图7-31 （a和b）理想临床情况（Ⅰ类关系）和Ⅰ型修复体的临床图像。注意牙龈乳头的存在，种植体支持式修复体和天然牙大小相似。

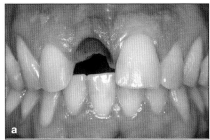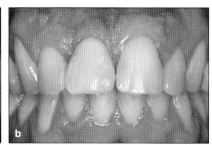

骨吸收和邻间软组织缺损往往会损害最终的美学效果，尤其是在牙冠的颈部区域。

Ⅱ类关系

Ⅱ类关系的特征是在临床牙冠的理想位置和剩余牙槽嵴之间存在间隙（1～3mm），常伴有轻中度的牙槽骨吸收（图7-32）。此时可能出现垂直向、水平向或垂直向和水平向的不匹配。在这种情况下，除非进行牙槽嵴增量术，否则可以预见传统修复和种植修复中最终修复体的形态改变。修复体将变得更长，因为它包含了临床牙冠和部分牙根的长度。这类修复体被称为Ⅱ型修复体（图7-33）。因为Ⅱ类关系牙槽嵴的变化并不显著，所以最终修复体并不需要使用牙龈瓷。然而，当多颗牙齿缺失时，骨吸收会更加严重，这将进一步损害美观效果（图7-34）。

在种植修复中，这种情况使得种植体植入合理的位置成为挑战。常导致种植体植入在一个过于偏向天然牙釉牙骨质界根尖和腭侧的位置。当修复单颗缺失牙时，虽然修复体的切缘仍位于正确位置的情况并不少见，但是修复体的颈缘位置常常向牙槽骨吸收区域的根尖和舌侧过度伸展。因此，最终修复体的临床牙冠过长和/或颈部过凸。在这种情况下通常使用螺丝固位的修复体。

此外，必须牢记，在Ⅰ类和Ⅱ类情况下，修复牙冠的位置决定了缺牙位点种植体近远中向和唇舌向位置。这是非常重要的。种植体近远中向和唇舌向位置上的失误不仅会损害牙龈乳头

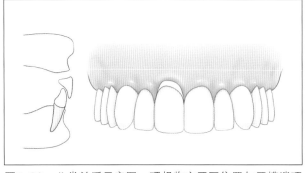

图7-32 Ⅱ类关系示意图，理想临床牙冠位置与牙槽嵴顶之间有1～3mm的间隙。

图7-33 Ⅱ型修复体的临床图像。注意有较长的临床牙冠。

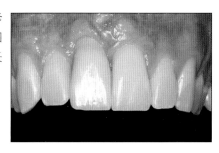

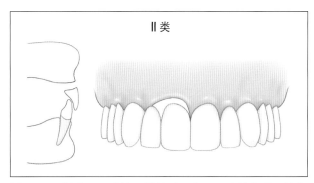

图7-34 程度更严重的Ⅱ类关系示意图，连续多颗牙缺失导致牙槽骨吸收。

的形成，也会影响修复体的设计（就位道、固位等），并可能对美学和生物力学造成严重后果，特别是对高笑线患者进行美学区修复时（图7-35）。

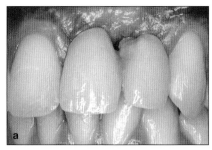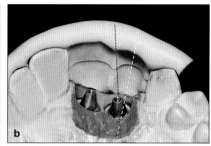

图7-35 （a）临床图像显示，用于修复侧切牙的种植体植入位置不合理，影响修复体的设计和美观。（b）研究模型殆面观，显示种植体近远中和颊舌向位置不合理，这会对牙龈乳头的形成和修复体的设计造成不利影响。红色虚线代表种植体的长轴，黄色虚线代表正确种植体近远中和颊舌向位置。

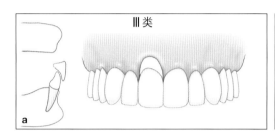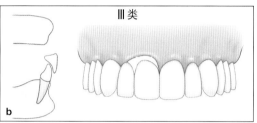

图7-36 牙列缺损的Ⅲ类关系示意图：（a）单颗牙缺失。（b）多颗牙缺失。

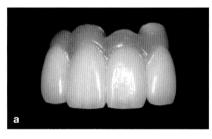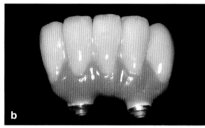

图7-37 （a和b）Ⅲ型修复体：戴牙龈瓷的金属烤瓷修复体。

Ⅲ类关系

Ⅲ类关系的特征是在修复体的理想位置和剩余牙槽嵴之间存在较大间隙（大于3mm），常伴有严重的牙槽骨吸收（图7-36）。当出现严重的骨吸收时，通常修复体不仅要修复部分缺牙部位，在部分病例中还需要提供软组织支撑。在这种情况下，修复体极可能需要部分牙龈瓷来获得更自然的外观和更好的修复体形状。这类修复被称为Ⅲ型修复体或带义龈的修复体（图7-37）。因为牙列缺损和牙列缺失的Ⅲ类情况的治疗不同，因此接下来将进行分别讨论。

牙列缺损中Ⅲ类关系的考量

这种情况包括单颗牙缺失和多颗牙缺失的情况（图7-36）。如前所述，当出现重度牙槽骨吸收时，应该在种植体植入前进行理想的牙槽嵴增量术。然而，由于某些原因没有进行该手术时，就必须在修复体的颈部设计局部使用牙龈瓷或丙烯酸树脂。这种修复方式是一种修复软组织缺损的有效方法，同时提供唇部支撑和美观。在图7-11和图7-12展示的临床病例中，不理想的骨组织中植入种植体，结果导致了非常差的美学效果。在这种情况下，使用牙龈瓷就非常有利于改善美观和发音，在部分病例下，还可以提供唇部支撑。

然而，在这种情况下进行修复体设计时，要特别注意不能干扰患者的口腔卫生维护。可使用传统固定局部义齿的桥体设计的理念。如果桥体设计不当，患者就不可能进行恰当的口腔卫生维护（图12-10）。因此，将损害远期治疗效果。

牙列缺失中Ⅲ类关系的考量

对于无牙颌（图7-38），Ⅲ类关系涉及两种情况的评估（图7-39）。第一种与极重度牙槽骨吸收有关（图7-39a），这种情况在长期戴用全口义齿患者中较常见。第二种情况是指需要进行牙槽骨磨除术以获得足够的修复空间（图7-39b）。无论是哪种情况，都属于制作带牙龈瓷或丙烯酸的Ⅲ型修复体。

修复体颈部使用哪种类型的龈色材料与许多因素有关。当牙槽嵴吸收导致的垂直向及水平向缺损在8~15mm时，选择使用烤瓷熔附金属（包括牙龈瓷）材料[29]（图7-37）。当缺损大于15mm的极端情况下，金属烤塑修复体可以获得更好的效果。这种情况下，传统的金属烤瓷修复体需要使用大量金属来制作金属支架，并确保2mm的理想瓷层厚度。因为金属支架和陶瓷在铸造和烤瓷后的冷却速率不同[29]，很难控制金属支架和陶瓷的表面气孔，因此功能负载后崩瓷是一个主要的风险[1,29]。使用贵金属铸造合金有利于控制这些问题，但会大大增加种植修复体的成本。因此，由于金属烤瓷修复体存在的这些技术问题，使用人工牙和粉色丙烯酸树脂的金属烤塑系统可能是修复缺失牙的最佳材料[5,29]（图7-40）。此外，尤其在上颌前牙区，为了获得合理的分散咬合负载和更好的美观效果，常建议进行软硬组织增量术。

生物力学也是需要考虑的重要问题。在牙冠过高或修复空间过大的情况下进行固定局部义齿修复时应特别谨慎，因为在这种情况下，修复体常常出现垂直向悬臂或形态过凸。这样常常侵犯了重要的生物力学原则，种植体将受到的力矩过大。文献中已经充分阐述了悬臂的潜在危害[4-5,13,26-27]。在行使功能期间，支持组织可能会受到非轴向𬌗力的作用，使种植体和修复部件暴露在过载的状态下，这可能导致骨结合的丧失。

在Ⅲ类关系的第二种情况中，牙槽嵴的高度

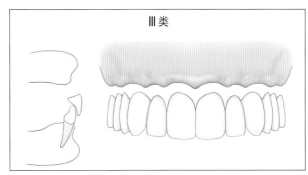

图7-38 牙列缺失的Ⅲ类关系示意图。

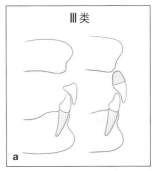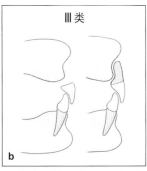

图7-39 无牙颌Ⅲ类关系的两种情况的示意图：（a）垂直向、水平向或两个方向都发生的极重度牙槽骨吸收；（b）可能需要进行牙槽骨磨除术以获得足够的修复空间。

图7-40 在重度骨吸收的Ⅲ类情况下，用于修复上颌牙齿的金属烤塑修复体。

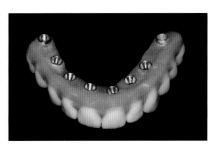

是一个问题（图7-39b），常用盖嵴式来提供合适的唇部支持和发音。在部分病中下，盖嵴式将使修复体组织面设计为凹面，凹面区域将成为口腔卫生维护的盲区（图12-10d）。

Ⅲ类修复体-牙槽嵴关系的优缺点

特定修复体的设计可能会导致有利或不利的修复体-牙槽嵴关系，尤其是在考虑进行固定义齿修复时。当固定修复体的颊侧翼或义龈部分不妨碍适当的口腔卫生维护时，就形成了一种有利的关系（图12-24）。相反，为了获得合适的唇部

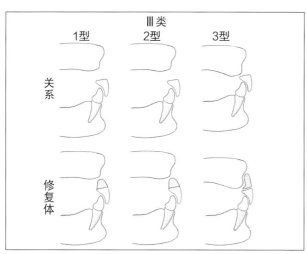

图7-41　Ⅲ类关系的分类示意图。

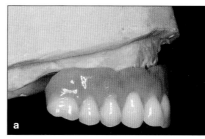
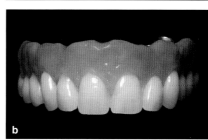
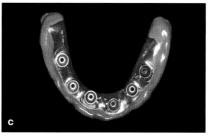
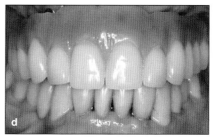

图7-42　（a~c）用于Ⅲ类1型关系的修复体的侧面观、正面观和组织面观。（d）由于没有盖嵴部，修复体不会影响患者的口腔卫生维护。

支持和发音时采用的盖嵴式修复体，这时修复体盖嵴部位的组织面为凹面；凹面成为清洁的盲区而妨碍口腔卫生维护，这就形成了不利的修复体和牙槽嵴关系（图12-23）。固定修复体的这种设计可能导致牙龈炎症，损害修复体的寿命（预后）[4-5]。在这种情况下，使用可摘局部义齿修复体可获得更好的效果。

为了方便识别修复体的设计对牙槽嵴造成的有利或者不利影响，将Ⅲ类关系进一步分为3个亚型（图7-41）。

Ⅲ类关系的分型

1型

在1型中，牙槽嵴吸收主要发生在垂直向上（图7-41）。因此，出于良好发音和美学的考虑，修复体需要一个扩展的颊侧翼。然而，在这种情况下，没有或只有很少的盖嵴部分，因此固定修复体的设计并不会妨碍患者口腔卫生维护的能力（图7-42）。因此，Ⅲ类1型关系为选用固定修复体提供了有利条件（修复体-牙槽嵴的关系）。

2型

在2型中，骨吸收发生在垂直向和水平向（图7-41）。这种情况也需要在垂直向和水平向扩展的颊侧翼（图7-43）。只要修复体水平向的颊侧翼厚度不超过5mm，就不需要或只需要很少盖嵴部分来获得合适的唇部支持（图7-43d）。因此，Ⅲ类2型的情况提供了有利的修复体-牙槽嵴关系（图7-43e）。尽管1型和2型都为固定修复制作提供了有利条件，但分析患者笑线也很重要。为了获得良好的美学效果，在微笑过程中不应该显露修复体和软组织的连接部分（图7-43f）。

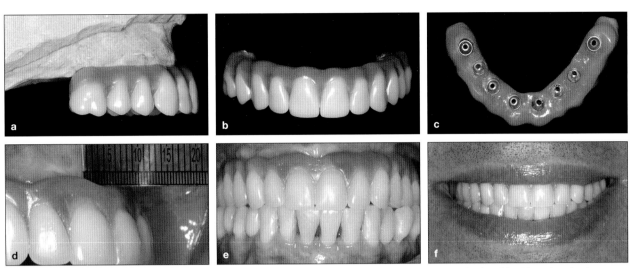

图7-43 （a~c）用于Ⅲ类2型关系的修复体的侧面观、正面观和组织面观。（d和e）修复体颊侧翼缘厚度不超过5mm，所以只需要很少的盖嵴部分来获得唇部支撑。（f）注意在微笑过程中未显露修复体和软组织的连接部分。

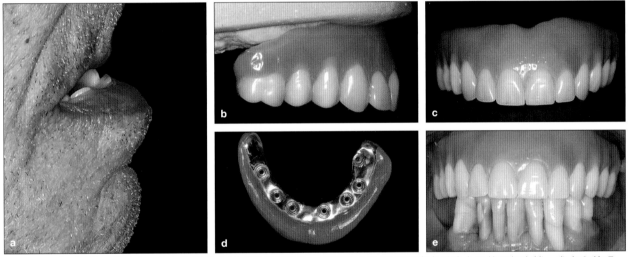

图7-44 （a）侧面观显示，患者上颌发生重度牙槽骨吸收。需要修复体颊侧翼缘来重建合适的唇部支撑、发音和美观。（b~d）用于Ⅲ类3型关系的修复体的侧面观、正面观和组织面观。（e）戴入修复体后的口内图像。

3型

在3型中，骨吸收发生在垂直向和水平向（图7-41）。然而，在这种情况下，颊侧骨板发生明显的骨吸收，这就需要盖嵴部分来提供软组织支持，尤其在上颌（图7-44）。而且，在这种情况下，修复体的颊侧翼厚度很可能大于5mm，并向根尖方向一直延伸到颊侧骨边界（图7-44b和e）。有时，盖嵴部分的组织面可能是凹面，这将妨碍患者进行适当口腔卫生维护（图12-23），并损害修复体的寿命。因此，Ⅲ类3型关系为选用

固定修复体提供了一个不利的条件（修复体和牙槽嵴关系）。在这种情况下，从修复学的角度来看，除非进行牙槽嵴的修整术，否则应使用活动义齿获得更好的效果。

在某些情况下，通过外科手段可以将不利的条件转变为有利的条件。换句话说，在某些情况下，Ⅲ类3型的条件可以转变为1型和2型的情况。这可以通过降低牙槽嵴的高度来重建合适的修复体-牙槽嵴关系。图7-45所示为Ⅲ类3型的情况转变为1型和2型的情况。图7-45a中红色虚线标记的

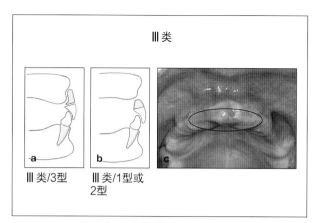

图7-45 牙槽嵴磨除术前（a）和后（b）的Ⅲ类3型关系。注意在牙槽嵴磨除术后，修复体-牙槽嵴关系是Ⅲ类1型或2型。（c）临床图像显示的是即将拔除的牙槽嵴。

是重建了牙槽嵴顶的位置，实现了良好的修复体-牙槽嵴关系。这是牙周医师或口腔外科医师的重要参考点。只要完成了分类的转换，就能以理想的方式进行固定修复体设计。

为了使外科手术具有可预测性，除了掌握牙槽骨的准确信息外，牙周医师或口腔外科医师还必须在CT影像中能够直接看见修复体-软组织连接的准确位置。为此，患者必须佩戴特殊的放射导板进行影像成像。只有掌握这些信息，才能建立良好的修复体-牙槽嵴之关系。

小结

有了这个分类系统，口腔医师将更容易直视最终修复体（修复牙冠的位置）和剩余牙槽嵴关系的类型。通过这个分类系统获得的信息非常有利于修复和手术阶段治疗计划的制订。下一节将讨论在临床检查和制订治疗计划过程中如何使用这个分类系统。

确定修复体-牙槽嵴关系的方法和材料

用于确定修复体-牙槽嵴关系的方法有很多种。可以通过口内、研究模型或者佩戴合适口内放射导板拍摄的CT图像来检查。需要使用特定的诊断工具来进行有效的检查。已在第3章介绍过本节所述的诊断辅助工具。如前所述，在这个检查过程中，已上𬌗架的模型和诊断蜡型是关键工具。理想的临时修复体也可起到评估的目的。诊断指引和放射导板也同样是进行全面分析的必要补充。使用这些辅助诊断工具，任何现存的临床缺陷（牙槽嵴体积和形状的变化）都将显而易见。这不仅有助于口腔医师和技师治疗计划的制订和修复体的制作，也有利于患者教育。在了解他/她自身临床条件局限性后，患者更愿意接受口腔医师提出的额外外科手术，还能减少患者对修复体最终美学效果的任何不切实际的期望。

辅助诊断工具的制作和使用有关的临床应用与指南

已上𬌗架的模型和诊断蜡型

研究模型正确上𬌗架和诊断蜡型的使用一直是咬合分析的重要工具。随着种植修复的出现，这些工具不仅是术前评估的重要组成部分，也是确定最终修复体特性的重要部分[13,18,23-24]。这些特性会极大地影响修复体-牙槽嵴关系。

如前所述，诊断蜡型是获取治疗计划制订相关信息的重要来源。它有利于口腔医师直观地观察到问题的修正，为重建功能、发音和美观创造更理想的条件。也可以直观看到因不合适手术操作（种植体植入）带来的问题。

除了进行常规分析外，在已上𬌗架的模型上制作的诊断蜡型可以用于制作放射导板。正确制

图7-46 （a~d）治疗前图像显示多颗牙缺失、牙齿伸长、殆平面和垂直距离的改变。

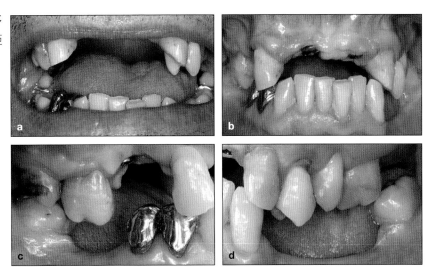

作的放射导板允许直观看到（在CT图像中）最终修复体相对于牙槽嵴的准确位置。这对于制订成功的外科和修复程序至关重要。

最好在已上殆架的模型上制作诊断蜡型，可参照牙齿检查和咬合检查相关的问题清单来进行必要改善。已上殆架的模型和诊断蜡型可用来更好地评估影响修复体-牙槽嵴关系的因素（如缺牙位点相邻的错位牙或垂直距离的改变）。

制作诊断蜡型的特殊方法

为了达到精确的效果，在制作诊断蜡型的过程中需要遵循特定的准则。一般来说，在发生牙槽骨吸收的情况下，红蜡（基板蜡）通常用于填补骨吸收造成的骨缺损和模拟修复体颊侧翼。这样做是为了恢复因牙槽嵴吸收导致的结构（软硬组织）缺损（图7-2e）。而使用本节建议的方法，缺损的结构不用蜡来恢复。制作诊断蜡型不应遵循传统的流程：将牙冠颈部恢复到更长的形态，并与牙槽嵴顶接触。既不能用红蜡来填补牙间隙，也不能用红蜡模拟颊侧骨板的缺损部分（图7-2i）。

相反，诊断蜡型中修复牙冠应按照正常尺寸制作（图7-22a）。这就能直观看到修复牙冠（修

复体）和牙槽嵴之间的不匹配（空间）程度。这个信息对于制订外科手术计划是至关重要的，特别是与牙槽嵴增量术相关的手术程序。因为在诊断蜡型中没有纠正现存的问题（例如，牙龈乳头的缺失和牙槽骨的吸收），所以患者可以很轻易地直观看到现有条件的局限性。换句话说，当在口内试戴诊断蜡型时，将还原现存的真实临床情况，患者也可更明显地看见现存的缺陷（如"黑三角"）。而且，这项技术有助于患者理解现存的问题以及不解决这些问题的后果。这也更容易证明额外的修复前治疗（例如，移植手术）的合理性，并获得更好的美学和功能效果。

图7-46所示的临床病例展示了诊断蜡型的制作流程。在使用时，可以同时评估其他相关内容（例如，牙齿分析、咬合分析）。考虑到这一点，在分析上颌前牙区前，要在诊断蜡型上发现并纠正以下问题：

• 下颌前牙的伸长。

• 右上第一磨牙和尖牙的伸长。

• 左上尖牙的伸长。

• 殆平面和咬合垂直距离的改变。

图7-46e~j展示了的修整前后的研究模型。还对上下颌牙齿的切端和殆面进行了轻微的调整。

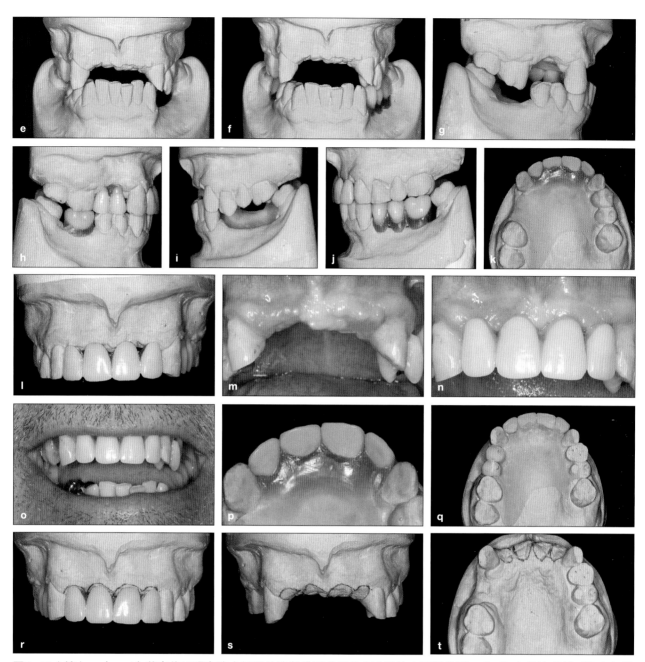

图7-46（续）　（e~j）戴有修正现存咬合问题的诊断蜡型前后的上𬌗架的上下颌模型。（k和l）戴诊断蜡型的上颌模型的𬌗面观和正面观。（m~o）戴诊断蜡型前后的上颌前牙的图像。（p和q）用蜡和丙烯酸树脂试排牙的模型𬌗面观。（r）试排牙后的上颌模型的正面观。注意已经在研究模型上标记出了每颗试排牙齿的颈缘。（s和t）上颌模型的正面观和𬌗面观，显示了与缺失牙相协调的缺牙区的轮廓（颊舌向）。

左下第二磨牙伸长和移位以及右下第三磨牙伸长的问题没有得到纠正。这些问题的纠正将有利于上颌前牙区检查的可预测性。

　　这里介绍的用于分析上颌前牙修复体与牙槽嵴关系的诊断蜡型制作方法是，将人工牙排在丙烯酸树脂基托上，然后遵循传统全口义齿同样的原则完成诊断性试戴义齿。按以下步骤进行制作：

　　（1）制作替代缺失牙的蜡堤（Megatray光固化个别托盘材料，Select Dental）。蜡堤覆盖腭侧是为了保证在口内试戴过程中的固位力。将人工

图7-47 （a）试排牙后上颌研究模型的殆面观，显示硅橡胶指引标记了丙烯酸树脂人工牙的颊侧位置。（b）不戴试排牙但有硅橡胶指引的上颌模型的殆面观，硅橡胶指引显示了修复体和牙槽嵴的位置关系。注意在模型上标记了缺牙区的中心点。（c和d）上颌模型的殆面观，显示与缺失牙相协调的缺牙区域的轮廓（颊舌），并标记出每个区域的中心点。使用圆规可以很容易测量出牙齿和种植体之间以及种植体和种植体之间的距离。

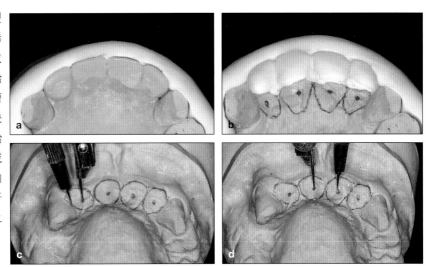

牙（Vitapan, VITA）排在蜡堤上。牙列的中线最好与患者面部中线吻合。排牙时应使其颈部显露出来且牙间牙龈乳头区域不含蜡（图7-46k和l）。在口腔内评估试排牙效果，包括美学、咬合和发音（图7-46m～o）。使用一切可用的资源（镜子、照片等）让患者看到自己微笑的样子，并向患者解释现存的问题（如"黑三角"）。

（2）在确认美学、咬合和发音后，并且患者和口腔医师对结果都满意后，将牙齿连接在丙烯酸树脂上的蜡去除，并替换成自凝丙烯酸树脂。这可以在试排牙时最大限度减少变形的风险（图7-46p和q）。

（3）在石膏模型上每个缺牙区标记出颈缘轮廓。在舌侧也进行同样的操作（图7-46r～t）。

这项技术的关键是在蜡型上获得修复体的理想轮廓。修复体应处于同牙弓和相对对颌牙弓的最理想的位置。这包含近远中向和颊舌向位置，在这个过程中必要牢记，牙列中线和面部中线的一致性。在蜡型上获得牙冠最佳排列位置时，垂直向位置和牙冠的倾斜度也是需要考虑的重要方面。牙冠的大小应与缺牙区相邻牙齿或对颌牙齿的相似（尤其在长度上）。根据上述原则制作的临时修复体也是协助评估美学、发音和功能的有用工具之一。

诊断指引

正如上一节所指出的，在对诊断蜡型深入研究后，可以制作诊断指引。诊断指引是用来记录或保存每颗牙或多颗牙相对另一颗牙，或者一个模型或者其他组织结构之间的相对位置关系的空壳或者铸模腔[32]。在蜡型（或用蜡型翻制模型）上制作的诊断指引是评估牙列缺损和牙列缺失中缺牙区的重要工具，特别是在拟行种植修复的病例中。诊断指引也可用于评估修复空间。

制作诊断指引的材料有很多，首选硅橡胶。在这里介绍的技术中，需要制作两个硅橡胶指引。第一个是在局部试戴义齿（诊断蜡型）就位的上颌模型上制作，用来记录修复牙冠的颊面位置（图7-47）。第二个用在下颌模型上，用来记录最终修复牙冠的切缘位置（图7-48）。制作步骤如下：

（1）混合硅橡胶，并将其覆盖在牙齿前庭区一直延伸到前磨牙区，用来记录前牙的位置（图7-47a）。通过对比戴诊断指引前后的研究模型，可以直观看到最终修复牙冠和剩余牙槽嵴在水平向的关系（图7-47a和b）。这有助于确定修复体-牙槽嵴的分类（本病例为Ⅰ类）。

（2）使用铅笔标记出每个缺牙区的中心点。上颌诊断导板有助于直观看到这些区域（图

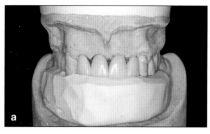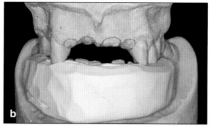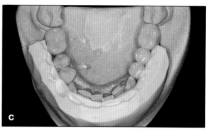

图7-48 （a和b）上颌试排牙前后上𬌗架的模型的正面观，硅橡胶指引记录丙烯酸树脂人工牙的切缘。（c）下颌模型的𬌗面观，硅橡胶指引记录了丙烯酸树脂人工牙的切缘。

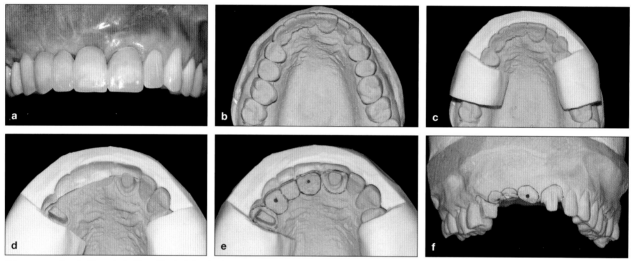

图7-49 （a）戴入上颌前牙临时修复体的正面观。（b和c）翻制临时修复体的上颌前牙区模型戴硅橡胶指引前后的𬌗面观。（d和e）硅橡胶指引就位后的上前牙缺牙区的翻制模型的𬌗面观。注意在模型上标记了缺牙区和其中心点。（f）标记出缺失牙的上前牙缺牙区的翻制模型的𬌗面观。在模型上也标记出了每个区域的中心点。

7-47b），这也对应潜在的种植中心位点。

（3）使用圆规测量牙齿与种植体之间（图7-47c）以及种植体与种植体之间的距离（图7-47d），并确定潜在的种植位点。一般来说，牙齿与种植体间的距离应为3.5mm，种植体与种植体间的距离应为7mm。这是制作放射导板的一个重要方面（见下节）。

（4）为了制作下颌诊断指引，需要将上下颌模型上𬌗架。采用前面提到的技术，在将硅橡胶放置在下牙弓的前庭区后，关闭𬌗架直到所有后牙都有正常咬合接触。在导板的表面记录了上颌牙齿的切缘位置，并可用作评估覆𬌗覆盖的参考，还可用于评估可用的修复空间（图7-48）。

制取临时修复体的印模并翻制研究模型，还可以在这个研究模型上制作诊断指引。图7-49显示了上颌诊断指引的制作和确定种植体植入位点的步骤。一旦确定了植入位点，就可以制作放射导板来专门研究这些位点。图7-50展示了下颌诊断指引的制作过程。

口腔医师使用诊断指引和修复体-牙槽嵴分类法，可以预判修复体相对于剩余牙槽嵴的位置。上颌的诊断指引可以在水平向上评估最终修复体-剩余牙槽嵴的关系。如前所述，如果水平向的差距小于5mm，且没有进行牙槽骨增量术，最终修复体会变得更长和/或颈部过凸。尽管出现这种情况，患者仍可以进行合适的口腔卫生维护。然

图7-50 （a）将临时修复体翻制的模型上殆架后的正面观，显示硅橡胶指引记录了丙烯酸义齿的切缘。（b~d）翻制上前牙缺牙区模型的正面观、侧面观和殆面观，显示硅橡胶指引记录了临时修复体的切缘。

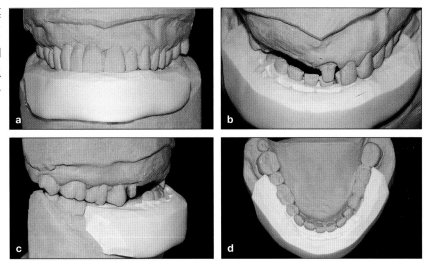

而，当差距超过5mm时，修复体极有可能设计成盖嵴式，并会妨碍口腔卫生维护（图5-5）。在牙列缺损和牙列缺失的治疗中，这些信息非常有用。它还有利于患者教育和修复空间的评估。

下颌导板可以让口腔医师了解最终修复牙冠在矢状方向上相对剩余牙槽嵴的位置。该导板可以完善上颌导板提供的信息。它可以让口腔医师和技师直观看到最终修复体切缘相对于缺牙区牙槽嵴的位置。当发生明显牙槽骨吸收时，尽管修复体颈缘的位置往往会向牙槽骨吸收区域的根尖和舌侧过度延伸，但修复体的切缘可以位于正确的位置。同样，当两者的差距超过5mm时，极有可能会影响软组织支撑；因此，修复体将设计成盖嵴式。必须要考虑这些因素，因为它们可能影响种植体的植入位置和倾斜角度。

在使用下颌导板的情况下，也可以研究覆盖的大小（图7-50b）。这会影响最终修复体的固位方式。在深覆殆和浅覆盖的情况下，采用螺丝固位修复体更有效。此外，当修复牙冠和牙槽嵴之间存在显著差异时，螺丝固位的修复体往往更有效。

放射导板

全面的修复体-牙槽嵴关系评估需要从CT图像展现的详细信息中获得。为了获得这些信息，需要制作正确的放射导板。放射导板可以用许多不同的方法制作，牙列缺损和牙列缺失可使用不同的方法[33-35]。一些最常见的技术包括在诊断蜡型、临时冠，甚至全口义齿的翻制模型上制作真空或丙烯酸树脂支架。这一节的重点是在牙列缺损上制作放射性支架。关于牙列缺失支架的信息将在本章后面介绍。

制作合理的放射导板在制订治疗计划中起着至关重要的作用[31,33-35]。放射导板可使口腔医师准确评估拟行种植体植入的特定缺牙位点，提示如软组织厚度、牙槽嵴大小（高度和宽度）、牙槽嵴形状和牙槽嵴倾斜度等特征。因为放射导板可以实现在体层图像中直观看到修复牙冠的轮廓，这样就可以准确直观看到（在影像图像中）修复体相对牙槽嵴的位置关系（图7-51）。这些信息在制订外科和修复程序时具有重要的价值。还可以研究与生物力学相关的重要因素（例如修复牙冠-种植体比例、修复空间评估和悬臂）；影像图

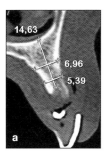
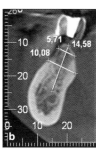

图7-51 （a和b）CT扫描的影像图像显示牙弓的前牙区和后牙区。制作正确的放射导板后，可以在体层图像上直观看到修复牙冠的轮廓。这就能准确地直观看到修复牙冠和牙槽嵴的关系。

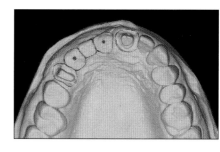

图7-52 制作不戴临时修复体牙弓的诊断模型，用来分析缺牙区的特性。需要注意的是已经标记出了拟行修复的缺失牙的轮廓。

像有助于确定特定情况下的修复体–牙槽嵴关系的分类。

为了制作放射导板，一般认为需要有两个可用的拟修复牙弓的诊断模型：①一个蜡型或临时修复体就位后的诊断模型（图7-49b）；②一个不含蜡型或临时修复体的诊断模型，用来分析缺牙区的特性（图7-52）。这个模型上应该勾勒有拟修复牙齿的轮廓。

放射导板的制作方法如下：

（1）在蜡型或临时修复体就位后的诊断模型上，使用0.020英寸的临时夹板材料制作一个清晰地中空导板（模板）（图7-49b）。在这个特定的病例中，使用的是患者临时修复体翻制的模型。去除多余的夹板材料以便模板能顺利从诊断模型上取出。

（2）在不戴临时修复体的诊断模型上调改中空导板（图7-52和图7-53a）。进行必要的修整以便获得合适的丙烯酸树脂导板。

（3）用基底蜡（Medium Soft no. 3, Coltène/Whaledent）覆盖邻近缺牙区的天然牙。从腭侧开孔口用透明丙烯酸树脂（ProBase Cold, Ivoclar Vivadent）充满缺牙区。基底蜡会限制透明丙烯酸树脂流入邻牙区域。当透明丙烯酸树脂聚合后，去除多余的材料并进行抛光。在口内评估中空导板，进行必要的调磨以获得适宜的适合性。

（4）将放射导板就位在研究模型上，使用慢速直机和2mm的球钻（Nobel Biocare）在临时导板上钻孔，直到钻头抵达诊断模型（图7-53b）。钻孔的位置必须位于种植体植入位置，必须调整钻孔方向以确保钻头抵达模型上已经标记的区域（图7-53c）。这些位点与最终种植位点的中心相对应（图7-53d）。

（5）使用同一个2mm球钻，在同一颗牙齿的（颊舌面）正中（即钻孔处）制作一个2mm的沟槽。使用阻射材料（如牙胶尖，图7-53e和f）充填钻孔通道和沟槽。在口内评估填充阻射材料的中空导板，并要求患者和放射医师在进行CT或CBCT检查时使用。

CT影像解读

一旦获得CT影像，口腔医师将可以直观地看到和研究需检查的部位。因为放射导板上这些部位使用了阻射材料，因此很容易识别。

图7-54显示的是戴放射导板的上颌牙槽骨的CBCT轴向截面图像。需要注意的是，可以直观地看到以下结构：

• 牙槽骨的结构，如牙槽骨大小（高度和宽度）、形状和倾斜度。

• 最终修复牙冠（修复体）阻射轮廓，可有助于直观地看到修复体–牙槽嵴关系。

• 种植体植入路径的阻射轮廓（填充阻射材料的通道）。

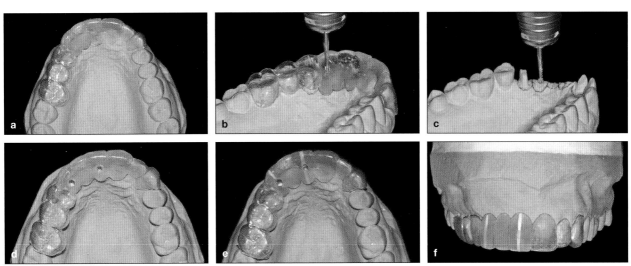

图7-53 （a）在翻制的模型（没有制作临时修复体的诊断模型）上调改合适的中空导板。（b和c）戴入放射导板前后的研究模型，使用慢速直机和2mm的球钻在正对着尖牙舌隆突的位置进行钻孔。调整钻针的角度，以便在种植手术中钻针能够到达之前在石膏模型上标记的位置。（d）完成钻孔后的放射导板的殆面观。这些位点相当于最终种植体植入位点的中心点。在这个特定的情况下，种植体的植入位置和倾斜角（植入方向）有利于螺丝固位修复体的制作。（e和f）在钻孔处填满阻射材料的放射导板的殆面观和正面观。

图7-54 （a和b）戴放射导板的上颌牙槽骨的CBCT轴向截面图像。注意牙槽骨的结构、最终修复体阻射轮廓，以及种植体植入路径的阻射轮廓（通道填满了阻射材料）。

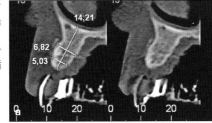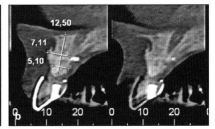

在横断面影像上直观地看到特定的植入路径，这可用于确定种植体在牙槽骨上的实际位置（倾斜）。口腔医师在确定最终位置前，可尝试不同的种植位置。此时，必须牢记种植体的位置（倾斜/成角）将会影响修复体的固位方式（螺丝固位vs粘接固位）。同样，基于以上分析，口腔医师可以确定是否需要进行牙槽嵴增量术以便种植体植入在理想的位置。

除了直观地看到以上结构，也可了解软组织的厚度。这可以通过测量通道最靠根尖处与牙槽嵴顶部之间的距离来实现。图7-55显示了Ⅰ类、Ⅱ类和Ⅲ类修复体–牙槽嵴关系的横断面影像。

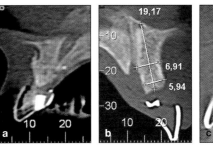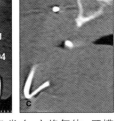

图7-55 Ⅰ类（a）、Ⅱ类（b）和Ⅲ类（c）修复体–牙槽嵴关系在体层影像中的截面图。

师可以确定现存的临床条件是否有利于种植体的理想植入。制作合理的放射导板对收集重要信息非常有帮助，并在口腔医师的临床决策（修复和手术阶段）中起着重要作用。这也是评估治疗预后的一个重要方面（见第9章）。

必须注意的是，在放射导板上钻孔的位置

关于该方法的其他注意事项

对从CT影像解读到的信息进行分析，口腔医

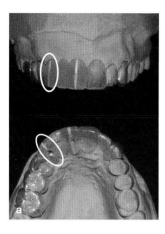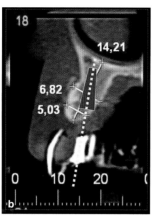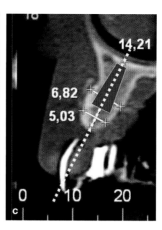

图7-56 （a）研究模型上放射导板的正面观和殆面观，圆圈标记的是尖牙。（b和c）CBCT轴向横断面图像显示的是尖牙的两种不同植入路径（黄色虚线）。

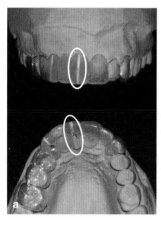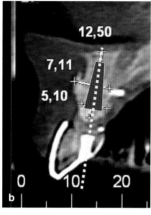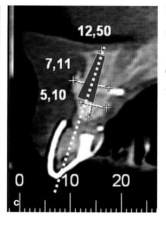

图7-57 （a）石膏模型上放射导板的正面观和殆面观，圆圈标记的是中切牙。（b和c）CBCT轴向横断面图像显示中切牙的两种不同植入路径（黄色虚线）。

和钻孔过程中钻头的倾斜度是实际种植手术中确定将来钻针方向的预演。选定的最初钻孔位置和选定的钻孔路径可能与实际种植体的植入方向不同。只有在研究断层影像后，才能决定是否保持最初的钻孔位置和路径，还是需要对其进行修改以便获得更好的效果。根据这些信息，口腔医师可能会改变种植位置（倾斜度）或推荐软硬组织移植手术，以便获得更理想的种植体位置和牙冠的关系。

图7-56比较了尖牙区的不同种植路径和不同种植角度。注意到，在图7-56b中，种植路径（始于尖牙舌隆突）和种植角度有利于螺丝固位修复体。然而，在图7-56c中，种植路径和种植角度有利于粘接固位修复体。由于牙槽骨骨量的原因，这两种固位方式都可以在尖牙区使用。在中切牙区也可以进行同样的观察。图7-57显示中切牙两

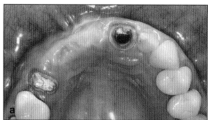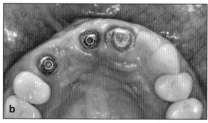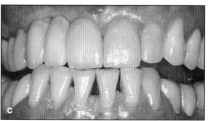

图7-58 （a和b）种植体植入前后的缺牙区的殆面观。（c）最终修复体粘接后的正面观。

图7-59　（a和b）上颌侧切牙和中切牙全冠牙体预备后和最终修复体戴入后的正面观。

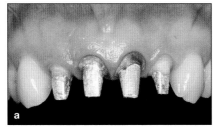
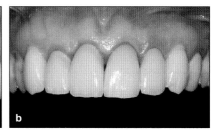

图7-60　（a和b）下颌第一前磨牙和第一磨牙全冠牙体预备后的临床牙列和研究模型的侧面观。（c和d）天然基牙的磨除量和缺牙区的空间（可满足桥体和合适的支架设计的足够空间）确保制作坚固且美观的修复体。因此，修复体的设计也有利于良好口腔卫生的维护。

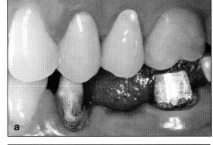
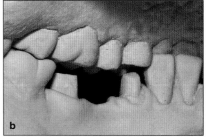
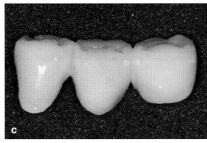
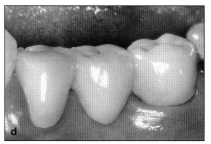

种可能的种植路径和种植角度。对于这个特定的临床情况，粘接固位修复体是首选的治疗方式。图7-58a和b显示的是种植体植入前后的缺牙区的殆面观。图7-58c显示的是最终的修复效果。

检查完成后需要达到的目标

基于现存的临床情况和使用合适的诊断辅助工具，在完成修复体–牙槽嵴关系的检查后，口腔医师应：

• 在研究模型和CT影像上直观地看到修复体–牙槽嵴关系。

• 对现存的修复体–牙槽嵴关系进行分类。

• 发现与现存的修复体–牙槽嵴关系相关的潜在问题和限制因素。

• 确定现存的修复体–牙槽嵴关系是否有利于种植体的理想植入。

• 判断可能影响修复治疗预后的潜在因素。

修复空间

修复空间是指用于修复个别基牙或缺失牙列的修复体可用空间的大小[32]。在传统修复学中，当修复个别基牙时，通常通过磨除牙体组织来获得修复空间（图7-59）。当修复单颗或多颗缺失牙时，缺牙区应有足够空间来容纳合适尺寸的桥体（图7-60）。无论在治疗过程中要进行哪种修复程序，修复空间都应保障修复支架的坚固性并利于自洁[36]。此外，也应有充足的修复空间来制作满意的美学修复体。种植体支持式修复体要求有足够的空间来容纳修复组件、修复支架和饰面材料。在口腔种植学中，修复空间包括牙弓内的缺牙空间（水平向空间）和缺牙区牙槽嵴与对颌殆平面/切平面之间的距离（垂直向空间）[29]。

本书的这一部分主要讲述牙列缺损的情况（包括单颗牙缺失），重点讲述的是计划选用种植体支持式修复体。对于传统修复学，修复空间相关的信息是非常多的，并有现成的文献。在另一节中单独介绍关于牙列缺失的特殊考量。

检查过程：初步考量

修复空间的评估在制订治疗计划中至关重要，并会影响传统修复体和种植体支持式修复体。如果治疗到一半才发现没有足够的修复空间来制作拟定的修复体，这对患者和医师来说，都是一件让人非常沮丧的事情。这个问题会对整个治疗产生致命的影响。这可能还会影响医患关系，因为患者可能会开始质疑口腔医师的能力。此时，患者常见的质疑包括：①为什么您（口腔医师）在开始治疗之前没有弄清楚这一点？②这是否意味着我无法得到最初商定的效果？而且，这个问题可能延长总治疗时间并增加成本。如果技师已经开始了操作，技师将不得不调整已经完成的工作或者从头来过，必须重做。在某些情况下，尤其是在口腔种植修复中，可能已购买了种植组件。当面临修复空间不足时，所有这些因素都可能需要重新考虑。因此，在开始任何治疗操作之前，必须进行仔细的研究分析以确定现有空间是否足以容纳选定的修复体。还应该考虑到，不同的修复方式可能需要不同的修复体制作空间（例如，金属支架、不含金属的支架）。

用于制作新修复体的空间受到许多因素影响，如临床牙冠的高度（图6-5）、缺牙区邻牙牙冠位置或大小的变化、缺牙区对颌牙齿位置的变化、切平面/殆平面的变化、OVD的变化（图1-1）以及修复体-牙槽嵴的关系（见上一节）。应该事先发现所有这些问题，并在此阶段通过回顾先前检查阶段的问题列表来评估这些问题。

评估修复空间的材料和方法

修复体空间的评估可采用多种技术，并需要使用特定的诊断工具，其中大多数工具已经在前文进行了描述。这些工具包括已上殆架的模型、诊断蜡型、诊断指引和临时修复体诊断指引。因为修复体-牙槽嵴关系的类型可能会影响现存的修复体空间，所以经验丰富的口腔医师在评估修复空间的同时检查修复体-牙槽嵴关系。出于教学目的，在本书中将分别阐述这两部分内容。

修复空间评估的临床应用和指南

不同的临床情况需要采用不同的检查方法来确定现有修复空间的大小，评估过程可以在口内和研究模型上进行。为了进行评估常给缺牙患者提供一种特定的修复体（现有修复体或临时修复体），该修复体可以是固定的也可以是活动的。无论为患者提供的是何种修复体，这种特定修复体是一个重要辅助诊断工具，不仅可用于空间评估，还是评估最终修复体排列位置的参考。然而，最好通过直接检查缺牙区来获得全面的评估。因此，在其中一个阶段，口腔医师应在没有现有修复体的干扰下直接检查缺牙区。当修复体是活动修复体时，这就简单多了（图7-61）。如果患者的修复体是固定修复体时，就只有在拆除现有修复体后才能进行准确的检查（图7-62）。

为了能够整体评估修复空间，评估过程分为两个部分：①垂直向空间评估；②水平向空间评估。这个划分有利于规范操作，因为每项评估内容都需要特定的辅助诊断工具。还必须提及的是，为了成功制作最终修复体，口腔医师不仅应该在特定的情况下测量现有的修复空间，而且还应该熟悉制作选定修复体所需的空间。掌握了现有空间大小以及制作修复体所需空间的信息后，修复医师能够更准确地告知口腔外科医师相关的

图7-61　（a）这名患者的口内正面图像，显示的是采用可摘局部义齿修复缺失的上颌前牙。（b）这类情况下，仅仅通过摘除患者的可摘局部义齿，就可以分析缺牙区。

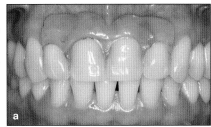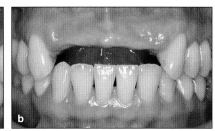

图7-62　（a）这名患者的口内正面图像，显示的是用临时固定修复体来修复缺失的上颌前牙。这类情况下，为了对缺牙区进行合理的评估，患者必须拆除临时修复体（b）。

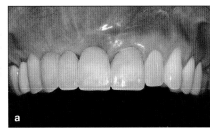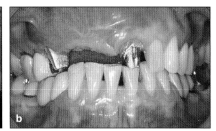

修复要求，因此进行的手术操作可以满足预定的修复目标。

垂直向空间评估

垂直向空间是指牙槽嵴顶到对颌的𬌗平面/切平面之间的空间（图7-63）。如前所述，该空间受到多种不同因素的影响，如颌间距离的变化（如OVD改变）、牙槽骨的变化（牙槽嵴吸收或增生）、牙齿位置变化（过高、过低）所致的𬌗平面的变化和覆𬌗的程度。这些因素可以单独起作用，也可以联合起作用，减少或增加最终修复体所占据的空间。因此，在记录最终测量结果之前，强烈建议口腔医师仔细检查牙齿与咬合相关的专项问题列表。考虑到在确定垂直空间时，口腔后牙区和前牙区选用的参照结构是不同的，因此将进行分别讨论。

后牙区垂直向空间的评估

在后牙区，当上下颌牙齿接触时，常用的两个参考点是牙槽嵴顶和对颌牙列的𬌗面。因此，很容易一目了然地看到和测量这两个结构之间的空间（图7-64）。使用圆规或游标卡尺就可以完成测量。再次强调，务必确保对颌牙处于正确的

图7-63　上𬌗架的模型显示了垂直向空间（白线之间的距离）。

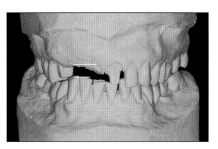

图7-64　临床图像显示出上颌第一前磨牙全冠修复预备体的颌间距离充足。然而，由于下颌尖牙的伸长导致种植体支持式上颌尖牙牙冠修复空间有限。建议重塑下颌尖牙的牙尖形态，只要这个操作不影响这个区域的尖牙引导。

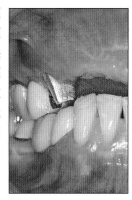

位置（𬌗平面没有变化）以及OVD也没有变化。在这个阶段，之前检查阶段的问题列表和戴有诊断蜡型的上𬌗架的模型就非常有帮助。对于𬌗平面和/或OVD发生变化的病例，口腔医师应首先解决这些问题，然后再确定可用的垂直向空间。当对颌牙列缺失时，如果确定了正确的𬌗平面，可以使用记录基托（带有蜡𬌗堤）或试戴基托作为参考点（图7-65）。当治疗牙列缺失时，同样可以

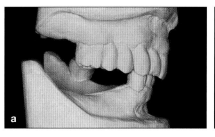 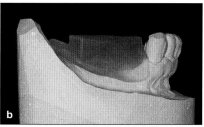

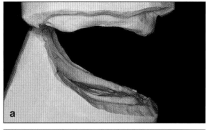 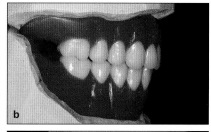

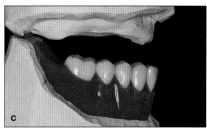 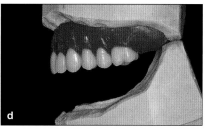

图7-65　（a）上殆架的研究模型的侧面观显示后牙缺牙区的空间。（b）戴蜡堤的下颌研究模型的侧面观。如果蜡堤上确定的是正确的殆平面时，蜡堤不仅有助于获得咬合记录，还为确定制作种植体支持式牙冠所需的垂直向修复空间提供参考。

图7-66　（a~d）戴诊断性试戴义齿前后的上殆架模型的侧面观。诊断性试戴义齿有助于口腔医师确定用于制作种植体支持式修复体的可用的垂直向修复空间。

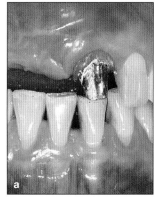 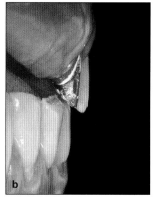

图7-67　（a和b）右上颌中切牙缺牙区的正面观和侧面观。注意在平面图中，牙槽嵴顶点是确定最终修复牙冠垂直向修复空间唯一的参考点。在这种情况下，临时修复体（或诊断蜡型）和硅橡胶指引的使用被认为能够直观地看到最终修复体修复牙冠所需垂直向空间的最有效方法。

前牙区垂直向空间的评估

在前牙缺牙区域，特别在上颌，牙槽嵴顶是平面图中唯一的参考点（图7-67）。唯一例外的情况是切对切的咬合方案。当单颗上颌前牙缺失时，可将邻牙或对颌牙齿的结构作为确定现有垂直向空间的参考点（图7-68a）。用来确定最终修复体所占据的垂直向空间的参考结构可以是邻牙或者对颌牙的软组织轮廓、釉牙骨质界或切缘。当邻牙位置排列正常且是Ⅰ类牙冠-牙槽嵴关系时，评估过程很容易完成（图7-68b）。相反，当数颗牙齿缺失时，确定新修复体可利用的垂直向空间将是一项更为复杂的工作。在这种情况下，使用临时修复体或诊断蜡型并辅以切端硅橡胶指引被认为是获得准确测量值的最有效方法（图7-50）。在上述情况中，用到的两个参考点分别是单颗或多颗修复牙冠（蜡型或临时修复体中）的颈缘和硅橡胶导板记录的切缘。通过已上殆架的模型和就位在下颌牙列上的切端导板可以很容

使用类似的方法，借助诊断性试戴义齿来确定可用的制作种植体支持式修复体的垂直向空间的大小（图7-66）。

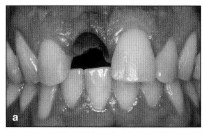 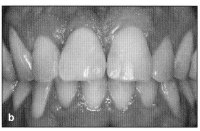 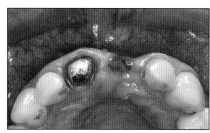

图7-68 （a）右上颌中切牙缺牙区的正面观。（b）由于相邻的左上颌中切牙处于正常的位置，因此常用左上颌中切牙作为确定最终种植体支持式牙冠高度和所需垂直向空间的参考。降低左上颌侧切牙的高度以获得前牙列整体协调的排列。

图7-69 临床图像显示左上颌中切牙拔除后的继发牙槽骨吸收。通过牙槽骨增量术来改善牙槽嵴结构，以便种植体植入在最理想的位置（见图7-20c和d）。

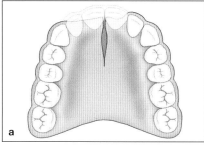 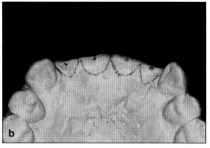 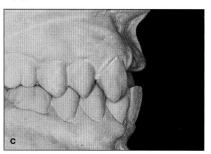

图7-70 （a）上颌前牙区殆面观的示意图。注意因为拔除上前牙，牙弓前牙区丧失了其凸度，并变得直立。（b和c）一个临床病例的研究模型，显示了牙弓弧度的明显减小，影响了种植体的植入。在这个特定的情况下，由于深覆殆和浅覆盖，种植体的植入位置必须要有利于螺丝固位修复体的修复。

易地显示现有的垂直向空间。

在口腔种植学中，牙冠-牙槽嵴关系分类和现有垂直向空间的大小（尤其是在上颌前牙区）在确定最终修复体的固位方式（螺丝固位vs粘接固位）中起着至关重要的作用。此外，口腔医师应注意覆殆、覆盖的量。深覆殆、浅覆盖常与粘接固位修复体的修复空间不足有关（图12-3）。

水平向空间评估

可以在近远中向和唇舌向两个维度上评估水平向空间。近远中向的水平向空间是指需要治疗的缺牙区的跨度，取决于缺失牙齿的数量。用于确定现有水平向空间的技术已经在选择种植体植入的潜在位点时阐述了（图7-47）。

水平向空间同样也受现存的牙槽嵴吸收量的影响，特别是影响牙槽嵴宽度的骨吸收（图

7-69）。在某些情况下，尽管使用了移植技术，拔牙后骨吸收量可能会导致上颌前牙区牙槽骨丧失正常的凸度，变得更直立（图7-70a）。这对唇舌向宽度产生巨大影响。在拔除上颌4颗切牙时更常见（图7-70b和c）。由于牙弓凸度的减少，用于修复体植入的可用空间也将减少[18]。此时，为了给患者提供合适的唇部支撑、美学、语音和咬合，不得不将最终修复体的人工牙排列在理想牙弓内。然而，为了使牙齿排列在正确的位置上，修复体的冠将向唇侧突出，因此，修复体的设计极有可能形成悬臂（图6-54c）。将在第9章中讨论悬臂梁相关的生物力学问题。牙槽骨结构相关问题的纠正（通过骨移植）使得种植体可以植入在更理想的位置，以减少生物力学问题（图7-71）。

对唇舌向的水平向空间的最好评估是使用

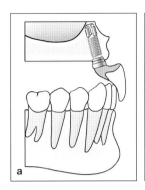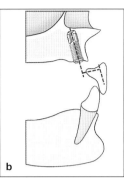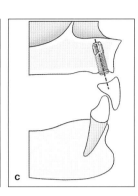

图7-71　（a）示意图显示种植体颈部位置和修复牙冠的差异（在水平方向上）。这种差异导致修复体的唇向突出（前部悬臂）。（b和c）示意图显示牙槽骨增量术前后种植体颈部位置和修复牙冠的差异。牙槽骨条件改善使得种植体可以植入在更理想的位置，可以减少生物力学问题。

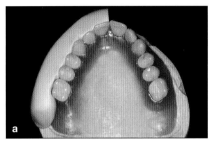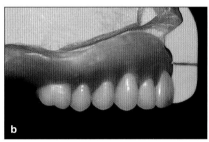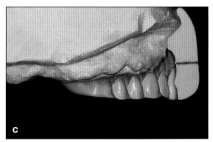

图7-72　（a~c）对诊断导板进行分段，可以更加直观地看到最终牙冠和剩余牙槽嵴的关系。

诊断指引。该技术已经在先前评估修复体-牙槽嵴关系的部分进行了描述。为了更直观地显示，可以分割上颌硅橡胶指引。将其就位在不戴蜡型的上颌研究模型上时，口腔医师和技师可以研究人工牙冠的位置和剩余牙槽嵴之间的关系（图7-72）。

此外，水平向空间受缺牙区邻牙位置的影响，因为邻牙有时会发生移位并占据相邻缺失牙的空间。这种临床情况可能会影响美学和功能，并妨碍正常的修复程序。通常，倾斜的牙齿可能需要正畸治疗或在牙髓治疗后进行桩核冠修复，以便重建倾斜牙在牙弓中的正确位置。邻近缺牙区牙冠的大小也会影响可用的水平向空间。有时，可以通过用于同种类型的复合树脂对邻牙进行临时修复以改变牙齿的形状和大小。在完成最终空间评估之前，可能需要修正过大或过小的牙冠。

牙冠-牙槽嵴关系的分析结果和修复空间评估的数据对最终修复体的选择与设计产生巨大影响。这个信息对于口腔种植学来说至关重要，因为它将确定修复体的特性以及进行外科手术的必要性。理想状态是，在进行外科操作前就确定了特定病例的修复方式。此外，这个分析可以确定是要进行牙槽嵴磨除术还是骨移植术。这反映了当代口腔种植学提出的以"修复为导向"的治疗理念。

种植体支持式修复体的空间要求

如前所述，为了获得可预测的结果，口腔医师应该熟悉成功制作种植体支持式修复体所需的空间。种植体支持式修复体可分为固定修复体和活动修复体。种植体支持式修复体的分类和设计、不同种类的饰面材料和固位方式的具体考量将在第12章进行更详细的讨论。在一个特定的病例中，无论选择哪种修复方式，现有空间应足以容纳修复体组件、修复支架和饰面材料。

表7-1　固定修复体垂直空间建议

	金属烤瓷		金属-树脂（螺丝固位）	
	粘接固位	螺丝固位	推荐空间	最小空间
饰面材料的厚度（mm）	2	1	6	4
支架的厚度（mm）	1	1	1	1
基台高度（mm）	4	2	3	2
垂直向空间（mm）	7	4	10	7
大于增加的空间	7～9	7～9	-	-
大于过大的空间	＞12	＞12	-	-

图7-73　与垂直向空间有关的修复体类型（长度）。（a）Ⅰ型修复体（垂直向空间为7mm）。（b）Ⅱ型修复体（垂直向空间8～12mm）。（c）Ⅲ型修复体（垂直向空间大于12mm），需要添加粉红龈色丙烯酸树脂或牙龈瓷。

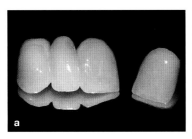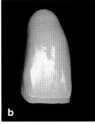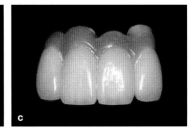

种植体支持式的固定修复体

表7-1显示了采用不同饰面材料和固位方式时固定修复体所需垂直向空间的建议。务必留意，这些数值是在采用牙槽嵴顶和对颌秴平面作为参考时获得的。金属烤瓷固定修复体可以设计为粘接固位或螺丝固位。传统固定修复体牙体预备和制作相关的信息也可用作种植修复体的参考。Goodacre等[37]建议磨牙和前磨牙全冠牙体预备体的最少高度为4mm（图7-60），切牙为3mm。

一般来说，粘接固位的金属烤瓷修复体的垂直向空间应在8～12mm[1,5,29,36]。这个大小包含了2mm的咬合空间或瓷层理想厚度、1mm的支架（金属或不含金属）厚度和5mm的基台高度。7mm的垂直空间可用于制作Ⅰ型修复体（图7-73a）。在8～12mm，修复体往往更长（Ⅱ型；图7-73b），在某些情况下，可能需要使用牙龈色材料（Ⅲ型；图7-73c）。

金属烤塑修复体通常用于全牙列修复体中，并常采用螺丝固位。至少需要10mm的垂直向空间才能成功制作这类修复体，因为丙烯酸树脂需要更大的体积来保证强度，并且在垂直高度受限时更容易断裂。

修复空间严重不足或过大的处理

在垂直高度小于7mm的情况下，粘接固位金属烤瓷修复体的固位可能成为问题。通过将粘接固位修复体边缘设计在龈下（1mm），这可以获得额外的基台高度和额外的固位力。但是，应注意不要将边缘设在龈下1mm以上，因为操作者可能无法去除多余的粘接剂，而这可能与口腔种植学中的软组织并发症有关[38]。这些测量数据是在使用磷酸锌粘接剂进行粘接时得到的。然而，即便有粘接性更强的粘接剂出现，传统的测量值仍可作为参考。

垂直高度小于5mm是螺丝固位冠的适应证。无论是螺丝固位还是粘接固位，将种植体修复成

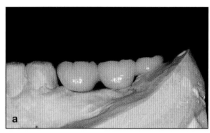 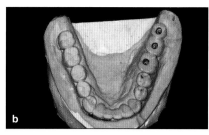

图7-74 （a和b）研究模型的侧面观和殆面观显示的是，由于垂直向修复空间受限而制作的短牙冠（金属烤瓷修复体）。在这种情况下，种植联冠可以增加固位力。

表7-2 活动修复体推荐的垂直向空间

	附着体类型			
	杆型		球型	
	推荐的空间	最小空间	推荐的空间	最小空间
杆高度（mm）	8	6	-	-
附着体高度（含卡和外壳）（mm）		4	5	4
丙烯酸树脂基托（mm）	3	2	3	2
丙烯酸树脂人工（mm）		2	3	2
垂直向空间（mm）	19	16	11	8

联冠都可以增强固位效果（图7-74）。当垂直向空间不足时，可以通过骨成形术和软组织切除术等外科操作获得更多空间，只要保证在手术后仍保留足够的骨高度来确保种植体的植入和修复体的支持。如果垂直高度大于7mm但小于15mm，口腔医师可以根据个人喜好选择修复设计。螺丝固位和粘接固位的修复体都是适应证。

在垂直向空间过大的情况下（图7-4），骨移植可能比用修复体代偿更可取。牙槽嵴增高术可以减小垂直向空间并改善种植体的生物力学。另外，由于技术原因，垂直空间大于15mm在固定（金属烤瓷）修复体中需要谨慎。在这种情况下，建议使用金属烤塑修复体（复合型修复体）（图7-40）。

由近远中向水平空间较小或者缺牙区邻牙的错位导致的轻度水平向空间问题，可以通过仅调改相关牙齿的解剖外形或制作一个新的修复体来解决。近远中向的空间问题也可能与牙弓凸度的减小有关，常继发于多颗牙齿拔除后。但是，在

处理更严重问题时，骨移植结合正畸治疗可能是纠正过大或者过小水平向空间的唯一有效方法。有时，可能需要空间调整才能实现最终牙冠数量和分布的合理化。

可以通过牙槽嵴磨除术或者植骨术来修正颊舌向的水平向空间问题。当拔除前牙（美学区）时，可能会导致大量的牙槽骨吸收，尤其在拔除4颗上颌切牙时。与炎症、外伤或多颗牙拔除相关的骨缺损会进一步加剧骨吸收。最终，上颌牙弓失去其凸度而变得更直立。诊断蜡型和硅橡胶指引有助于直观看到这个问题（图7-70）。在这种情况下，除非进行牙槽骨增量术，否则不可能将种植体植入在理想的位置[18]。

活动修复体

尽管活动修复体更常用于牙列缺失的治疗，但是在某些情况下，牙列缺损也可用活动修复体治疗。与本章稍后将讨论的牙列缺失的空间建议相同（表7-2）。

检查完后需要达到的目标

在完成修复空间评估后，口腔医师应：
- 确定现有的修复空间（垂直向和水平向）是否足以制作传统修复体和种植体支持式修复体。
- 如果需要进行外科手术，为满足修复的需要，应该向口腔外科医师或牙周医师提供合适的信息（需要提供多少空间）。

牙列缺损的最终考量

有了本章关于牙列缺损的知识，口腔医师能更好地完成以下操作：选择潜在的种植位点、评估骨量、确定修复体与牙槽嵴的关系、评估现有修复体的空间和确定所研究位点的现有条件是否适合即刻种植。

牙列缺失的检查

牙列缺失的检查因素与牙列缺损缺牙区的相同，包括评估：①缺牙区的结构；②修复牙冠-牙槽嵴的关系；③修复空间。从这些要素的评估中得出的事实将对修复和手术治疗的决策产生直接影响，尤其是在拟进行种植治疗时。接下来的讨论简要概述与牙列缺损相同的方法和原则，并强调牙列缺失特有的明显不同之处。

检查的初步考量

在口腔种植出现前，传统的全口义齿是治疗无牙颌的唯一可行方法，因此，对无牙颌的评估主要是对影响传统全口义齿制作因素的评估[1,4,36]。相关主题的信息很多而且可以从文献中轻易获得。随着口腔种植的出现，在制订治疗计划过程中新因素占据主要作用。缺失牙可用的修复方式

更多，这就需要更深入研究可能影响种植治疗效果的因素。

制订诊断和判断牙列缺失的治疗预后

制订诊断和判断牙列缺失的治疗预后涉及两方面的评估。第一个主要是指传统的临床检查，与制作传统的全口义齿相同；第二个是指与口腔种植相关因素的检查。

传统临床检查相关的因素

评估过程往往聚焦在口内临床检查以及研究模型的分析，包含制作传统全口义齿时常规要检查的内容[1,4,36]。部分常规检查内容包括之前牙列的位置、牙槽嵴的吸收、骨隆突的存在、口腔的大小、牙槽嵴形状和大小以及上下颌牙弓的大小关系。

之前牙列的位置

口内之前牙列的位置会对新修复体的制作造成不利影响。在长时间无对颌牙时，后牙伸长的情况并不少见。有时候，牙槽突可能会随着牙齿的伸长而增生，如果牙齿拔除后仍未解决此问题，剩余牙槽嵴的大小和倾斜度可能会成为一个问题（图7-75和图7-27）。

将种植体植入在明显伸长的牙槽嵴中可能出现显著的修复空间受限。在某些情况下，由于修复空间不足，甚至无法完成修复工作。图7-76显示了种植体植入在明显伸长的上颌前牙区的牙槽骨内。结果是，由于修复空间不足，无法完成修复工作。因此，必须进行适当的空间评估以避免此类问题。

牙槽嵴的吸收

很多原因可引起牙槽嵴的吸收，最主要的两

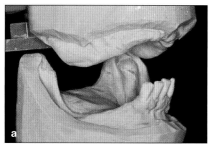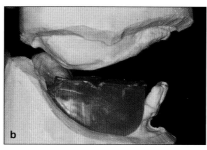

图7-75 （a）上殆架模型的侧面观显示，伴随后牙区牙齿伸长导致的牙槽突增生，最好在确定OVD后再评估这种情况。（b）在使用下颌的蜡堤的前提下，可以直观地看到上颌后牙区牙槽嵴顶和对颌殆平面之间的空间大小。

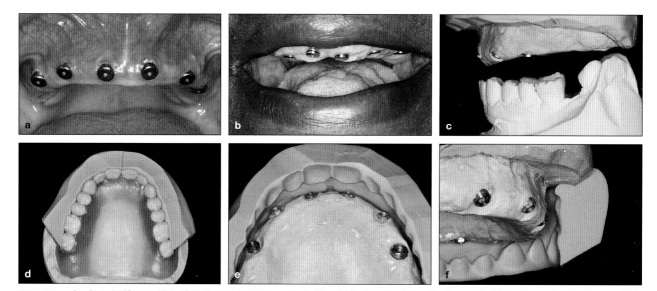

图7-76 （a）上颌前牙区植入种植体后的正面观。（b）同一部位的口外图像。注意由于上颌前牙区牙槽嵴增生，即便在中度微笑时也能显露该区域。（c）需要注意的是，牙槽嵴顶和对颌切牙/殆平面之间的修复空间受限。在记录前牙区人工牙颊侧位置的硅橡胶指引（d）的辅助下，可以直观地看到现有的修复空间不足以进行修复体的制作（e和f）。

个原因是牙齿缺失的时长和患者佩戴全口义齿的时长。只要条件允许，都应该采用软硬组织移植来治疗重度牙槽骨吸收。图7-77和图7-78分别显示了重度和中度牙槽骨吸收的实例。注意图7-77c和图7-78c之间的不同。

骨隆突的存在

　　腭隆突和下颌隆突的存在都可能会影响修复体的密合性。在某些情况下，除非去除骨隆突，

否则可能会干扰修复体就位。

牙槽嵴的形状和大小

　　对于传统的全口义齿和组织支持的种植覆盖义齿而言，理想的牙槽嵴是具有宽广的组织承托表面和几乎平行的侧面。比理想轮廓小的牙槽嵴通常会对传统全口义齿的固位和稳定以及组织支持的种植覆盖义齿的稳定性产生不利影响。然而，在长时间佩戴全口义齿的患者中这种理想的

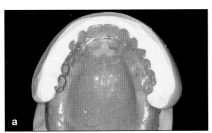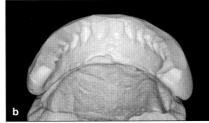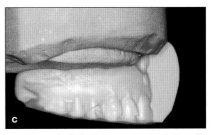

图7-77 （a）研究模型显示了牙槽骨发生了重度吸收的情况。翻制的试排牙模型上制作硅橡胶指引。（b和c）注意牙槽嵴顶的位置与人工牙颊侧位置之间的差异。

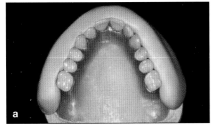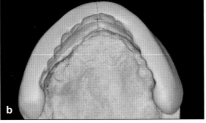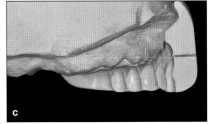

图7-78 （a~c）研究模型显示牙槽骨发生了中度吸收。注意c图与图7-77c的不同。

图7-79 上颌牙弓的临床图像显示牙槽嵴存在倒凹（前牙区）。

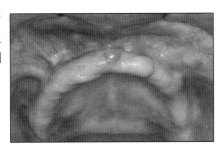

图7-80 上𬌗架模型的正面观显示，小上颌牙弓和对应的大下颌牙弓的情况。

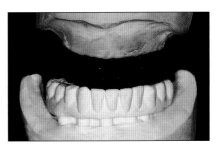

牙槽嵴形状和大小并不常见。其他类型的牙槽嵴轮廓包括V形牙槽嵴、高而窄的牙槽嵴、低而平的牙槽嵴和刃状牙槽嵴。口腔医师还应该注意到带倒凹的牙槽嵴（图7-79）。这种情况不仅会造成义齿摘戴和功能状态下的创伤，还会影响印模的制取。

上下颌牙弓的大小关系

上下颌牙弓大小和形状的相对关系会影响活动修复体的固位和稳定。

当上下颌牙弓大小不协调时，可能出现两种情况：①宽大的、轮廓良好的上颌牙弓对着组织支持范围小的窄小下颌牙弓；②窄小的上颌牙弓对着宽大的下颌牙弓（图7-80）。我们也应该考虑到，牙槽嵴的大小和形状以及上下颌牙弓的关系并不是恒定不变的，因为在戴入义齿后，牙槽嵴往往会发生吸收。在确定治疗病例的预后以及选择修复方式时，必须考虑这种持续变化所带来的后果。

与口腔种植相关的因素

直接影响种植体支持式修复体制作的因素包括牙列缺损缺牙区检查过程中相同的因素：牙槽嵴的结构、修复体-牙槽嵴关系和修复空间。在开

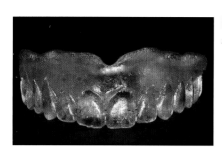

图7-81 丙烯酸树脂放射导板。

始检查前需要了解之前临床检查收集的数据和有关辅助诊断工具的相关知识。

之前临床检查收集的数据

首先，口腔医师应熟悉之前临床检查阶段相关的检查结果。应仔细评估口腔黏膜检查、牙周检查、牙齿检查和咬合及TMJ检查发现的问题。需要特别注意直接或间接影响无牙颌牙弓状态的因素。在本节中，仅在对颌牙弓中有牙列存在时才进行相关的牙周检查和牙齿检查。在上下颌都是无牙颌时，不需进行这些检查。在仔细回顾这些方面后，口腔医师可能会聚焦于无牙颌评估的辅助诊断工具。

用于无牙颌评估的辅助诊断工具

在本章前面已经介绍了本节描述的辅助诊断工具。改良了部分诊断工具以便更好地用于无牙颌。

如前所述，已上𬌗架的模型和诊断蜡型是这个检查过程用到的关键工具（图7-66）。在这种情况下，诊断性试戴义齿、临时性全口义齿和现有义齿（如果情况良好）的作用等同于诊断蜡型。同样，诊断指引（图7-76d）和放射导板（图7-81）是进行全面分析的必要补充。在这种情况下，放射导板可以是诊断性试戴义齿或现有义齿的丙烯酸树脂复制品。

使用这些工具，口腔医师、技师和患者都将能够清楚地察觉到现存的具体临床局限性（影响牙槽嵴体积和形状的变化）。而且，患者将更容易理解这种局限性可能对最终修复体造成的潜在不利影响。这是一种获得患者同意进行额外手术治疗（如牙槽骨增量术）的有效方法。

已上𬌗架的模型和诊断性试戴义齿

在当代口腔医学中，将研究模型正确上𬌗架及使用试戴义齿不仅成为术前评估的重要组成部分，同时也是确定最终修复体特性（设计）的重要组成部分。此外，已上𬌗架的模型实现了直观地看到最终修复体的位置和剩余牙槽骨之间的关系。诊断性试戴义齿在此过程中起着重要作用，因为它可作为显示最终修复体相对于剩余牙槽嵴的准确位置的一个参考。上述诊断工具的使用也可作为制作提供有用信息的放射导板的重要参考。

与牙列缺损情况下使用的诊断蜡型类似，诊断性试戴义齿与诊断指引联合使用是制订治疗计划的必要信息来源。它允许口腔医师直观地看到问题的修正，为重建功能、发音和美学创建了一个更理想的环境（图7-27）。也可以直观地看到由不合适的手术治疗（植体植入）导致的现存问题（图7-76）。

但是，无牙颌模型正确上𬌗架的过程很费时，因为制作传统全口义齿90%的步骤都需要事先完成。Rodrigues和Morgano[39]介绍了一种加快全口义齿制作流程的技术。使用该技术，将大大减少无牙颌模型上𬌗架所需的次数。

诊断性试戴义齿中的牙齿排列应遵循传统全口义齿制作相同的原则。如果无牙颌的对颌为天然牙列，牙齿检查过程中发现的问题包含了牙齿错位等问题，并进行必要的改善（如修正𬌗平面/切平面）。发现并修正所有可能影响诊断性试戴义齿中牙齿正确排列的问题非常重要（图7-82）。然后，可以在研究模型和口内检查试戴义齿的排列，并确认美学、咬合和发音。一旦口

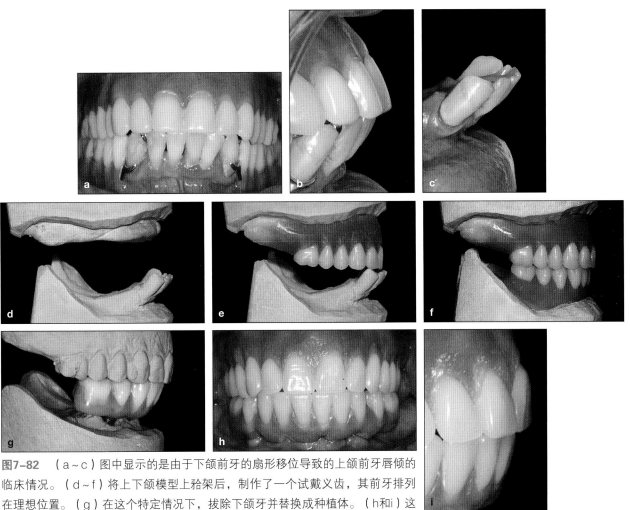

图7-82 （a~c）图中显示的是由于下颌前牙的扇形移位导致的上颌前牙唇倾的临床情况。（d~f）将上下颌模型上𬌗架后，制作了一个试戴义齿，其前牙排列在理想位置。（g）在这个特定情况下，拔除下颌牙并替换成种植体。（h和i）这种方法允许在制作上下颌修复体时，确保修复牙冠排列在正确的位置上。

腔医师和患者都很满意，诊断性试戴义齿可用作制作诊断指引和放射导板的参考。

类似于牙列缺损评估技术，制作两个硅橡胶导板来协助检查无牙颌。第一个硅橡胶导板在戴有诊断蜡型的上颌模型上制作，记录修复牙冠的颊面位置。在这个过程中也可使用临时修复体印模翻制的研究模型。可用于评估最终修复体的位置与剩余牙槽嵴水平向和矢状向的关系。去除试戴义齿，将上颌硅橡胶指引安放在研究模型上，口腔医师和/或技师能够确定这两个结构之间存在的空间（差距）（图7-77c和图7-78c）。这个

信息对于选用固定修复体还是活动修复体至关重要，尤其是在上颌修复重建时。使用本章前面提出的修复体-牙槽嵴关系的分类，口腔医师可以预测修复体的轮廓。因为大多数无牙颌患者都已经长时间佩戴全口义齿了，极可能归为Ⅲ类修复体-牙槽嵴关系。

第二个硅橡胶指引用于下颌模型，用来记录最终修复牙冠的切缘位置（图7-83）。这有助于口腔医师了解修复体相对于剩余牙槽嵴的位置。这个硅橡胶指引可用来补充上颌硅橡胶指引所提供的信息。它可让口腔医师和技师评估水平向的

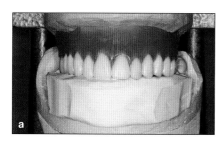
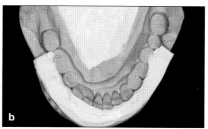

图7-83 （a和b）上𬌗架模型的正面观和𬌗面观显示，下颌硅橡胶指引记录了上颌前牙切缘的位置。

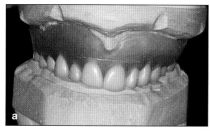
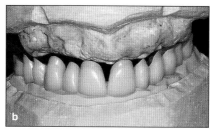
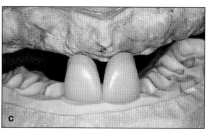

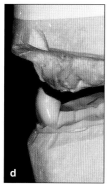

图7-84 （a）试戴义齿和下颌硅橡胶指引的正面观。（b）正面观显示在没有蜡基托的情况下位于硅橡胶指引中的丙烯酸树脂牙。由于硅橡胶指引就位在𬌗架上，因此可以直观地看到丙烯酸树脂牙与剩余牙槽嵴的关系以及这两个结构之间的空间。（c和d）上颌中切牙及其与牙槽嵴关系的正面观和侧面观。也可以直观地看到垂直向修复空间。需要注意的是，当修复牙冠切缘位于正确的位置时，修复体的颈部区域在根尖和舌侧向发生骨再吸收的区域过度延伸。

不协调程度。当发生明显的骨吸收时，尽管修复体颈缘的位置往往会向牙槽骨吸收区域的根尖和舌侧过度延伸，但修复体的切缘可以位于正确的位置（图7-84）。这些都是需要考虑的重要因素，因为它们可能会影响种植体的植入位置和角度。这些因素也可能会影响最终修复体的固位方式。

放射导板

当正确制作放射导板后，就可以完成修复体-牙槽嵴关系的评估。这个诊断工具可以揭示牙槽嵴（硬组织）的结构以及最终修复牙冠相对于牙槽嵴的位置。如前所述，放射导板的制作方法有很多种。下文描述的是使用透明的自凝丙烯酸树脂翻制上颌试戴义齿的步骤来制作。也可使用这个技术翻制现有修复体（如果情况良好）：

（1）使用透明的自凝丙烯酸树脂（图7-85b）翻制试戴义齿（图7-85a）或现有修复体（如果情况良好）。在文献中已描述这个方法的详细步骤[39]。

（2）使用压力指示糊剂（Mizzy）修整透明的复制义齿，以便与口内无牙颌牙槽嵴适合（图7-85c）。确保此时口内的咬合关系与翻制的透明义齿的和现有义齿的相似。否则，进行必要的咬合调整。

（3）选择潜在的种植位点（可使用导板上的修复牙冠替代体作为参考）。选定的种植位点常用作CT影像解读时的参考点。然后，使用2号圆形钨钢车针，在牙冠中央部位制作宽和深都为2mm的沟槽，牙冠中央部位就是即将进行研究的位点。这个沟槽始于唇面，一直延伸到牙冠的舌面。然后在沟槽相对应的导板组织面上钻一个宽度和深度都为2mm的洞。在所有需要进行研究的

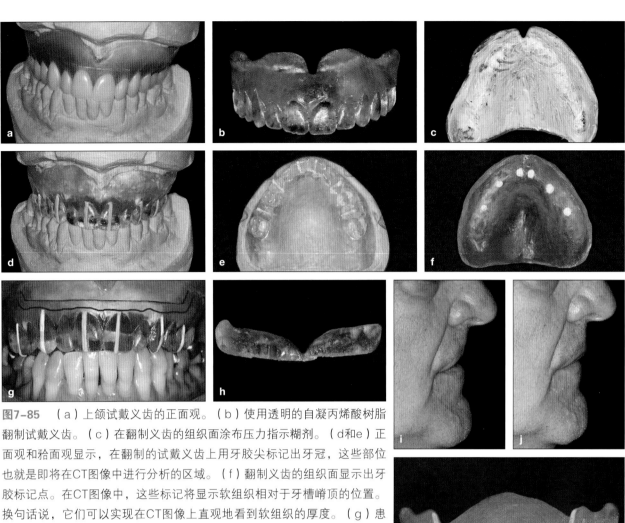

图7-85　（a）上颌试戴义齿的正面观。（b）使用透明的自凝丙烯酸树脂翻制试戴义齿。（c）在翻制义齿的组织面涂布压力指示糊剂。（d和e）正面观和殆面观显示，在翻制的试戴义齿上用牙胶尖标记出牙冠，这些部位也就是即将在CT图像中进行分析的区域。（f）翻制义齿的组织面显示出牙胶标记点。在CT图像中，这些标记将显示软组织相对于牙槽嵴顶的位置。换句话说，它们可以实现在CT图像上直观地看到软组织的厚度。（g）患者口内翻制的试戴义齿的正面观，显示了两条参考线（患者的高笑线和修复体–软组织连接线）。第二条参考线在微笑时不应显露出来。（h）从翻制义齿上去除的部分唇侧翼缘。（i）未戴入翻制义齿时患者面部的侧面观。需要注意的是，患者的鼻唇角仍在正常范围内。可以看到唇部位置发生了微小变化。在这一特定情况下，牙槽嵴发生了轻度吸收，颊侧翼缘的厚度极可能不会超过5mm。（j）戴入试戴义齿时，患者面部的侧面观。试戴义齿提供了合适的唇部支撑。（k）放射导板的正面观，显示在去除颊侧翼缘的边缘放置了牙胶尖。

位点上进行相同的操作。在完成钻孔后，将阻射材料（例如牙胶尖）填充在唇舌面的沟槽内和组织面的孔内（图7-85d～f）。

（4）在患者口内戴入翻制的义齿，让患者微笑（大笑），并用铅笔画出两条参考线。第一条参考线记录患者不自然微笑状态下的高笑线。这条线应与唇曲线协调并平行于唇曲线，并扩展到微笑时所有的可见牙齿。该线将被称为笑线。

然后在笑线根尖3mm处并平行于笑线画出第二条线。这两条线扩展范围相同。第二条线被称为最终修复体的修复体–软组织连接线（图7-85g），并且对应于修复体翼缘剩余牙槽嵴最上位置。出于美学目的，在微笑时不应显露第二条线。

（5）一旦参考线绘制完成后，从患者口内取出翻制的义齿，使用带有砂盘（钨钢或金刚砂）或钻头的直机，切除颊侧翼的上半部分，直到它

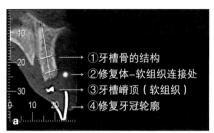
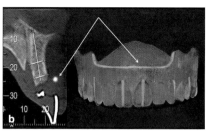

图7-86 （a）CT影像图显示了以下结构：①牙槽嵴的结构（大小、形状和倾斜度）；②代表修复体-软组织连接线对应位置的阻射参考点；③代表牙槽嵴顶（软组织）的阻射参考点；④代表最终修复牙冠（修复体）的阻射轮廓。（b）放射导板上牙胶尖标记区域形成了阻射参考点。

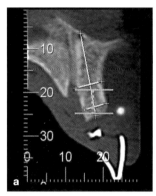
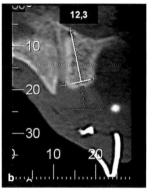
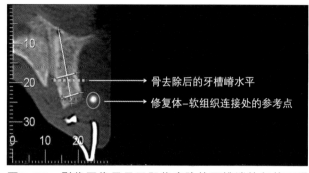

图7-87 （a）影像图像显示的是，为了获得建立有利的修复体-牙槽嵴关系，需要去除的骨量（黄色线）。（b）磨除部分牙槽嵴后的影像图像。红色线代表软组织厚度。需要注意的是，在牙槽嵴磨除后，用于种植体的植入的可用骨量仍是充足的。

图7-88 影像图像显示了即将磨除的牙槽嵴的矢状面观（黄色虚线）。黄色虚线和红色虚线之间的距离代表软组织厚度。需要注意的是，骨水平（牙槽嵴磨除后）加上软组织厚度和修复体-软组织连接处（阻射参考点）位于同一水平。该方案提供了有利的修复体-牙槽嵴关系，并能实现合适的固定修复体设计。

到达修复体-软组织连接线的上缘（图7-85h）。

（6）在患者口内戴入翻制的义齿，从侧面检查去除的唇颊侧翼量是否会影响唇部支撑（图7-85i和j）。此时，如果去除的唇侧翼缘已经对唇部支撑产生了不利影响，活动修复体可能是治疗上颌无牙颌的最佳修复选择。

（7）在去除翼缘的边缘放置阻射材料。这将在CT图像中创建一个参考点，该参考点对应着修复体-软组织的连接线（图7-85k）。然后，指导放射科医师和患者在CT或CBCT拍摄期间佩戴导板。

CT影像解读

在获取CT影像后，口腔医师就能直观地看到选定的检查位点，并进行研究分析。因为放射导板上这些部位使用了阻射材料，因此很容易识别。

图7-86a显示的CT影像中可以直观地看到以下内容：

- 牙槽嵴的结构、牙槽嵴的大小（高度和宽度）、形状和倾斜度。

- 代表修复体-软组织连接线对应位置的阻射参考点（图7-86b）。这个参考点将有助于确定修复体和牙槽嵴关系的类型。为了获得有利的修复体-牙槽嵴关系，修复体-软组织连接处和软组织应处于同一水平（矢状方向）。换句话说，修复体的颊侧翼不应覆盖在剩余牙槽嵴上或位于剩余牙槽嵴根方。如果发生了这种情况，将形成不利的关系，结果导致不能选择固定修复体。

- 代表牙槽嵴顶（软组织）的阻射参考点。参考点与骨组织顶点之间的距离代表了现有的软组织厚度。

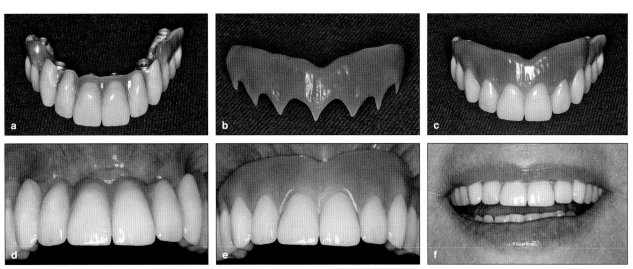

图7-89 （a）上颌全牙列金属烤塑固定修复体正面观，该修复体不含前牙区颊侧翼。（b）可拆卸的颊侧翼。（c）颊侧翼就位后的修复体正面观。（d）患者戴入不含颊侧翼修复体的口内图像。（e）患者戴入含颊侧翼的修复体的口内图像。（f）戴入固定修复体和颊侧翼后患者微笑的正面观。

- 代表最终修复牙冠（修复体）的阻射轮廓。这可能有助于直观地看出修复体-牙槽嵴关系。

关于该方法的其他注意事项

　　如前所述，特定修复体的设计可能会导致有利或不利的修复体和牙槽嵴关系。有时可以通过外科手术将不利的情况（Ⅲ类，3型）改善成为有利的情况（Ⅲ类，1型或2型）（图7-41），而提供有用信息的放射导板非常有助于为手术的成功提供必要信息。对CT图像解读到的信息进行分析时，口腔医师可以确定修复体-软组织连接处的准确位置、软组织厚度以及骨的大小和结构。了解这些内容后，口腔医师就能准确了解整个牙槽骨吸收的过程。图7-87显示的是部分术前计划过程。该图显示了患者的现有情况（图7-87a）以及进行外科手术后要实现的目标是什么（图7-87b）。

　　以牙槽嵴顶为起点，口腔医师可以测量要去除的骨量，以便建立有利的修复体-牙槽嵴关系（图7-87a中的黄色线）。为此，应磨除牙槽骨以使牙槽嵴的高度（骨水平加上软组织厚度）和修复体-软组织连接处位于同一水平（在矢状面上）。去骨后就可以测量余留的骨组织量（牙槽嵴骨磨除后），并确定用于种植体植入的骨量是否充足。如果在按计划进行牙槽嵴骨磨除后，用于种植体植入的骨量仍然充足时（图7-87b），制作固定修复体的预后良好。图7-87b中的红色线表示软组织的厚度。此外，牙槽嵴的高度和修复体颊侧翼处于同一水平也很重要（在矢状面上）。这有利于修复体的合理设计（图7-88）。

　　在某些情况下，为了建立有利的修复体-牙槽嵴关系而磨除的骨量可能会导致无法植入种植体。在这种情况下，除非制作可拆卸的颊侧翼（图7-89），否则活动修复体可能比固定修复体更有优势。

　　掌握了上述原则和准备好上述诊断工具后，口腔医师就可以开始检查过程。

检查过程

　　如前所述，对无牙颌的检查应遵照牙列缺损时检查缺牙区的相同顺序。因此，无牙颌检查中

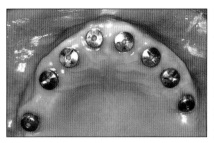

图7-90 上颌牙弓的𬌗面观显示，植入种植体的数量和分布。种植体的这种排列有利于种植体支持式修复体的制作。

评估的基本要素包括无牙颌的结构、修复牙冠–牙槽嵴的关系和修复空间。

牙槽嵴的结构

对于长期佩戴全口义齿的患者，软组织结构相关的方面（如邻间牙龈乳头水平和最终修复体唇侧龈缘位置）都是不相关的，因为绝大部分患者的牙槽骨都发生了明显的吸收，并且此时的（固定或活动）修复体常设计为使用某种牙龈色材料（粉红色丙烯酸树脂或牙龈瓷）来模拟邻间牙龈乳头和天然的牙龈组织的位置。因此，没有必要进行这方面的讨论。然而，在骨结构方面，足够的骨量对于种植体的正确植入至关重要。在上一节已经介绍了一些评估骨量的方法和材料以及其他方面相关的临床检查程序（见"用于无牙颌评估的辅助诊断工具"）。

在检查无牙颌时，评估过程应关注用来支持𬌗力的种植体的数目、位置和分布是否理想。理想情况下，修复体的分布应有利于完全由种植体支持的修复体的制作（图7-90）。需要仔细计划和设计对种植体和黏膜共同支持咀嚼力的修复体（种植体/黏膜混合支持式修复体），以避免或者尽量减少牙槽嵴的吸收。这类修复体与下颌后区牙槽嵴吸收有关。因此，使用缺牙区牙槽嵴提供支持的任何类型的修复体（传统修复体或种植修复体），都不应该是缺失牙修复的首选修复方式（最终治疗选择）。

修复体–牙槽嵴的关系

在为患者选择最佳的修复方式和制订外科手术方案时，都需要了解修复体相对于牙槽嵴的位置关系。大多数无牙颌都属于Ⅲ类修复体–牙槽嵴关系（图7-38和图7-39），其特征是修复体与牙槽嵴顶之间存在明显的差异（大于3mm）。本章已经讨论了这类修复体–牙槽嵴关系相关的分类和分型（见"修复体–牙槽嵴关系的分类"）。

修复空间

如前所述，修复空间是指用于重建缺失牙列修复体的可用间隙大小（图7-66）。无论在特定的情况下选用的是何种修复治疗方式（活动或固定），都应有足够的空间来容纳饰面材料（图7-91a）、修复支架（高度和厚度；图7-91b）和修复部件（基台高、套筒、杆、附着体；图7-91c~e）。图7-92显示了一个基台已经粘接完成的上颌工作模型，已经完成基台的粘接，以及用于修复上颌无牙颌的前后区的金属烤瓷修复体。

同样，如果治疗到一半发现没有足够的修复空间来放置拟定的修复体，这对患者和医师来说，都是一件让人非常沮丧的事情。除了评估骨体积和修复体–牙槽嵴关系，修复空间评估在制订外科手术和修复治疗技术过程中也起着重要作用。在本章前面的部分已经介绍了用于评估修复空间的方法和材料。表7-1和表7-2总结了固定和活动修复体推荐的修复空间。掌握了现有空间大小以及制作修复体所需空间的信息后，修复医师能够更准确地告知口腔外科医师相关的修复要求，因此进行的手术操作可以满足预定的修复目标。

垂直向和水平向修复空间

出于教学目的，分割诊断性试戴义齿以便直

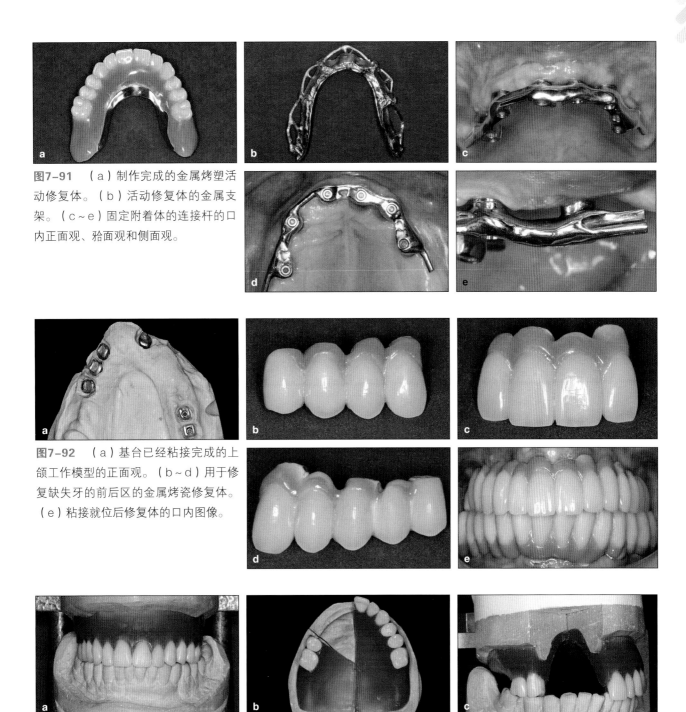

图7-91 （a）制作完成的金属烤塑活动修复体。（b）活动修复体的金属支架。（c~e）固定附着体的连接杆的口内正面观、𬌗面观和侧面观。

图7-92 （a）基台已经粘接完成的上颌工作模型的正面观。（b~d）用于修复缺失牙的前后区的金属烤瓷修复体。（e）粘接就位后修复体的口内图像。

图7-93 （a）安装在𬌗架上的上颌试戴义齿的正面观。（b）切除上颌试排牙模型前牙部分后咬合面图。（c）在分割前牙区后的上颌试戴义齿的𬌗面观。需要注意的是，牙槽嵴（研究模型上），蜡型和对颌𬌗平面/切平面之间的关系。 ⟶

观地看到无牙颌前牙区、后牙区的垂直向和水平向修复空间（图7-93）。使用圆规或游标卡尺就可以完成测量。因为在可用骨量充足的情况下，无牙颌常常考虑全牙弓种植体植入，所以对于水平向修复空间的评估来说，唇舌向的空间评估至关重要（图7-93n和o）。唇舌向空间与牙槽嵴的形状直接相关，尤其是牙槽嵴厚度。大而宽的牙槽嵴通常有利于种植体的植入。如前所述，无牙颌垂直向修复和水平向修复空间主要受牙齿拔除后骨吸收模式的影响。

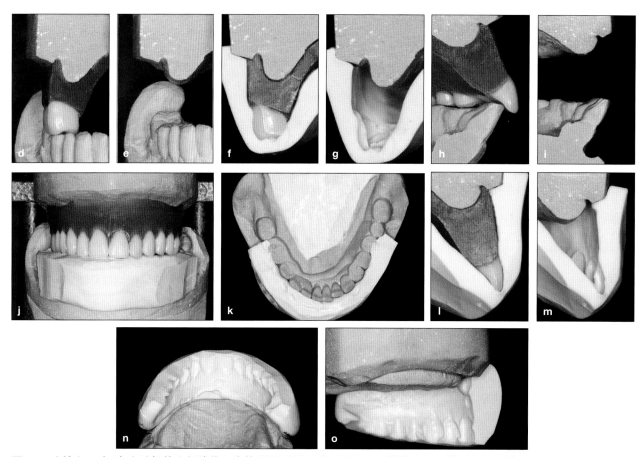

图7-93（续）　（d）上𬌗架的上颌试戴义齿的后牙区正面观，显示了牙槽嵴（研究模型上），蜡型和对颌𬌗平面之间的关系。（e）不戴上颌试戴义齿的上𬌗架模型后牙区的正面观，显示了牙槽嵴（研究模型上）和对颌𬌗平面之间的垂直向修复空间。（f）上颌模型后牙区的正面观，此时模型上有记录试戴义齿的硅橡胶指引。（g）上颌模型后牙区的正面观，此时去除了试戴义齿但保留了硅橡胶指引，显示了修复空间（垂直向和水平向）的轮廓，这个空间用于容纳饰面材料，支架（高度和厚度）和修复部件（基台高度、套筒等）。（h）上𬌗架的上颌试戴义齿前牙区的矢状面观，显示了牙槽嵴（研究模型上）、蜡型和对颌𬌗平面之间的关系。需要注意的是，由于下颌前牙的扇形移位，上颌牙更唇倾。在某些情况下，这可能会改变鼻唇角并影响唇部支撑和美观。（i）上𬌗架模型的矢状面观，此时模型上没有试戴义齿。需要注意的是，在前牙区，牙槽嵴顶是平面图上的唯一一参考点。（j）记录上颌前牙切缘的下颌硅橡胶指引正面观。（k）硅橡胶指引就位后的下颌模型的𬌗面观。当评估前牙区的垂直向空间时，获得第二参考点的唯一方法是使用记录了上颌前牙的切缘的下颌硅橡胶指引。通过这种方法，两个参考点将是修复牙冠的颈缘和硅橡胶导板记录的切缘。（l）上颌模型前牙区的矢状面观，此时模型上戴有记录上颌试戴义齿的硅橡胶指引。（m）上颌模型前牙区的矢状面观，此时模型上仅有硅橡胶指引而没有上颌试戴义齿，显示了修复空间（垂直向和水平向）的轮廓，这个空间用于容纳饰面材料、支架（高度和厚度）和修复部件（基台高度、套筒等）。（n和o）研究模型的𬌗面观和侧面观，显示了牙槽嵴和修复体颊面之间的唇舌向空间。

　　一般来说，牙弓前部（尤其是上颌）的骨吸收会减少牙弓曲度，要求种植体偏腭侧植入。结果是，最终修复体的修复牙冠不得不更偏向唇侧，不仅是为了提供唇部支持，满足美观和发音的需要，而且还为了与下颌前牙建立良好的咬合。因此修复体的设计常常造成了前部悬臂（见第9章），这会导致生物力学问题。在极端情况下，可能根本无法植入种植体（图7-94）。在出现严重的骨吸收的情况下，与修复方式治疗相比，骨增量术应该是首选的治疗方式。

　　上颌后牙区骨吸收导致牙槽嵴位置更偏腭侧，因此可能很难实现理想的种植体植入位置。

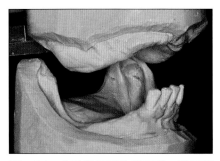

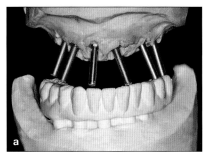

图7-94　上𬌗架模型的侧面观，显示伴发综合征群的上颌牙弓前牙区的极重度骨吸收。

图7-95　（a）上𬌗架模型的正面观，显示了上下颌牙弓尺寸的差异。注意到种植体的倾斜植入。（b）种植体的倾斜植入位置和随后的修复设计。

除非进行骨增量手术，否则种植体往往会成一定角度植入，有时这还会影响到特定修复体的修复空间（图7-95）。此外，骨吸收（垂直向和水平向）会对上下颌牙弓大小和形状的相对关系产生不利影响。上下颌牙弓大小的明显不协调会导致生物力学问题，主要与悬臂有关。

完成无牙颌检查应达到的目标

在检查完成后，口腔医师应该：

- 确定对于最终修复体而言软组织生物型是否合适。
- 确定是否有足够的骨量进行理想的种植体植入。
- 在研究模型和CT影像上直观看到修复体-牙槽嵴关系。
- 对现存的修复体-牙槽嵴关系分类（根据修复体-牙槽嵴关系分类系统）。
- 发现与现存的修复体-牙槽嵴关系相关的潜在问题和限制因素。
- 确定现存的修复体-牙槽嵴关系是否有利于种植体的理想植入。
- 确定现存的修复体-牙槽嵴关系是否有利于固定修复体的制作。

- 发现可能影响修复治疗预后的潜在因素（生物力学、修复体设计）。
- 确定现有的修复空间（垂直向和水平向）是否足以制作传统修复体和种植体支持式修复体。
- 如果需要进行外科手术，为满足修复的需要，应该向口腔外科医师或牙周医师提供合适的信息（需要提供多少空间）。

牙列缺失的最终考量

修复体-牙槽嵴关系的分析和修复空间评估获得的数据对最终修复体的选择与设计都具有重要的影响。理想情况是在进行外科手术之前就为特定情况选定修复方式。一旦确定了特定情况选用的修复体类型，就可以进行外科手术以满足修复需求。牢记修复体的特性，可以更好地设计外科手术（牙槽骨磨除术或骨移植术），并将种植体植入在最理想的位置。这反映了当代口腔种植学提出的"修复导向"的治疗理念。

扫一扫即可浏览

参考文献

第8章

口内检查：特殊考量
Intraoral Examination: Specialty Considerations

基于正畸需求的检查

　　正畸学与牙列间异常的颌骨关系或形态关系（如错殆）以及牙齿位置异常问题的治疗有关。在某些情况下，这些异常可以影响牙齿及面部美观。如第6章所述，安氏Ⅰ类错殆畸形（所谓的正常殆）不一定会对患者的咀嚼系统造成损害[1]。换句话说，有错殆畸形的患者并不一定会发展成创伤殆。但是，与牙齿位置相关的问题肯定会影响功能并损害修复治疗程序（见第6章）。牙齿移位最常见的原因是牙齿拔除后未进行及时修复。最常见的后果是对颌牙伸长和缺牙间隙相邻牙齿的近远中向和颊舌向的移位及倾斜（图8-1）。牙齿的近中或远中倾斜移位会给邻面接触区的合理设计带来了挑战。邻面接触不良可能导致食物嵌塞和牙周问题，这会对修复体的长期成功带来不利影响[2]。这些问题也可能影响殆平面、颌间距离和下颌的非正中运动（前伸及侧方运动）。余留牙不足以承受咀嚼力、骨丧失及不合适的咬合也会

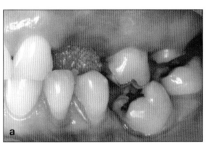
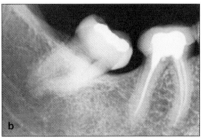

图8-1　（a）上下颌牙弓的后牙区的侧面观，显示上颌第一磨牙的伸长和邻近缺牙区的下颌第二磨牙的近中舌侧移位及倾斜。（b）根尖周X线片显示，由于第二磨牙未及时修复，下颌第三磨牙向近中移动。

导致牙齿移位。因此，应仔细分析牙齿移位相关的问题，因为这些问题可能会干扰修复治疗的正常进程。一旦牙齿发生移位，评估牙动度以及纠正牙齿移位的最佳方法是很重要的。

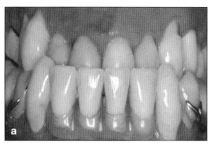
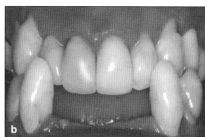

图8-2 （a和b）正面观（戴下颌可摘局部义齿前后）显示严重的Ⅲ类错𬌗畸形，需要进行正颌手术。

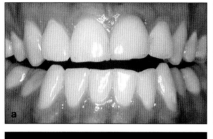
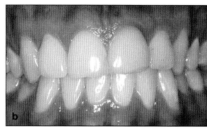
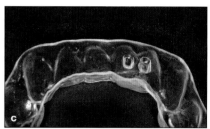
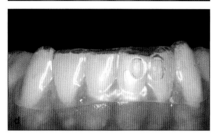
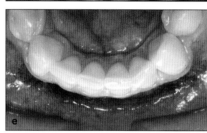
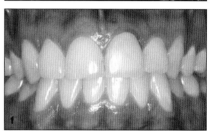

图8-3 （a和b）上下颌牙弓的正面观，显示出前牙的位置。注意到，左下颌侧切牙近中部分的轻微扭转，并突出于牙弓外。这个位置导致对颌牙（左上颌中切牙）形态和大小的改变，造成切对切的咬合。（c）用于矫正旋转的牙齿的正畸矫治器的口外图像。（d）正畸矫治器就位的口内图像。（e）正畸治疗后下颌前牙𬌗面观。注意到左下颌侧切牙位于正确位置。（f）正面观显示了上颌中切牙（临时修复体）的大小和形状以及与对颌牙的咬合关系。左下颌侧切牙的微小牙齿移动改善了美观和咬合（更好的覆𬌗和覆盖）。

大的正畸治疗和微小牙齿移动

在检查过程中，区分是需要大的正畸治疗还是微小牙齿移动尤其重要。大的正畸治疗涉及数颗牙齿的移动，通常是上下颌牙弓，必须由专科医师处理。有时，可能需要外科正颌手术和拔除部分牙齿[3]（图8-2）。根据每个病例的具体情况，治疗周期从1年到3年以上时间不等。关于大的正畸治疗的详细内容不在本书的范围。读者可参阅相关的正畸学教材以获得更深入的信息。

正畸治疗和牙齿微矫正微小或有限的正畸牙齿移动是口腔修复学的常用辅助治疗。可以直立、旋转和/或远中、近中或侧向移动牙齿。在进行最终修复程序前，尤其是当缺失牙未处置且牙齿已经发生移位时，伸长或者压低牙齿也可以改善牙齿关系。微小牙齿移动通常涉及一定数量的牙齿，通常只限于单颌。口腔医师可以使用几种技术，包括固定和活动矫治器。与长周期的治疗相比，通常在1年内完成治疗，且副作用也小。

图8-3展示的临床情况是，错位的左下颌侧切牙唇侧不仅影响了左上颌中切牙的位置，而且影响了左上颌中切牙的大小和形状。通过微小牙齿移动纠正牙齿错位，使制作大小和形态合适的修复体并建立更好的咬合成为可能。在部分病例中，牙齿位置和形状的微小差异可以通过修复性牙齿塑形来纠正（图4-23）。

微小牙齿移动的另一个实例是因龋或者冠

根折导致生物学宽度受侵犯的上前牙的牵引萌出（图6-10）。微小牙齿移动的其他常见实例包括压低伸长牙齿和直立倾斜的磨牙，用于充当修复基牙或在口腔种植的手术和修复治疗阶段优化治疗效果。位置正确的基牙有助于固定和可摘局部义齿的制作。它可以更好地承受咬合力，并具有更好的牙周预后。在口腔种植学中，缺牙区相邻的牙齿位置正确，有利于建立良好的邻面接触。

制订治疗计划

在正畸学中，特别是在治疗错𬌗畸形的病例时，需要采用何种治疗主要取决于患者自己的治疗需求。对于绝大多数成年人来说，患者接受正畸治疗的动机是想要改善外貌，另一些患者是因为功能的原因推荐正畸治疗[3]。不管为患者推荐哪种治疗方案，都应考虑所有的意外情况并将其告知患者。口腔医师有责任告知患者任何推荐的治疗方案的本质及优缺点。这也有助于患者选择最适合自己的治疗方式。例如，患者除了Ⅱ类错𬌗畸形外，还表现了倾斜和旋转的磨牙关系。如果功能不受影响，患者可以选择仅纠正倾斜和旋转的磨牙关系，而保留Ⅱ类错𬌗畸形。成人患者选择这种方法的并不少见，主要是因为成人患者不太能接受长时间佩戴正畸矫治器，因此，他们可能会选择微小牙齿移动，而非彻底的正畸治疗。

对于本文而言，特别强调的是微小牙齿移动可用于牙列缺损的牙弓中。因此，正畸治疗是口腔修复学的重要辅助方式，但也只是整体治疗方案的一部分。如前所述，错位牙的矫正有利于修复治疗程序和维护牙周健康。此外，当治疗牙列缺损患者时，为缺失牙修复创造合适的水平向和垂直向修复空间是关键的，这为成功的修复治疗奠定基础。除非普通口腔医师接受了大量的正畸

培训，否则辅助性的牙齿移动应由专科医师进行。

常见的牙齿位置问题可以通过轻微的牙齿移动来纠正

可通过微小牙齿移动纠正部分最常见的牙齿位置问题，包括以下：

纠正牙周问题

• 纠正后牙的轴向倾斜度，以减少后牙所受的创伤性𬌗力。
• 纠正前牙拥挤，为维持牙槽骨水平和邻间牙龈乳头创造更好的口腔环境。

纠正美学相关的问题

• 关闭前牙间隙。
• 将移位或突出的上颌前牙移动到牙弓正常的位置。
• 将扭转的前牙移动到牙弓中更有利的位置。

纠正修复相关的问题

• 使可摘局部义齿和固定局部义齿的多基牙预备体相互平行成为可能。
• 通过直立远中倾斜的后部基牙，使后牙的固定局部义齿修复成为可能。
• 通过增大或减小缺牙间隙的大小，使其可以用合适宽度的桥体进行修复，或为种植体支持式修复体提供合适的水平向空间。
• 将拟行全冠修复的牙齿移动到邻牙之间间隙的中央。
• 在对扭转、拥挤或异常倾斜的牙齿进行牙体预备时，保存牙体组织避免过度研磨。
• 通过牵引或压低一颗或多颗牙齿，将其位于𬌗平面的合适位置。

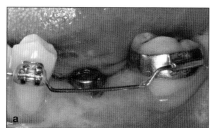
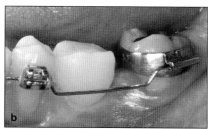
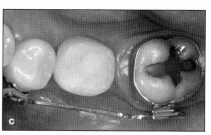
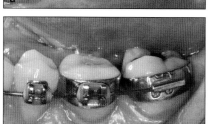
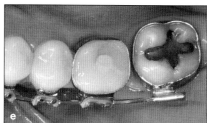

图8-4 （a）上颌后牙区的侧面观，显示了种植体和第二磨牙之间的水平距离。（b和c）侧面观和𬌗面观显示了正常大小的种植体支持式临时修复体。（d和c）侧面观和𬌗面观显示了戴托槽的种植体支持式丙烯酸临时修复体，其作为第二磨牙近中移动的支抗。

骨结合种植体在正畸支抗中的应用

在正畸治疗过程中，单颗牙齿或一组牙齿的移动会引起支抗牙的相对移动[4]。因此，支抗控制是正畸治疗和牙颌面矫形成功的基础。由于在骨组织中的稳定性，种植体可用作理想的支抗[5]。使用种植体作为正畸支抗的理念已被研究多年[6-7]。在成人正畸患者中，由于牙齿缺失导致的支抗不足，使正畸力学更复杂甚至不可能。因此，可以有策略地放置种植体作为正畸移动的支抗，而且在正畸治疗完成后，种植体可充当支持最终修复体的基牙[5]。

图8-4展示了一个临床情况，通过减小缺牙区的大小使其有利于种植体支持式修复体的设计。策略性地植入种植体用作正畸牙移动的支抗。合适的水平向修复空间有利于生物力学，因为这可以避免修复体形态过凸或形成悬臂。

科学证据[6-11]支持使用种植体及微种植钉作为成人患者的正畸支抗，以解决上面列出的大多数问题（如直立倾斜移位的牙齿、压低和/或牵引牙齿到原来位置）。只要设计合理，使用种植体作为正畸支抗在牙列缺损的修复重建中具有非常重要的价值，并且与传统正畸相比，能在更短的时间内产生了良好的效果。

Oliveira[12]阐述了一种用于成人压低伸长磨牙的技术。这项技术结合使用选择性皮质骨切开术和全覆盖上颌夹板，使用微型种植钉提供支抗和改良的超弹性镍钛线圈（图6-35）。最终结果显示，即便牙齿发生了明显的伸长也可以纠正牙齿错位。对于正畸医师和患者来说，手术风险、治疗时间和费用的减少都是优势。

基于口腔外科手术需求的检查

口腔颌面外科与多种情况的治疗有关，最常见的是阻生第三磨牙的拔除（图8-5）。口腔颌面外科的其他适应证包括：①颌面部损伤的治疗（如面部骨折）；②颞下颌关节疾病的治疗；③颌面部软硬组织的发育性和后天性畸形的治疗；④面部神经痛的诊断和治疗；⑤腺体疾病的诊断和治疗；⑥口腔颌面部感染的诊断和治疗；⑦涉及骨和软组织移植的重大外科手术；⑧唇腭裂手术。治疗一些口腔主要病变（同时涉及软硬组织；图8-6和图2-5）并植入种植体，通常也由口腔颌面外科医师来完成。

除了为上述疾病提供主要治疗外，口腔外科医师还充当其他口腔专家的辅助角色。这可能

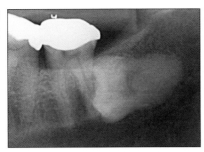

图8-5 根尖周X线片显示第三磨牙水平阻生。

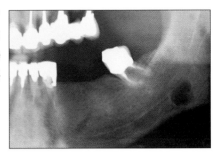

图8-6 全景片显示下颌角处的囊肿（图片由Life Imagem放射科医师提供）。

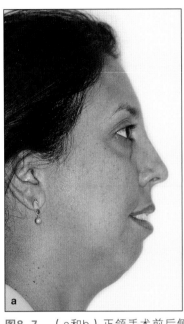

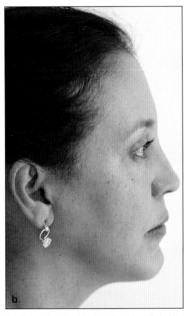

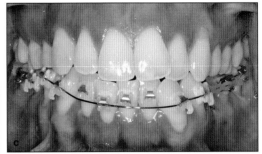

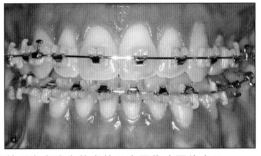

图8-7 （a和b）正颌手术前后侧面观。（c和d）正畸正颌联合治疗前后患者咬合状态的口内图像（图片由Alysson Henrique Ramos博士提供）。

包括正畸前手术（如系列拔牙、牙齿暴露）、修复前手术和种植体植入。目前，在为复杂病例制订治疗计划时，口腔外科医师是一个重要的参与者，通常需要与正畸医师、牙周病医师和口腔修复医师密切合作。在这种情况下，口腔外科医师通常参与矫正性正颌手术。

当患者同时具有牙齿错𬌗和明显的颌骨畸形时，建议进行正颌手术（图8-7）。正颌手术是纠正严重骨缺陷的唯一有效方法，尤其是对成年患者。这类治疗通常需要住院治疗1~2天。在过去，为了稳定新的咬合关系，患者的颌骨需要在术后制动6~12个月。然而，根据目前的外科技术，颌骨制动不超过30天。在简单病例中，颌骨制动大约持续2周[13]。

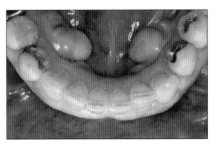

图8-8 牙弓前牙区的𬌗面观，显示存在下颌骨隆突。

从修复学的角度来看，可显著提高修复效果的外科手术包括前庭成形术、牙槽嵴成形术、增生黏膜切除术、上下颌骨隆突修整术（图8-8）和上颌结节修整术。图8-9展示了一个临床病例，在该病例中，为了获得足够修复空间来重建上颌修复体，需要进行较大的骨修整术。治疗程序需要口腔外科医师、牙周科医师和口腔修复医师的参与。

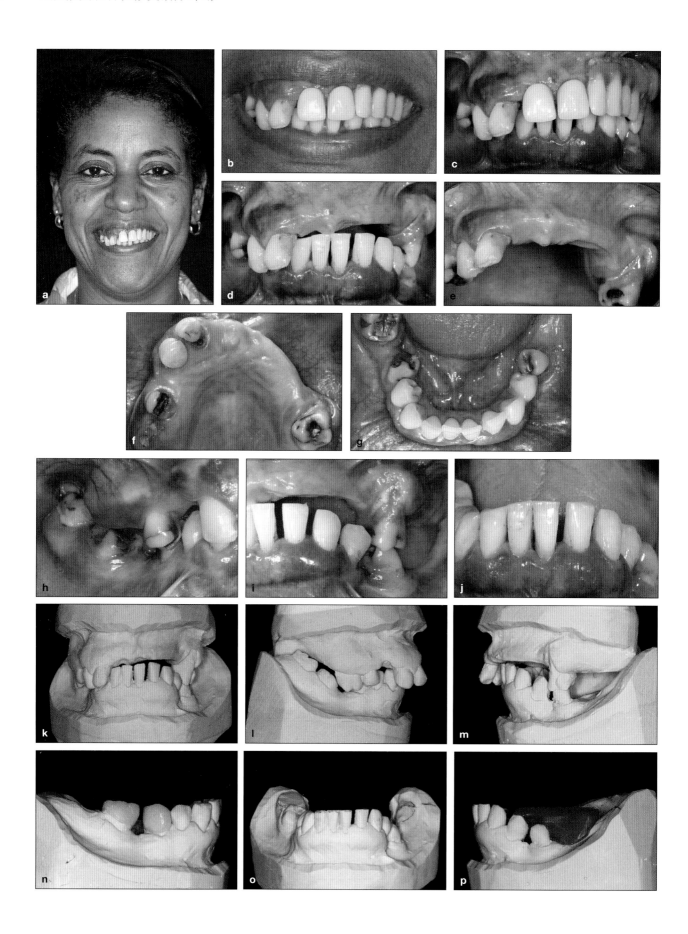

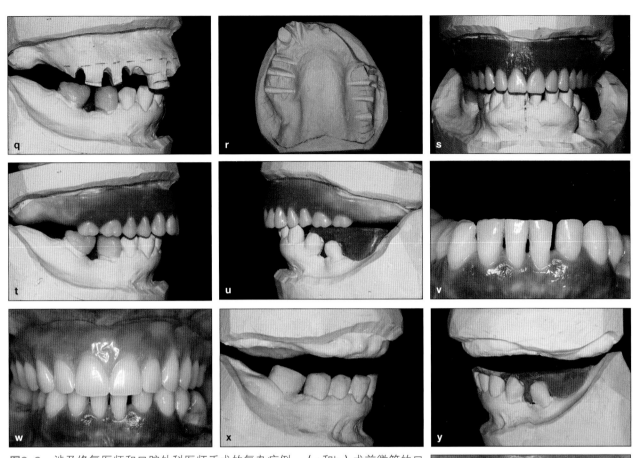

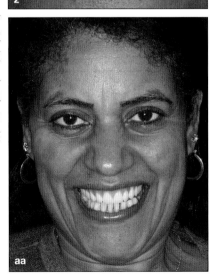

图8-9 涉及修复医师和口腔外科医师手术的复杂病例。（a和b）术前微笑的口外图像。（c和d）患者戴上下颌可摘局部义齿前后的口内图像。（e）不戴可摘局部义齿的下颌牙弓的正面观。（f和g）上下颌牙弓的殆面观。（h和i）上下颌牙弓左右后牙区的侧面观。（j）下颌前牙区的正面观。（k~m）上殆架模型的正面观和侧面观。（n~p）下颌研究模型的侧面观和正面观，显示重建了新殆平面。注意到修正伸长的前牙（切端切除术）获得了一个和谐的切平面。用蜡堤（p）来弥补左侧尖牙和第一前磨牙的压低和倾斜。（q）上殆架模型的侧面观，显示在手术过程中新的咬合垂直距离和需要修正的骨量，以获得制作上颌临时修复体的必要修复空间。（r）注意到研究模型制作上的切口，充当手术过程中的定位。（s~u）临时全口义齿的蜡型的正面观和侧面观。（v）切端切除术后下颌前牙的正面观。用瞳孔连线来定位切平面。（w）咬合接触下的上颌临时全口义齿的正面观。注意到上下颌前牙切平面的整体平行。全口义齿的切平面与软组织轮廓也存在相同的平行。（x和y）上殆架模型的侧面观，显示外科手术后获得的垂直空间的大小。（z和aa）正面观显示，患者口内戴入临时全口义齿时的微笑相。

扫一扫即可浏览
参考文献

第9章

分析收集的数据，确定诊断预后及建立治疗的目标

Interpreting the Collected Data, Determining the Diagnosis and Prognosis, and Establishing Treatment Objectives

口腔医师可以通过全面的临床检查清晰地了解患者就诊的情况。只有在了解所有检查结果之后，医师才能明确患者的诊断和预后。这些信息对于确定治疗目标也十分重要。口腔医师也可以根据患者存在的具体问题，择优选择治疗方案，以满足患者的需求[1-4]。

解释收集的数据

对所收集数据的解释仅包括对临床检查时记录表格的分析。只要对患者检查信息仔细评估，便很容易发现并列出患者存在的异常临床表现。检查者需要做的就是在检查表上圈出已发现的问题以及位置，并复制到相应的问题列表中。这样，完整的问题清单就完成了。

确定诊断

如第1章所说，确诊是一种通过临床检查发现问题的过程，或是寻找可能导致这一问题原因的过程，还可以说是确定健康状况的过程。发现和记录问题（也就是进行诊断）的过程已在第3章中进行了描述。对此我们进行了简要的回顾，详情请参见图3-29。

现存问题的分析

临床上常需要运用不同的技术方法对口腔内不同的区域（如口腔黏膜、缺牙区牙槽嵴）进行诊断。从修复的角度来看，仅描述一个现有的问题或异常临床表现本身就可以认为是一种诊断。以图9-1为例，在口腔检查时，口腔医师发现错位（拥挤）的牙，这就是一种异常的口腔情况，在这种特殊情况下，拥挤问题本身就可以是一种诊断。因此，对这种特殊情况的诊断就是：上颌左侧第一前磨牙错位。

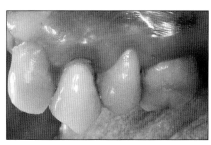

图9-1 上颌左侧后牙区的侧面观，显示了拥挤的第一前磨牙。这种特殊情况的诊断可以是：上颌左侧第一前磨牙错位。

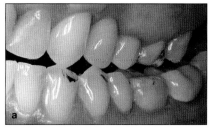

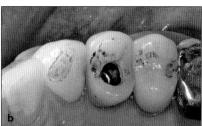

图9-3 （a）水平运动过程中患者左后象限的侧面观，确定种植体牙冠存在严重殆干扰。除了尖牙，上下颌前磨牙也存在咬合接触。（b）咬合面观（蓝色标记）证实确实存在殆干扰。

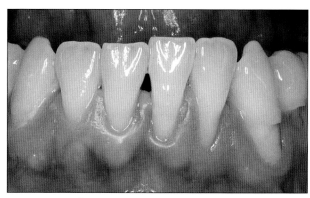

图9-2 下颌前牙的正面观，显示：（1）下颌左中切牙、侧切牙的牙龈退缩和牙列拥挤；（2）左尖牙的牙龈退缩（附着龈不足）和牙体缺损。在这个阶段，如果牙龈退缩是可以控制的，可以通过正畸矫治两颗前牙的拥挤并修复牙龈退缩进行治疗。如果情况恶化，可以在后期治疗阶段提供牙周治疗。

分析导致问题的可能因素

临床检查时可能会发现某些异常表现，如果不积极治疗，这些口腔问题可能会恶化。面对这种情况时往往有两种处理方法：①治疗现有的问题；②对现存问题进行长期观察，如果情况恶化再进行相应的治疗。面对后一种情况，相应治疗可以在后期进行。临床诊断通常决定了后期的治疗方向[1]。

例如，图9-2显示了牙龈退缩、牙列拥挤和附着龈不足。如果没有对尖牙进行修复治疗（例如，制作带有龈下边缘的修复体），牙龈退缩的因素没有得到控制，口腔医师可以选择用联合修复体来修复牙龈退缩，重建左上侧切牙的切端，并且不进行牙龈移植手术，简单地将患者的口腔状态保持在可控且稳定的水平。

另外，图9-3展示了一个病例，种植体支持的牙冠在做侧向运动时存在严重殆干扰。由于种植体牙冠上的侧向力可能会因为生物力学问题导致螺丝松动，这时必须要进行治疗。这一理念也同样适用于天然牙列。对于加重副功能运动的因素以及前伸和侧向运动时的严重殆干扰，尤其是在非工作侧，应该及时消除[5]。

有些时候，病因可能不易被发现，比如种植修复时对缺牙区的评估就是很好的例子（见第7章）。除非医师知道需要评估的具体内容以及评估过程如何进行，否则很难预测临床检查的结果，最终影响整个治疗的预后。

辅助诊断

科学技术的进步丰富了现有的诊断方法并促进了辅助诊断的发展。这些进步为明确诊断和拟订治疗计划提供了极大的帮助，口腔医师掌握的信息越多，就越能提供合适的治疗方法。口腔医师在为患者临床检查时需要检查哪些内容是当前面临的最主要问题。检查的延伸范畴应由口腔医师在诊断、治疗和维护阶段希望承担责任的大小决定。其中口腔医师的教育程度和临床经验在诊断过程中发挥着至关重要的作用。如果口腔医师没有仔细进行临床检查，并对所收集临床数据进行评估，那么即便是拥有完善的临床信息和众多的尖端技术也无法保证正确的诊断结果。当今的口腔医学，口腔医师在明确诊断和拟订诊疗计划时必须秉承绝不漏诊的专业精神，面对漏诊零接受和零容忍。为了不漏诊，口腔医师必须向患者提供其全面的口腔状况信息，并且对其进行精确而全面的诊断。

判断预后

除了诊断，预后的确定在整个治疗阶段也起着至关重要的作用。对现有问题（疾病）或预后有着全面准确的了解可以帮助口腔医师和患者选择出最佳的治疗方案。更为重要的是，良好的预后其实密切依赖于精确诊断的确立。除此以外，了解检查项目、问题清单和诊断之间的相互关系对于获得治疗的成功也至关重要。这些要素密切相关，相互依存。一份认真撰写的检查项目单有助于问题清单的建立，反过来又能帮助医师明确诊断。

术语

"预后"这个词有许多的定义。Glickman[6]将预后定义为"对疾病的持续时间、过程和终止以及对治疗反应的预测"。预后也可以认为是对问题和/或疾病治愈可能性的估计。预后还认为是对疾病或治疗过程可能产生结果的预测[7]。

预后也可以指治愈可能性的估计以及治疗成功并维持可能性的判断（这是基于对所收集信息的评估）。这两者虽有一定的关联，但并不等同。例如，对于牙周病而言，骨支持减少的牙齿可能具有良好的预后，但若为大跨度固定局部义齿中的基牙时，就其在牙槽骨中长期稳定性而言，预后较差。相反，患有严重牙周炎的患者在

控制疾病方面的预后较差，但其使用可摘义齿（如覆盖义齿）进行修复治疗的预后良好。

预后也可以指对风险因素的预测。如果患者易患龋，除非改变或控制相关的风险因素，否则患龋的风险仍然很大。根内桩过于粗大的患牙有较高的根折风险，因此用过大的桩修复后，牙齿的长期预后较差。如果根折发生在上颌骨前部，牙槽嵴的颊侧骨板可能会发生吸收，缺失牙齿的修复过程将变得更加复杂，特别是拟用种植体支持的义齿修复的缺牙区。在这种情况下，如果发生根折，可能需要为了将来的修复能选择一种更有利的方式；可能需要进行牙槽嵴增量。以上描述了根折可能影响后期治疗预后的情况，但是如果在根折发生前拔除有问题的牙齿，后期种植体植入和修复的预后便可预测了。因此，避免或尽量减少后期可能出现的问题也可以改善预后。

预后除了可以用有利、不确定或不利等术语来表示，也可以表达为很好、好、差。这种对预后的判断可以在临床检查初始就进行，也可以在治疗过程中重新评估。有时候预后在初始检查时不佳，但是随着治疗的进行和疾病相关的一些因素得到控制，可能会得到改善。因此，预后在整个治疗过程中保持动态变化（变得有利或不利）。

从修复的角度来看，口腔医师面临着一项艰巨的任务，即判断影响基牙寿命和整个治疗的多种风险的因素影响和重要性。因此，在制订最终治疗计划之前，必须先确定预后。进行治疗之前，口腔医师必须仔细准确地评估存在的问题（疾病）和治疗的预后[1]。这并不意味着预后完全决定了治疗方案的选择，而是与其他问题一起综合进行预后判断，这样才能帮助患者决定最佳的治疗方案。简而言之，对医师和患者而言，确定预后对于帮助制订治疗方案、选择最佳治疗方案以及建立知情同意都是至关重要的。

预后与治疗方案的选择

预后对患者治疗方案的选择有很大的影响。了解疾病的预后为口腔医师评估治疗的可选方案提供了参考。了解牙支持结构（天然牙、牙种植体、缺牙区牙槽嵴）的状况对整个治疗计划的成功至关重要。例如，在制订传统修复治疗（固定或可摘局部义齿）计划时，基牙的预后与修复治疗的成败直接相关。同样的概念也适用于种植牙修复。因此，在临床检查中发现问题（疾病）时，不仅必须对该问题所有可能的有利结果进行评估，还必须评估该治疗方法成功的可能性和修复后的使用时间。了解预后之后，口腔医师能够更好地与患者讨论哪个计划最有可能成功。不佳的治疗方案可以被排除，提出更有可能成功的治疗方案以供患者选择。归根结底，修复治疗的成功与否，不应该通过剩余的天然牙或植入种植体的确切数量来衡量，而应该通过修复后健康的生活质量以及修复体的使用寿命来衡量。

影响预后判断的因素

许多因素以及多个变量可能单独或共同地对口腔疾病或将要进行治疗的预后产生影响。这些因素可能是有益的，也有可能是有害的，或者两者兼而有之。因此，不可能仅通过一套临床指南就来确定该病的总体预后。最终结果的预后可能受到许多不同因素的影响，包括患者的个体特征因素、医学因素和局部口腔因素。

患者的个体特征因素

患者个人数据可以为口腔医师提供必要的信息，以确定患者对各类口腔治疗的耐受程度。这些信息可能包括患者的主诉和期望、年龄、对口腔治疗的态度、对医师或口腔科的恐惧、可用治疗便利性、不适程度、接受治疗的意愿以及社会经济背景。

一些患者可能对治疗结果的期望过高，如果在这个问题上医患没有达成一致，就不应该开始治疗。患者对口腔治疗的态度也会影响治疗预后。一些患者如果不遵守医师关于口腔卫生的医嘱，甚至不按时复诊。有时患者也可能拒绝接受必要的治疗。这种态度会对他们治疗的预后产生不利影响。

年龄在口腔治疗方面并没有明确的禁忌。总体健康状况似乎比年龄本身更能影响患者的治疗结果。

对口腔科的恐惧可能比其他因素更明显的影响治疗预后。有些患者比其他人更能忍受疼痛；因此，口腔医师在治疗之前需要确定患者耐受疼痛的程度。在此基础上医师可以进一步调整治疗方案，以更好地适应患者的耐受性。同时，如果患者没有足够的空闲时间进行口腔治疗，也可能影响整体预后。

然而，不能承担治疗费用的患者也可能会影响整体治疗的预后。患者对先前口腔治疗的反应在一定程度上也能预测未来治疗的反应。患者保持良好口腔卫生并遵守医师医嘱也是保证治疗成功的关键因素。

医学因素

影响预后的医学因素为口腔治疗持续时间以及口腔治疗的方式，除此之外还有对牙齿或其支持结构预后产生直接影响的因素。口腔医师要能及时发现可能影响患者口腔管理、口腔治疗过程或治疗结果的因素[8-10]。这些因素对于治疗的预后而言至关重要。

第2章已经讨论了一些可能影响治疗预后的情况。口腔医师应特别关注有全身性疾病的患者，特别是那些愈合缓慢以及无法进行修复或无法维

图9-4　（a）下颌研究模型的侧面观，显示第三磨牙严重伸长。尽管牙周和牙髓预后良好，但其位置不佳使其整体预后不良。（b）第三磨牙拔除后的研究模型以及矫正牙齿位置和咬合平面的诊断蜡型。

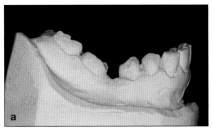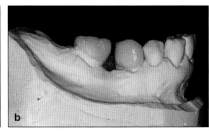

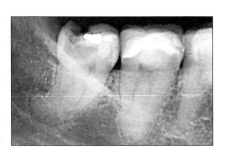

图9-5　第二磨牙大面积龋坏的根尖周X线片。因去腐后剩余的健康牙体组织可能不足以供牙齿修复，拔牙也许是最好的治疗选择。

护修复体的患者。手灵活性受损的患者在戴入和取出可摘修复体时可能存在障碍，尤其是在摘戴有精密附件的修复体时。

在治疗时应对医学因素进行分析，这将为口腔医师确定在一定时间进行多少治疗、患者一天内治疗最合适的时间，以及口腔治疗对患者全身健康的影响提供必要的信息，以上无疑将会影响患者预后的确定。

局部口腔因素

对患者的个体特征因素和医学因素进行评估后，口腔医师就能认识到局部口腔因素是如何影响预后的。

个别牙齿的预后

最初，在评估剩余自然牙列的状况时，必须先确定单颗牙齿的预后。在对每颗牙齿进行评估后，可以评估各组牙齿的预后。确定每个基牙的预后对整个计划的成功至关重要。在这一阶段，必须仔细考虑两个方面：①口腔医师必须辨别所评估的牙齿是否在该牙列的整体治疗中起重要作用；②必须确定所评估的牙齿是否可以修复治疗。

剩余牙齿的条件受多种因素影响，其中最重要的是牙齿所在位置和剩余牙齿支持组织的量。当某颗牙齿在整个牙列中有重要的作用，但同时

也存在大面积的龋坏时，去除龋坏后，可能没有足够健康的牙齿支持组织来修复该牙，因此，拔除可能是最好的治疗选择。对于口腔医师来说，在实施任何类型的治疗之前，对牙齿位置、剩余牙齿支持结构量的检查是至关重要的（图9-4和图9-5）。对位置不佳或剩余支持结构不足的牙齿进行不必要的治疗，可能会给口腔医师和患者带来极大的挫败感。因此治疗之前通过仔细的临床检查评估，可以有效避免此类问题的发生。

此外，必须考虑个别牙齿与整体治疗的关系。只有当局部治疗有利于全口牙列正常功能的行使时才可进行。无论是单冠修复还是固定局部义齿的联冠修复，都应考虑这一关系。为了进行可预测的预后评估，口腔医师应仔细查阅治疗过程中所涉及部位的问题清单。仔细评估问题清单将对单颗牙齿或一组牙的修复预后有很大帮助。

评估过程的后一阶段就是牙周和牙髓状况的检查。除了适当的位置和足够的牙支持结构以外，需要治疗的牙在其他方面也必须有良好的预后才能为后续的修复奠定基础。也就是说，良

表9-1 影响牙周预后的因素

临床发现	预后良好	预后可疑	预后不良
剩余骨高度	>75%	50%	<25%
牙周袋探诊深度	>3mm	3~5mm	>7mm（积极治疗后）
根分叉病变	Ⅰ级	Ⅱ级	Ⅲ级
牙动度	Ⅰ级	Ⅱ级	Ⅲ级（所有面都涉及）

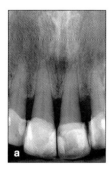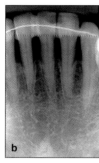

图9-6 （a和b）根尖周X线片显示上颌和下颌前牙的严重骨丢失的情况下，夹板固定可能有助于改善牙齿的预后。

好的牙周和牙髓预后是修复成功并延长修复体使用寿命的必要条件。只要牙周和牙髓状况预后良好，修复相关的预后评估即可开始。此外，生长发育过程以及咬合和颞下颌关节紊乱有关的问题也不容忽视，以免以对整体治疗的预后产生不利影响。口颌系统畸形也是影响整体治疗预后的一个重要的因素。同时，许多发育异常可以通过正畸和正颌手术的结合来纠正，从而使预后大大改善。

影响牙周预后的因素

在治疗前，必须对患者的年龄和患牙的状况进行评估。只有当牙周支持组织足以支撑牙体或最终修复体时，才可尝试保留。反之，如果该牙成为一种负担或危及修复体的功能或寿命时，建议拔除。

在牙周病学中，牙齿预后良好、预后可疑或预后不良（无望）的分类主要基于剩余牙列周围的骨高度、牙周袋探诊深度和根分叉病变（表

9-1）。除此之外，牙齿松动度和咬合状况在确定一颗或一组牙齿的预后中也起着重要作用。

剩余牙列周围的骨高度

骨高度（水平）对牙齿的寿命至关重要，尤其是当其为固定义齿或可摘局部义齿的基牙时，因为此时该牙将受到额外的功能负荷。当骨吸收少于25%时，可以认为预后良好。当骨吸收少于50%时，认为预后不明确。当骨吸收超过75%[11-12]，则预后不良或无望（图9-6）。骨吸收更多时候只发生在一个牙面，当一颗牙齿的一个面比另一个面骨吸收更多时，确定预后往往应考虑较少受累那面的骨质高度。然而，单纯的骨高度和剩余骨的位置并不能确定所评估牙齿的总体预后。

牙周袋探诊深度

总的来说，经过积极的牙周治疗后PD（Periodontal Probing Depth，牙周探诊深度）仍大于7mm的牙可被视为预后不良或无望。单根牙对牙周治疗反应优于多根牙。磨牙牙周治疗效果差与复杂的解剖学因素有关，如根分叉入口直径小于1mm或根面凹陷和根分叉加大了患者个人菌斑控制和专业治疗的清洁难度。同时，需要注意的是保留的牙周病患牙也会对邻牙的预后产生不利影响。

几项研究表明[13-15]，除牙周病外，牙周袋深度

图9-7　（a）下颌后牙根尖周X线片显示第一和第二磨牙均有Ⅲ度根分叉病变。（b）由于涉及根分叉，拔除了第二磨牙，并对第一个磨牙进行了隧道手术（由Elton Zenobio博士提供）。

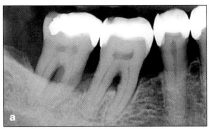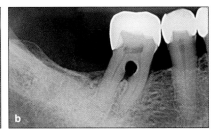

小于5mm的牙也会因为牙根断裂、龋齿或牙髓治疗后遗症等因素被拔除。但是总体而言，PPD小于5mm的牙通常预后更好。

根分叉病变

Ⅰ类分叉病变可以运用非手术治疗的机械清创术进行治疗，而Ⅱ类和Ⅲ类分叉病变则需采用牙周手术治疗，以消除滞留的菌斑，并为患者的菌斑控制提供专业清洁通道[16]。手术干预治疗包括建立或不建立隧道的根向复位瓣手术和切除手术，其中切除手术包括牙半切术和单根或双根的切除手术[17]（图9-7）。

与隧道手术相关的最常见的并发症是根分叉处的龋齿和垂直牙根纵裂，这些并发症会导致牙齿脱落[18-19]。但是，氟化物治疗可以有助于改善隧道手术后的磨牙预后。

如果评估的牙对口颌系统功能行使至关重要，但因其接近解剖标志（如上颌窦或下颌神经管）导致了种植骨量不足和/或患者的身体状况不适合多次外科重建手术，那么就可选择牙根切除术这一治疗方法。在进行牙根切除术之前，口腔医师必须评估根柱的长度[20]。此外，还必须考虑切除牙根所需的骨切除量和切除后消除菌斑滞留区的能力。此外，牙冠修复常需运用到桩核冠，而牙根切除后根据根的解剖和大小，难以获得合适的根内桩的空间，因此牙根切除后很难进行后期的冠修复，并且桩的制作和牙冠的预备以及固位可能会受到影响，最终影响修复体的使用寿命。因此，在选择手术类型时必须小心谨慎，因

图9-8　根尖周X线片显示半切后的磨牙上制作的固定局部义齿（去除了近中根）。该修复体已经使用了10多年。

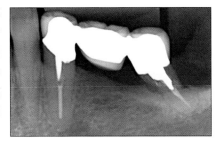

为牙周手术的成功并不一定能保证修复治疗的成功。同样，如果牙根切除术后的根可以支持最终的冠修复，那么应该尝试保留它（图9-8）。但情况已经对最终修复体的功能或寿命（如Ⅱ类或Ⅲ类根分叉病变）产生不利影响时，应将其拔除[18]。一般来说，就修复体的远期成功而言，用种植体支持式修复体代替Ⅲ类根分叉病变的患牙可以获得更可预测的结果。

牙齿松动度

牙齿因骨丧失而出现松动，如果是单颗牙，预后可能很差，但用牙周夹板固定后，其预后可能会大大改善。然而需要注意的是，将一颗松动牙齿用夹板与一颗稳固牙固定在一起，牙松动度改善的同时也可能对稳固牙的预后产生不利影响[21-25]。

咬合问题

存在咬合问题合并牙周组织受损的牙预后往往较差。副功能运动（磨牙症和/或紧咬牙）导致的不良口腔习惯将严重影响患牙的预后，尤其是牙周病患牙[23,25-27]。

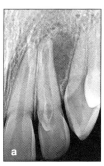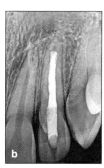

图9-9 （a）根尖周X线片显示上颌侧切牙根尖周显示较大的透射影。（b）牙髓治疗后的牙齿根尖周X线片（由Frederico Laperriere博士提供）。

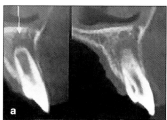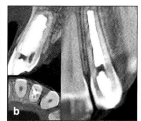

图9-10 （a和b）牙髓治疗前后的放射影像。牙髓治疗后获得成功的治疗结果，但治疗过程导致牙体支持组织减少。

影响牙髓预后的因素

尽管如今牙髓病的预后已高度可预测，尤其是无根尖周病损初次治疗的患牙。准确判断是否需要进行牙髓治疗是关键所在。因此在对患牙进行牙髓治疗之前，口腔医师应该准确评估该牙相对于余留牙的临床意义，而后再进行牙髓状况评估。

根尖无阴影和无相关的临床症状与体征是牙髓预后良好的决定性因素。为了实现这一点，需要在根尖处形成一个完整的封闭，同时也需要封闭所有侧支根管，这样临床症状才能得到有效缓解，并促进根尖或根旁的损伤愈合。所有影响根尖闭合的因素都可能限制牙髓治疗的预后。完善根管治疗后的患牙表现为治疗前没有根尖周透射影，治疗后根尖周X线片显示根尖没有大于2mm的阴影。完善的根管治疗与冠修复相结合，可显著改善初次根管治疗的预后[28-30]。

在确定牙髓的预后时，尤其应注意根尖周透射区是否改变和改变的大小，尤其应确定在进行根管治疗前是否有根尖周病变或者在治疗后形成根尖周病变。此外，根尖病变区域是否在缩小也需要进行着重评估。

根尖病变的大小不应该是决定牙髓受累后预后的唯一因素。许多大的根尖周透射影经过恰当的治疗反应良好且迅速（图9-9）。根尖周病变的

存在不一定会影响牙髓治疗的效果或降低保留患牙的可能性。然而，在某些情况下，根尖周病变需要更长的时间才能愈合。最近的一些综述[29-32]表明，根尖周骨病变需要几个月甚至几年才能完全愈合。因此，在4~5年的时间里，根尖周透射影的缩小认为是愈合过程的一个标志[32]。潜在的延迟愈合，特别是在再治疗后患牙根尖周愈合的可能性也被学者们论证了。Fristad等[33]报道术后10~17年根尖周X线片显示根尖周愈合成功率为86%，而10年后同一样本的根尖周X线片显示成功率为96%[32]。这就是全面的口腔治疗病史和放射影像片为重要诊断辅助手段的原因。这些资料可以与当前病情进行比较，帮助口腔医师了解到目前为止疾病的演变。因此，由于根尖周愈合需要一定的时间，与其描述根管治疗结果的"成功"或"失败"，不如将其评估为"成功/愈合或愈合中"，表明预后良好；"患病/存留"，表明预后不确定；"失败"，表明不良预后[28,31]。

牙髓治疗失败的原因

总的来说，文献表明，大多数牙髓治疗的失败都并非是牙髓本身的原因，真正因牙髓导致的失败是罕见的。非牙髓相关原因包括牙周病、复发性龋齿、不适当修复程序导致后续根管再感染、牙冠断裂和牙根断裂[34-36]。桩和桩核设计不当是牙根断裂的主要原因（图6-8和图6-15）。某

表9-2　影响牙髓治疗预后的因素

临床和影像学发现	预后良好	预后不明确	预后不良
初次治疗，术前没有或仅有少量的根尖周透射影，RCT根充紧密无空隙，RCT充填距根尖小于2mm，没有临床症状	X		
初次治疗或再治疗、存在根尖周透射影、牙髓治疗不完善、没有超填和临床症状	X		
初次治疗或再次治疗，存在根尖周透射影，RCT根充紧密无空隙，RCT充填距根尖小于2mm，无临床症状，但根尖周透射影未消失，持续透射影		X	
初次治疗或再治疗、存在根尖周透射影、持续临床症状、超充、牙根吸收（内吸收、外吸收）、穿孔（髓腔、牙根）、器械分离			X

RCT，根管治疗

些情况下，牙髓治疗需要扩大根管，并磨除部分牙体组织，这时牙髓治疗的预后可能是好的，但修复的预后就变得难以判断（图9-10）。研究表明，修复因素是牙髓治疗失败的主要原因（约占失败的60%），而牙周因素和真正的牙髓原因分别占失败的32%和10%[37]。

　　与根管治疗相关最常见的失败原因包括残余根管内感染、持续的微生物群引起的根尖周感染、器械折断、垂直根管断裂、牙根吸收（图6-22）、根尖囊肿的存在和根管超填引起的异物反应[37]。还有研究[38-40]表明，根管治疗的失败在根管治疗完成后2年才发现。

牙髓治疗后牙齿的预后判定

　　牙髓学相关预后判定应在两个不同的阶段（初始检查和再治疗）进行。在初始检查中，下列因素可能是影响预后的因素（表9-2）：根管超填（图9-11）、根尖周病变、极弯曲或弯曲的根

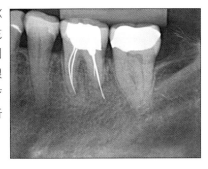

图9-11　根尖周X线片显示过度填充的根管。可以看到银尖的长度超过根本身长度。该治疗是在30多年前进行的。

管（图6-21）、钙化的髓腔或根管、器械分离、牙根吸收（内吸收和外吸收；图6-29）和穿孔（髓腔和牙根；图6-28）[37]。如果在治疗过程中出现问题，必须评估该问题的严重程度，并确定该问题对预后的影响。

　　患牙穿孔预后的关键在于医师修复穿孔的能力。器械折断的患牙，预后评估取决于医师能否成功进行以下3个过程：取出折断器械，绕过折断器械或进行根尖切除术，而后有效地进行根管治疗是获得最终成功的必要条件。根管超填的患牙，预后取决于根尖处超填物质的类型和数量

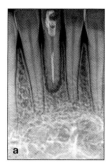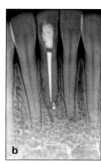

图9-12 （a和b）牙髓再治疗前后的根尖周X线片。可以看到，再治疗后，根尖周已完全愈合，透射影已消失（由Frederico Laperriere博士提供）。

以及症状的存在与否。根管欠填的患牙可能导致继发感染，随后波及根尖周。对根管治疗和药物治疗无效的一些持续性感染可能会导致牙齿的脱落[39]。此外，当牙髓治疗后再次出现根尖周改变时，确定是否有再治疗史以及治疗次数至关重要。图9-12显示了一例再治疗成功的患牙。

当无法确定牙髓治疗能否成功都应被认为预后不良。同样，任何需要进行牙髓治疗的牙都应该首先评估其相对于牙列中其他牙齿的临床意义，而后再进行治疗。

除此之外，由于患者不仅会权衡治疗的成功率以及治疗过程所涉及的成本和时间，因此，面对一颗预后不明确的牙髓受累患牙时，许多患者不愿意投入额外的时间、财力并忍受疼痛来修复一颗很可能失败的患牙，最终选择拔除。但是还是有一些患者最终会选择治疗，尤其为单颗牙受累时，因为单颗牙的治疗和修复可以避免日后大面积的牙列修复。此外，如果确实失败了，未来可以替代的治疗选择还有很多，以前的治疗也没有特别大的损失。然而，如果所评估的牙为固定义齿或可摘局部义齿的基牙时，其保留可能会危及最终修复体的功能或寿命，这时则建议拔除。

预后良好的决定性因素包括术前没有根尖周透射影的初次治疗根管和直根管[28]。这些因素的结合是最佳的成功条件。若术前根尖周存在病变，病变的大小是需要考虑的重要因素。病变范围越小，愈合就越快。这也是预后的重要决定因素。如果根管在初次治疗时没有完全封闭，进行再治疗可以增加获得良好预后的可能性。牙根吸收或髓腔穿孔等问题会显著影响预后，尤其是长期预后[41]。

虽然使用旋转技术可以提高器械效率[44]。但是目前的体内和体外研究都已经证明传统的和旋转技术的牙髓治疗都是成功的[42-43]。

以下为涉及牙髓病变的几个问题，有助于确定牙髓治疗后的预后：

- 牙髓治疗是初次治疗还是再治疗？
- 根尖区域有无透射影（有根尖周病变吗）？
- 如果有根尖周透射影，透射影的大小是多少？是否有关于治疗或再治疗的信息？
- 根管充填是否合适？
- 有牙根吸收吗？
- 有没有根管或髓腔穿孔？
- 根管里有没有折断的器械？
- 根管是否有超填？
- 牙齿有临床症状吗？

影响口腔修复预后的因素

口腔修复预后可以在两个不同阶段的背景下进行讨论：①牙支持组织的预后确定；②修复性治疗的预后确定。这两个阶段之间的相互关系是影响一个阶段的因素自动影响另一个阶段，反之亦然。

牙支持组织的预后确定

在咀嚼功能过程中，咀嚼力可以由缺牙区牙槽嵴、天然基牙和种植体单独或组合支持，这取决于患者修复方式的选择。这些结构的状况对修复体的最终结果和寿命起着重要作用。同样，修复方式的选择对保持支持结构的健康也起着重

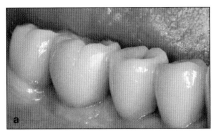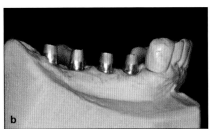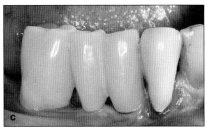

图9-13 （a和b）下颌牙的临床和技工室视图，显示种植体支持式修复体替代了缺失的天然基牙。因为仅发生了少量的牙槽嵴吸收，种植体支持的牙冠高度类似于天然牙。（c）但发生严重骨吸收时，临床牙冠高度将显著增加。

要作用。

缺牙区牙槽嵴作为支持结构的预后判定

缺牙区牙槽嵴可以用传统的修复体和种植体支持式修复体修复。缺牙区牙槽嵴的预后直接取决于用于替代缺失牙列的修复体类型。

缺牙区牙槽嵴和可摘局部义齿延伸基托及全口义齿

缺牙区牙槽嵴对可摘局部义齿（RPD）基托传递的𬌗力高度敏感，特别是远中游离端缺失的修复体[45-47]，全口义齿也出现同样的问题[48-51]（图10-11）。体内研究表明，在肯氏Ⅰ类和Ⅱ类缺失的情况下，下颌后牙牙槽嵴的吸收与RPD延伸的基托有关。与常规RPD相关的并发症还包括诸如上颌结节的向下生长、牙龈乳头状增生、上颌前牙的吸收以及下颌前牙的过度萌出等问题。这些问题被称为并发症或凯利综合征[52-55]。在某些情况下，保留天然的牙根（前提是它们处于良好的牙周和牙髓状态）是有利的，因为其可以防止或减少骨的吸收。但与此同时需要牙髓治疗并使用金属冠来保护剩余牙体组织（图11-3）。

因此，缺牙区牙槽嵴（牙列缺损和牙列缺失）作为支持组织，通过RPD的基托或全口义齿基托传递咬合力时，预后常被认为是不明确或是较差的[45-51]。因此，肯氏Ⅰ类和Ⅱ类缺牙时，RPD基托以及常规全口义齿不应作为缺牙后的首选修复方式（治疗方案），因为该修复方式可能会对剩余牙槽嵴产生不利影响[56-58]。然而，这些修复方式对于具有轻微或中度牙槽嵴吸收的老年患者（85岁以上）是适用的，因为他们对牙槽嵴的需求不像年轻患者那样持久。因此，患者的年龄和剩余牙槽嵴的量是修复时需要考虑的重要因素，这些因素很可能影响预后的确定。

缺牙区牙槽嵴和种植体支持式修复体

与传统的可摘局部义齿和全口义齿相比，种植体支持式修复体主要优点是，如果设计得当，种植体支持的修复体不会对剩余的牙槽嵴造成不利影响。从生物力学的角度来看，从修复体传递到种植体以及从种植体传递到周围骨的咬合力通常是种植体可以耐受的，并且不会对种植体周围骨组织造成不利影响[59-61]。因此，与传统的口腔修复方式相比，这种修复方式与对于修复缺牙区牙槽嵴来说预后最佳（图9-13）。

为了避免应用传统口腔修复方式修复肯氏Ⅰ类产生的不利影响，大多数口腔医师建议用种植体支持的全口固定义齿代替天然牙列。从长期来看，该方式可以获得最好的预后（图9-14）。这一概念也适用于牙列缺失的情况，尤其是年轻患者（图9-15）。

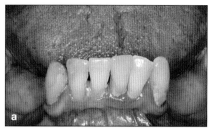
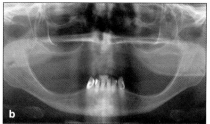
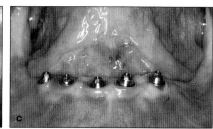

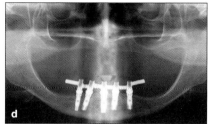
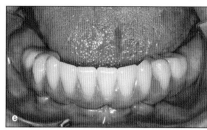

图9-14 （a~e）下颌牙弓的临床和放射学影像，显示了肯氏Ⅰ类缺牙的情况。全口固定义齿替代天然牙基牙的临床和影像学视图。

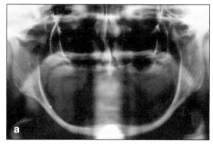
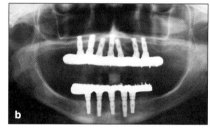

图9-15 （a）全景片显示长期佩戴传统全口义齿的口腔状况。（b）全景片显示上下颌均运用种植体支持式修复体修复牙列缺失。该修复体已经在口腔中使用了超过25年。没有观察到明显的骨吸收，两种修复体都很稳定，功能良好。

天然牙基牙的预后判定

对一颗牙齿或一组牙齿进行修复前，口腔医师首先必须评估该牙在患者牙列的整体治疗中是否起着重要作用。确定牙齿的位置和剩余牙齿支持组织的量是否有利于其保留也很重要[62-64]。在这个阶段，我们假设口腔其他领域的所有预后判断标准都已经达到，并且从牙周和牙髓的角度所有评估的牙齿都值得修复。

口腔检查在第6章中有详细的讨论，包括评估预后的基本要素。根据从口腔检查中获得的信息以及问题列表，口腔医师很容易识别可能对牙齿预后产生不利影响的因素。以下内容简要回顾了牙齿位置、剩余牙体组织、冠根关系和松动度等要素，这些因素都会影响牙修复的预后（表9-3）。

牙齿位置

错位、扭转或倾斜牙的修复治疗通常很困难，除非有问题的牙齿移回到其在牙弓中的正常位置。

排列不齐会影响咬合面的协调，并可能导致侧向和前伸运动时的咬合问题[65]（图9-16）。

此外，与错位牙相邻的修复体，获得足够邻面接触区（接触点）将会更加困难。咀嚼力会对扭转和/或倾斜牙齿的牙周组织产生不利影响（图9-17）。同样，当种植体位于牙弓中的位置不当时也会发生生物力学问题。此外，当牙齿位置不正确时，牙冠的预备也会变得更加困难[62-63]。修复时通常需要磨除大量的牙体组织以提供合适的修复空间。因此，这时候也可能会出现牙髓暴露，并可能需要配合牙髓治疗来完成最终修复[62]。

关于牙齿位置因素，需要考虑的一个重要方

表9-3 影响天然牙基牙修复预后的因素

临床和影像学发现	预后良好	预后不确定	预后不良
合适的牙齿位置	X		
牙齿位置改变（>3mm）		X	X
剩余牙体组织足够	X		
剩余牙体组织不足（没有牙本质肩领）		X	X
良好的冠根关系（骨高度>75%）	X		
适中的冠根关系（骨高度=50%）		X	
不足的冠根关系（骨高度<25%）			X

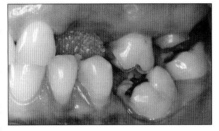

图9-16 上下颌牙弓后牙的侧视图，显示下颌牙倾斜，咬合面改变。从牙周的角度来看，排列整齐的牙齿比倾斜的牙齿更能抵抗外力，提供更好的支持。

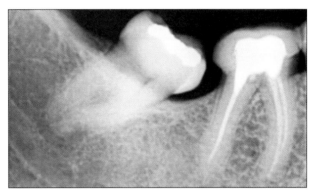

图9-17 根尖周X线片显示下颌第三磨牙因第一磨牙没有及时的修复向近中倾斜。这种情况通常加大了恢复良好牙间接触的难度。邻间接触不紧密可能会导致食物嵌塞和牙周问题，从而影响修复体的远期预后。此外，咬合面、颌间距离和下颌的运动（前伸和侧方移动）也会受到不利影响。

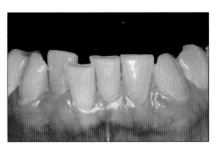

图9-18 下颌前牙牙列拥挤的唇侧视图。若需要进行牙冠预备，由于修复空间不足，该情况就为修复治疗带来了一定的困难。

面是其与邻牙之间的距离。临床牙冠或牙根与邻牙紧密接触的牙进行牙周治疗难度更大，而且修复治疗的成功率也会较正常或较大牙冠间隙者更低。由于修复空间不足，牙冠的预备就变得尤为重要[12,66-69]（图9-18）。

剩余的牙体组织：牙冠和牙根相关

　　确定预后时，牙冠和牙根的剩余牙体组织量是至关重要的。牙冠的大小和形状受多种因素影响，包括磨损、大面积龋齿和牙冠折断。除非牙冠恢复到合适的大小和形状，否则严重磨损的牙齿是不宜用作固位体的。在某些情况下，完成修复治疗前不仅需要进行牙髓治疗，还需要进行牙冠延长术。龋齿的位置和龋坏的程度会对修复治

疗的预后产生不利影响。牙龋坏面积越小，越有可能获得良好的预后。

　　一般来说，当存在足够的牙齿支持组织来提供固位力时，或者可以通过某种类型的修复（桩

227

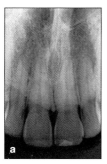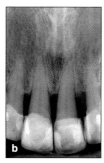

图9-19 显示具有正常（a）和异常（b）冠根比的牙齿的根尖周X线片。理想情况下冠根比是1：2，这个比例有利于咀嚼时咬合力更好的分布。

核和桩核冠）来获得固位力时，基牙的预后良好。体外研究表明，适当的聚合度（15°~20°圆锥形）和3~4mm的壁高可提供足够的固位力[70-72]。但是，理想固位力形式的标准最初是在体外研究上确定的，该研究使用了磷酸锌粘接剂粘接的金合金修复体，因此使用粘接技术有可能获得更大的灵活性[71]。

当牙髓治疗的牙存在至少1.5mm牙本质肩领时，可以认为固位力足够（图6-13）[64,73-76]。评估牙齿根部剩余组织的量也很重要。桩的预备和桩核的设计会对牙髓治疗后的牙预后产生不利影响。过大或过小的根内桩会削弱牙根的抗力，影响预后（图6-8和图6-15）。当牙齿支持组织不足以提供足够的固位力和抗力时，则认为预后较差，当牙齿支持组织不足，同时牙冠延长或拔除不适用时，则认为预后是没有希望的[41,71]。

对于在骨水平处折断或在骨水平上方断裂的牙冠，可能需要磨除一部分骨或进行正畸治疗，以使口腔医师能够获得足够的边缘预备[41,76]。但这两种方法都可能损害牙周健康；而在前牙美学区，使用正畸牵引可能产生更可预测的结果（图6-10）。

冠根关系

良好的冠根比是牙齿稳定的必要条件。骨吸收可能导致不良的冠根比，这会损害牙齿的健康。临床牙冠长度的增加将对牙周组织产生不利的影响（图9-19）[64]。此外，对于将用作固定或可摘局部义齿的基牙来说，不利的冠根比将会加大它们受到的额外功能需求，最终导致基牙的松动度增加。不良的咬合可能会进一步加重牙松动度，对预后产生负面影响。

牙动度

牙动度可能由许多因素引起，这些因素可以单独或组合作用[21-22]。因此，必须根据其病因（牙周病、冠根比、咬合因素）、对治疗的反应、松动方向和松动类型来评估。其中，有足够骨支持且无牙周病的松动牙的预后较好。因为此情况通常与不良咬合因素有关，一旦咬合问题得到调整，松动度就能显著改善。然而，因不利的冠根比导致的牙齿松动很常见，在这种情况下，其长期预后往往不佳。一般来说，近远中向的松动较其他方向的松动更容易改善，如果一颗牙在多个方向上都有动度，其预后往往不佳。

夹板固定是固定一颗或一组松动牙的有效方法（图9-6b）。例如，单颗牙预后可能很差，但如果将其固定在邻牙上，预后将大大改善。然而，夹板固定只能减少松动度。此外，将一颗松动的牙与一颗稳固的牙齿连接在一起后，稳定松动牙的同时也会削弱健康牙的稳固性。因此，在进行松动牙治疗前，应该考虑将松动牙拔除是否最符合患者的需要。此外，夹板固定必须与适当的咬合调整、修复设计和牙周治疗相结合[24]。

无望并不代表无用

无明显临床症状的牙可以暂缓拔除，这样可以保持牙冠原有外形并在短时间内保持和邻牙之间的位置以便临时冠的制作。但是，如果该牙为牙弓远中的最后一颗牙，尽管该牙的预后不佳，但基于修复策略，该牙应尽量保留。例如，预后

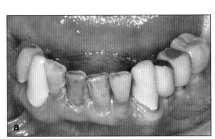
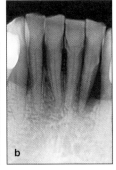
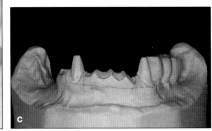

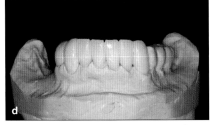
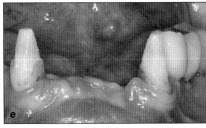
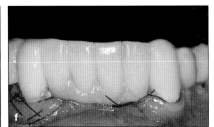

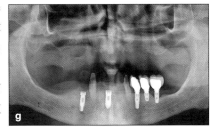

图9-20 （a和b）下颌牙前部的临床和影像学图像。可以看到前牙因牙周病导致的重度骨吸收。（c和d）为有和没有临时修复体的研究模型。切牙因预后不佳被拔除，在研究模型中也被磨除，左、右尖牙仍被保留，以作为临时修复体的基牙支持，直到种植体的愈合阶段完成，种植体支持式修复体制作完成并戴入，这样患者将不必佩戴可摘的临时修复体。（e）临床照片展现了切牙拔除后的两颗尖牙。一旦种植体的愈合阶段完成，戴入冠后，拔除尖牙，并植入新的种植体。（f）尖牙支持的临时修复。种植体已经植入尖牙之间和右象限的后牙区段。（g）显示了尖牙和右象限后牙区段尖牙之间植入种植体的全景片。

无望的牙可用于为固定的临时修复体提供支撑，直到植入的种植体愈合、种植体上部修复完成为止（图9-20）。这种方法可以允许从牙支持的临时修复体逐渐过渡到种植体支持式修复体。大多数患者会喜欢这种做法，因为佩戴可摘的临时修复体可能会非常不舒服，尤其是在远中基托有延伸的情况下。

综上所述，口腔医师将更容易明确待评估牙齿或牙列的状况。在需要保留的牙齿中，即使预后不定，患者也可能愿意进行治疗，因为单颗牙齿的治疗和修复可能避免了更广泛修复的可能。此外，如果失败确实发生，未来也有可供选择的替代方案，以前的治疗也没有重大的损失。

有时，一颗预后相对较好但需要多次治疗的牙可能会在邻牙（或种植体）需要修复时被拔除。然而，当一颗预后不明确的牙处于大跨度固定义齿（FDP）的重要位置时，特别是远中基牙为牙弓中的末端牙齿时，可以考虑拔除或改成由种植体或天然牙支持的独立单元或小跨度FDP的治疗计划。有文献表明，在引入种植体支持式修复体作为治疗方案后，大跨度的FDP的数量明显减少，5～10年后，FDP总失败率从4%降至2%[77-78]。当患牙为单冠或为小跨度的FDP时，可获得最佳的修复治疗效果。此外，从长期看，健康的牙作为基牙可以使整体治疗预后得到改善。

除了上面提供的信息，口腔医师可以使用以下问题作为辅助，以帮助评估剩余的天然牙列的总体预后：

• 从修复或手术的角度来看，牙齿可以修复吗？
• 牙齿在牙弓中的位置是否合适，还是可以移动到

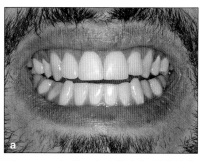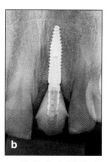

图9-21 （a和b）左侧中切牙种植体牙冠的临床和影像学图像，显示出健康的软组织和硬组织状况。种植体功能良好，没有临床症状（咀嚼时没有松动和疼痛）。还可以观察到良好的冠-种植体比。从根尖周X线片上看，可以看到有足够的骨量。此外，根尖周X线片显示骨和种植体钛表面之间紧密结合（在种植体-骨界面中未见明显的透射影）。这些是良好长期预后的典型临床迹象。

牙弓中的合适位置？

• 单颗牙在牙弓中是否有功能性的重要意义？

• 这颗牙与牙弓中其他牙齿的功能关系是什么？

• 周围骨支持是否受损？

• 如果该牙为牙周病患牙，牙周病能成功治疗和消除吗？

• 如果被评估的牙齿有牙髓问题，牙齿能否通过牙髓治疗成功？

种植基牙的预后判定

种植体支持式修复体，如果设计得当，可以认为是牙列缺损或牙列缺失患者的首选。这种治疗方式在前瞻性长期研究中有很好的预后[79-83]。

种植体植入后，当种植体功能正常且临床无症状（咀嚼时无松动和疼痛）时，种植体基牙的预后良好。除此之外，没有临床或根尖周X线片可见的骨丧失。根尖周X线片应显示骨和种植体钛表面紧密结合（在种植体-骨界面无明显X线透射影）（图9-21）。这些表现代表了成功的骨结合[84-85]，并且是能耐受机械负载的主要要求。

在𬌗力负载前种植体的失败（早期失败）通常与手术创伤、不良的伤口愈合、初期稳定性不

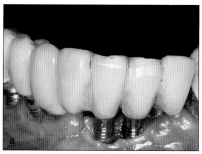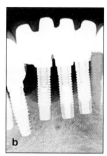

图9-22 （a和b）种植体周围炎的临床和影像学图片。可以看到种植体螺纹的暴露和种植体周围的骨吸收。

足和/或初始过载有关[86-87]。晚期种植体失败发生在成功的骨结合之后，通常由微生物感染和/或过载引起。微生物可导致感染，相当于牙龈炎，并可发展为种植体周围炎，相当于牙周炎[88]。其中，种植体周围黏膜炎是种植体周围组织中可逆的炎症反应，而种植体周围炎是与种植体周围支持骨功能丧失相关的炎症反应[89]。因此，种植体周围炎在临床上主要通过探诊出血（和/或化脓）并结合根尖周X线片的骨吸收来诊断。一旦确诊，其预后是不明确的或不利的[90]（图9-22）。种植体周围炎治疗原则是消除感染，但消除后并没有办法达到在已经感染的部位实现骨结合[91-92]。如果感染仍未得到控制甚至出现进展，一旦在种植体骨结合的根尖部分受到感染，种植体就会发生松动。对于种植体松动目前还没有好的治疗方法，种植体植入失败的患者再次行种植手术其失败风险将会增加30%[93]。

咬合过载与修复体设计

当𬌗力超过骨结合生物力学所限定的承载阈值时，就会发生种植体的咬合过载。人们对于咬合过载的个体极限以及潜在的影响因素（如骨质量、种植体表面改性以及𬌗力的类型和方向）知之甚少。咬紧牙时主要施加垂直力，而磨牙时会产生过大的侧向力，一般认为种植体不耐受这种类型的力[94]。负载过重会导致突发的骨结合丧

失、种植体松动（无希望的预后），而微生物感染会引发种植体周围黏膜炎[95]。

为了获得可预测的结果，口腔医师应该熟知可能影响修复体寿命的因素。这些因素可能与种植体结构本身有关，也可能与种植体所支持的修复体有关，并且这两个因素本身也密切相关。从外科的角度看，通常将重点放在分析骨量和对牙槽嵴增量手术的需求上，包括软组织和硬组织移植。然而，在外科阶段分析最终修复体的位置和与缺失牙牙槽嵴之间关系是至关重要的。

从修复的角度来看，生物力学、咀嚼的力量和种植体的数量、位置与分布以及修复体的设计等因素被认为是最重要的，这些因素密切相关，影响其中一个因素将会直接或间接影响其他因素。此外，这些因素应在术前（植入前）进行评估，因为这些分析将直接影响治疗恢复阶段的预后确定，同样，口腔医师也可以对该病例更好地掌控，并能进行预期的治疗，显著改善预后。另外，当种植体的位置不当时，其预后的确定可能会更加复杂。在这种情况下，修复医师的治疗选择就有限了。因为此时必须设计为能够容纳现有种植体的修复体（图6-12）。因此，在治疗该类患者时必须格外小心。

其他因素，如不同的临床情况（单颗牙缺失、牙列缺损、牙列缺失）和对颌牙弓的特征，在决定种植体支持修复的预后中也起着重要作用。

生物力学和咀嚼力对预后判定的影响

对于单颗种植体乃至多个单位种植体而言，了解有关咀嚼力是如何影响行使功能的种植体，也是获得良好预后的必要条件[90,96-99]。此外，理解其是如何影响种植体-骨界面和种植体-修复体界面也是至关重要的，这是长期良好预后的关键。在此阶段，同样重要的是，尽管一些与种植体相关的生物力学原理可能适用于所有的临床情况，但对于每种类型的临床情况，必须遵守其各自的修复模式，如单冠修复、局部固定义齿、全口固定义齿和可摘义齿[100]。

一般来说，垂直力是在咀嚼过程中产生的，侧向力是由下颌骨的水平运动时产生的。这些力通过修复体传递到种植体上（通过种植体-修复体界面），并最终传递到骨组织中（通过种植体-骨界面）。垂直力（轴向负载）更不容易产生机械问题，因为此时应力可以更均匀地分布在整个种植体中[96]。然而，侧向力或拉力（屈矩）会使种植体连接部分分离，使其在机械和生物力学方面产生巨大问题[96]。此外，侧向力还与螺丝松动有关[90,97]，螺丝松动是种植体修复中最常见的机械并发症之一，并且会明显损害整体治疗的预后。

同时，当垂直力不在种植体上方或不沿着种植体长轴时，它们也可能对种植体产生分离作用。如果放置在单颗种植体上的修复体大于种植体直径，这种情况就更为常见（图6-11）。在这些情况下，颊舌向减径将减少修复体上的咬合负荷和屈矩。若缺失牙是最远端的磨牙时，口腔医师可以在近远中和颊舌侧缩小咬合面积，这样可以改善治疗的预后。

多颗牙齿缺失采用种植体支持修复夹板式设计时（固定义齿），种植体的位置和修复体的设计也会对咀嚼力的大小产生重要影响。这种力可以根据修复体的特性最小化或最大化。通常，咀嚼力往往会因轮廓过凸或悬臂而最大化[90,97]，这些方面通常与修复体的不稳定性（螺丝松动、折断）以及种植体失败有关（图9-23和图6-11）。

正常情况下，种植体表面与健康骨紧密接触，并且种植体周围无明显透射影、种植体无松动，没有明显临床症状，这也是认为种植体形成良好骨结合的必要条件。良好骨结合能否长期维持是种植修复体功能和寿命的重要影响因素，而

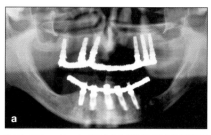 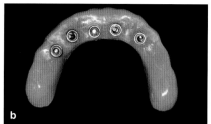 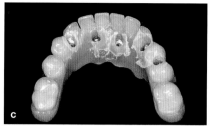

图9-23 （a）根尖周X线片显示下颌牙弓采用设计不良的全口固定义齿修复。可以看到下颌左侧过长的悬臂。（b和c）修复体的组织面和咬合面显示过长的悬臂。

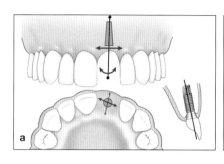 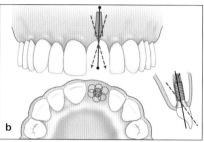

图9-24 （a和b）评估种植体的三维位置时要考虑的方面包括唇（颊）舌位置和倾斜度，以及近远中位置和倾斜度。冠状面、咬合面和矢状面的黑色虚线表示种植体的理想位置。图b中的红色虚线表示不佳的位置，在此位置上植入种植体可能会影响修复体的预后。

修复体在种植体-修复体界面的稳定也是决定种植体预后的主要因素，因为不稳定的修复体会导致多种并发症，包括骨结合的丧失。

术前计划对种植基牙预后判断的影响

　　种植的成功，包括修复体的长期稳定性，可以受到许多因素的影响，这些因素都可以在术前和修复阶段进行评估。植入位置的选择通常在术前进行。理想的植入位置应该具有足够的骨量（长度和宽度）和恰当的牙槽嵴倾斜度。条件好时，种植体可以植入理想的位置。理想的种植体位置会对种植体的预后产生重大影响，因为种植体植入位置不当不仅会影响美观，还会损害生物力学。不利的生物力学因素会影响修复的稳定性。此外，如果不遵守生物力学原则，骨结合可能会受到破坏。因此，在术前阶段所做的决定，如种植体的定位，会对修复阶段的预后产生重大的影响。

种植体定位、生物力学和修复体的固位方式

　　种植体的位置可以影响生物力学、修复体

的使用和美观，需要医师对这些方面进行考量。临床上可以根据缺失牙的数量、位置和分布进行分类（例如单颗牙缺失、牙列缺损、牙列缺失）。值得注意的是，单颗牙缺失或牙列缺损时，种植体的位置必须由后期修复体的位置决定[101-103]。适当的修复空间评估以及准确制作的放射导板可以帮助口腔医师准确评估后期修复体的位置以及种植体在牙槽嵴上的位置（见第7章）。可以从唇（颊舌向）倾斜度、唇舌向位置、近远中倾斜度和近远中向位置（图9-24）等角度来评估预期种植体植入的位置。

　　唇向倾斜。理想情况下，种植体应该垂直于牙槽嵴顶植入，为了达到这一目的，必须对种植体是否有适当的唇向倾斜进行评估。当种植体植入位于后期修复体的切缘和舌隆突之间（或在咬合面的中央窝处）时可获得合适的唇侧倾斜度（图9-25）。这个位置有利于螺丝固位和粘接固位修复体的制作。当修复体螺丝穿出孔位于舌隆突时（图9-26a），修复体可以用螺丝固位。如果螺丝穿出位于冠的切缘或颊侧时（图9-26b），

图9-25 （a和b）分别为前牙牙冠和后牙牙冠的咬合面视图，其中修复体螺丝的穿出孔位于切缘和舌隆突之间以及咬合面的中央窝上。这种定位有利于螺丝固位和粘接固位修复体的制作。（c和d）上颌前部的咬合面视图和唇面视图，显示种植牙修复左中切牙。在这种特殊的情况下，制作基台代型用于粘接修复。

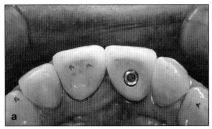
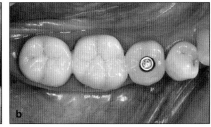
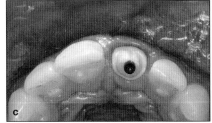
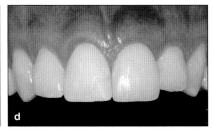

图9-26 图为不同的唇舌向倾斜度。当修复体螺丝的穿出孔位于舌隆突（a）时，修复体可以用螺丝固位。如果螺丝的穿出孔位于冠（b）的切缘或颊侧，则可使用角度基台进行螺丝固位修复，也可进行粘接修复。

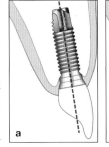
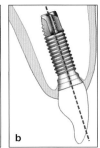

可以考虑两种选择：①用角度基台完成螺丝固位的修复体；②制作粘接固位的修复体。图9-27显示了同一牙弓的两种修复方式。当种植体的位置位于相邻牙的游离龈边缘之上时，最终修复体的临床冠很长，美观性差。一般来说，这种情况需要使用成角度的基台来制作最终的修复体（图9-28）。

因此，种植体唇向倾斜度可能影响修复体的固位方式（螺丝固位还是粘接固位）。同样重要的是要考虑到粘接修复比螺丝固位修复需要更多的修复空间。因此，修复前牙时，特别是在深覆𬌗和咬合紧的病例，种植体植入应该偏向唇侧，这有利于螺丝固位修复体的制作（图12-3），从而便于修复程序的进行。

图9-27 （a）上颌研究模型的咬合面视图，显示了粘接固位（右侧上颌切牙）种植体支持式修复体和螺丝固位的（左侧上颌中切牙带有侧切牙悬臂）种植体支持式修复体。（b）口内咬合面视图。（c）患者口内最终修复视图。

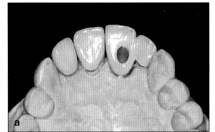
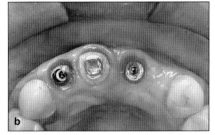
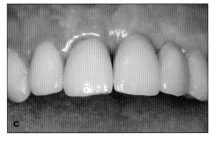

唇舌位置。 如果种植体的位置过于靠近腭侧，牙冠就会被唇侧牙龈覆盖。有时候，唇侧牙槽骨的吸收会导致唇侧凹陷，这时除非进行牙槽嵴扩增，不然会导致修复体出现悬臂（图9-29）。根据骨凹陷程度的不同，未来的修复体不仅带悬臂，而且会被拉长（图9-29c），利用牙槽嵴骨增量技术和骨修复材料，可以改善骨缺损

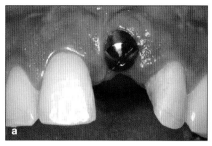
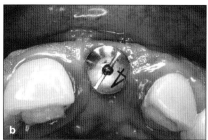
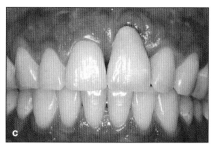

图9-28 （a和b）上颌前部的唇侧图和咬合面视图，展示了左侧上颌中切牙的种植体，其穿出位置位于邻牙龈缘的上方。（c）结果，最终修复后牙冠变长，美学效果差。

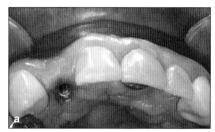
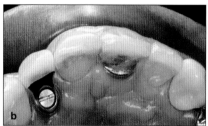
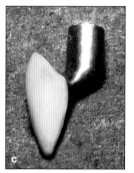

图9-29 （a和b）为上颌前部的咬合面视图，显示上颌侧切牙的种植体，因牙槽嵴颊侧的骨吸收，种植体偏向腭侧。（c）这种情况通常会导致修复体的唇侧轮廓过大（唇侧悬臂）。

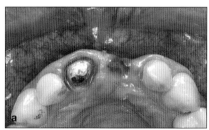
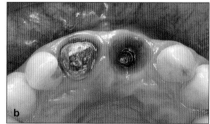
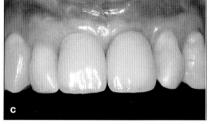

图9-30 （a和b）牙槽嵴骨增量前和骨增量后植入种植体的咬合面视图。（c）最终修复体。

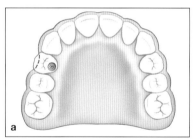
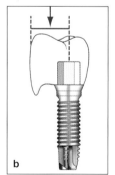

图9-31 （a）视图展示了后牙区偏腭侧植入的种植体。这种情况导致颊侧悬臂。（b）单个修复体中的这种情况可能会导致生物力学问题，这是由于该种设计产生了杠杆臂。

并将种植体植入于理想位置上（图9-30）。

在后牙区，如果种植体偏向腭侧植入，就在颊侧形成了悬臂。这样就产生一个杠杆臂，增加种植修复组件上的受力（图9-31）。这种情况可能会带来很严重后果，尤其是在单颗牙种植时，并经常导致生物力学并发症，甚至修复体的失败。图9-32所示的临床情况是第一磨牙处植入的种植体过于偏向舌侧。因此，为了获得合适的牙冠形态，修复体颊侧形态过凸。

此外，后牙偏舌侧的种植体制作上部修复时，在选择固位方式上应小心谨慎。在这种情况下，粘接修复体可能更加稳固，因为螺丝固位修复体中修复体螺丝的穿出孔将偏离牙冠的中心，这可能会削弱修复体的强度（图9-33）。因此，当缺牙区的骨组织不理想时，应尝试通过骨增量的方法来修整牙槽嵴的形态，这时，种植体就可以植入在理想的位置上。这一方法将最大限度地

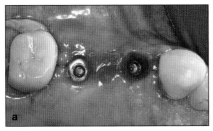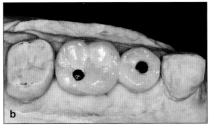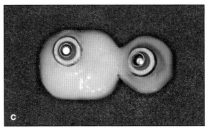

图9-32 （a）第一前磨牙和第一磨牙的种植体的咬合面视图。可以看到第一磨牙的种植体偏向腭侧。（b和c）为了获得合适的修复体外形，将其设计成带有颊侧悬臂的牙冠外形。

图9-33 （a和b）种植体偏舌侧植入后，螺丝固位的烤瓷修复体折断的咬合面视图和舌面视图。考虑到种植体的位置，修复体螺丝穿出孔并不位于咬合面的中心，这部分降低了修复体的抗力。

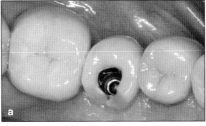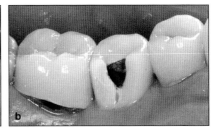

图9-34 （a）根尖周X线片显示种植体平行于邻近牙根。（b）种植体远中倾斜时的根尖周X线片。

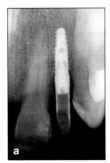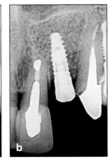

图9-35 根尖周X线片显示下颌第二磨牙的种植体。可以看到种植体的位置相对于第一磨牙过于靠近远中，因此修复体被设计成带有近中悬臂的外形形态。

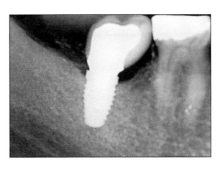

减少生物力学和修复体问题的发生。

近远中倾斜。种植体的长轴应平行于相邻牙根的长轴（图9-34a）。如果种植体植入时向近中或远中倾斜（图9-34b），修复体的方向也可能会出现问题，致使口腔医师无法放置修复体。

近远中位置。恰当的近远中向位置对于获得卓越的美学和生物力学至关重要。在牙弓后部，适当的近远中向位置可以让力沿着种植体长轴的方向传递，如果种植体位置偏近中或远中，会产生一个过凸轮廓或悬臂，这容易使螺丝/种植体松动或折断，同时也可能发生骨吸收（图9-35）。在缺牙区，近远中位置不当也会影响修复体的设计，导致修复体的形状和大小不合适（图

9-36）。

在前牙区，特别是在美学区，精确的修复空间评估和种植体位置对于良好的美学和功能是至关重要的，这可以通过使用适当的辅助诊断硅橡胶指引来实现（图9-37）。近远中的错位可能影响牙冠的形状和大小以及牙龈乳头的形成，从而严重影响美观。更为严重的是，当种植体的位置和倾斜度（近远中向）都不合适时（图9-38和图9-39），不仅破坏了美观，还将使修复程序变得非常困难。甚至，有时不正确的种植体位置，使后续的修复治疗无法进行（图9-40）。

因此，种植体位置在确定种植体修复的预后中起着重要的作用（表9-4）。正确定位的种植体不仅改善了种植体的预后，还有利于后期理想的修复设计。这两者（适当的定位和适当的修复设

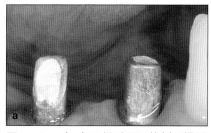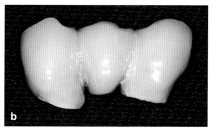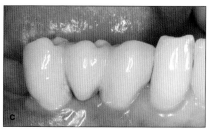

图9-36 （a）下颌后牙区的侧面视图，显示了种植体修复第一前磨牙、第二前磨牙以及第一磨牙。种植体植入于相应的第一前磨牙和第一磨牙的位置。然而，第一磨牙的种植体的近远中位置是不正确的。两颗种植体之间的空间（近远中向）不足以制作出合适形状和大小的桥体（b和c）。

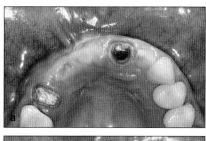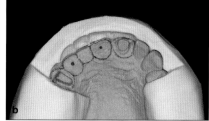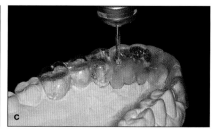

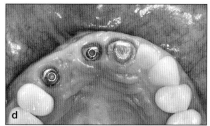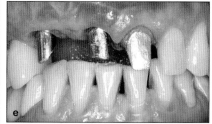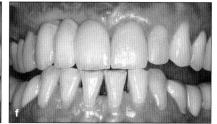

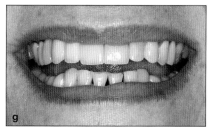

图9-37 （a）上颌前牙缺牙区咬合面视图，左上颌中切牙、侧切牙和尖牙缺失。（b）硅橡胶指引就位后的上颌研究模型的咬合面视图，硅橡胶指引在适当的位置。可以看到修复空间以及可能的植入位置已经确定。（c）手术导板就位后的上颌研究模型咬合面视图。（d和e）植入的种植体的咬合面视图和正面视图。（f和g）最终修复体的咬合面以及正面观。尽管存在牙冠高度方面的限制，还是完成了适当的空间评估和种植体定位。

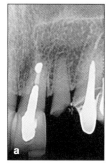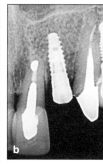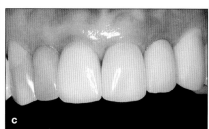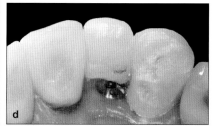

图9-38 （a和b）显示左侧侧切牙牙冠断裂后（a）和牙拔除后植入种植体（b）的根尖周X线片。可以看到侧切牙的牙根和种植体之间的位置差异。种植体的冠部过于偏向远中。（c和d）用临时修复体作参照进行临床检查证实了影像学的检查结果。

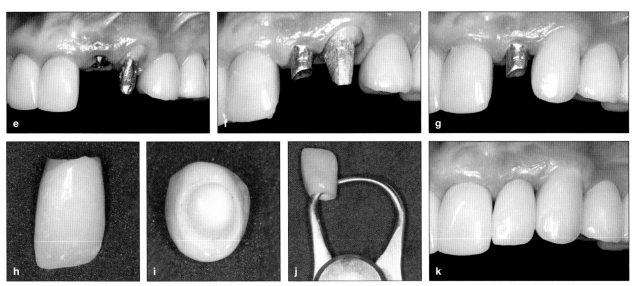

图9-38（续）　（e）移除现有修复体后的正面观，可以看到偏远中的种植体和带有桩核的尖牙。（f和g）侧视图，显示了新桩核和冠修复的尖牙，以及为侧切牙的种植体制作了一个粘接修复的基台。值得注意的是，种植体基台和尖牙之间的距离。（h~j）氧化锆冠的正面和组织面。因为种植体位于理想位置的远中，导致后期修复冠的空间不足。其中，牙冠远中的厚度为0.4mm。（k）患者口内最终牙冠。

图9-39　（a）侧切牙的种植体位置不当的临床视图。近远中向倾斜度和种植体位置不当，从而使修复体的设计和美学受到了影响。（b）研究模型的咬合面视图显示种植体的近远中向倾斜和位置不当，这就影响了牙龈乳头形成和修复设计。黄色虚线表示种植体的正确位置和倾斜度。红色虚线表示种植体顶部的位置和近远中向倾斜度。不当的定位和倾斜角度结合会对功能和美学产生严重的后果。

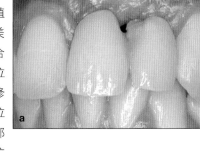
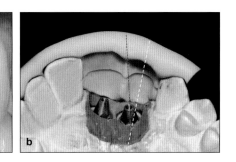

图9-40　（a和b）咬合和侧方视图显示了第一前磨牙种植体的不正确定位。不正确的种植体定位使后续修复程序无法进行。

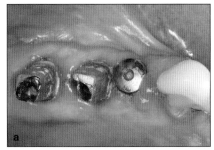
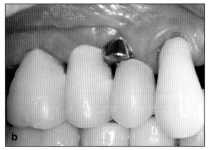

计）改善了总体修复治疗的预后[100-103]。相反，种植体植入位置不理想，也将提高并发症发生的概率，甚至导致失败。

　　因此，术前必须进行细致的检查，以确保种植体植入在最佳位置。这一方法有助于确定预后

并与患者沟通。同样，在对转诊患者进行修复治疗时，必须在治疗开始前进行仔细评估，以确定现有种植体位置是否正确。如果种植体位置不理想，则只能将与其位置不当相关的不利影响最小化。在某些极端情况下，可能需要移除植入位置

表9-4 影响种植基牙修复预后的因素

临床和影像学发现	预后良好	预后不明确	预后不良
植入位置适当	X		
近远中植入位置不当（单颗牙）			X
颊舌向倾斜度不当（单颗牙）		X	
近远中侧种植体位置不当（FDP）			X
颊舌向倾斜度不当（FDP）		X	
良好的冠-种植体关系（骨高度＞75%）	X		
临界冠-种植体关系（骨高度=50%）		X	
牙冠-种植体关系不足（骨高度＜25%）			X

不当的种植体，然后重新植入种植体以便后期能完成恰当的修复重建。

修复性治疗的预后确定

只要口腔医师完成了对可能影响支持组织（牙槽嵴、天然牙或种植体）预后因素的评估，就可以对不同类型修复治疗的预后进行总体评估。值得一提的是，在前一阶段获得的信息将对患者最佳治疗方案的选择以及该类型修复治疗的预后产生直接影响。

治疗目标的确定

总的来说，治疗目标可以定义为解决（纠正）所有已确定的疾病（问题）。因此，治疗目标只能在诊断和预后确定之后才能确定。制订治疗计划时，应考虑到为治疗特定情况而确定的治疗目标。

修复治疗的目标可以从两个角度来考虑。

第一个是指修复治疗完成后要达到的总体目标。第二个是指与修复相关的更具体的治疗过程，它为实现总体目标奠定基础。从一般的角度来看，修复治疗的目标侧重于提供良好的功能、发音和美学，也就是说在修复完成后，患者应该能够有效地咀嚼而没有疼痛和不适，发音清晰，美观。具体的修复目标与个别牙齿的治疗、缺失牙齿的恢复或两者兼而有之。当修复单颗牙时，最终的治疗目标是将有问题的牙齿恢复到它们的原始状态，更具体地说，恢复到它们原始的解剖结构或接近原始的结构（图9-41）。这应该是治疗的起点。同样的概念也适用于更复杂病例的治疗（图9-42）。

因此，理想情况下，可以假设修复计划的主要目标是将口腔恢复到其原始状态（或尽可能接近原始状态），即问题出现之前的状态。这一思路是制订理想治疗方案的基础。了解了患者检查后的具体情况以及清楚了解到所有治疗目标后，便可以开始治疗。

图9-41 （a和b）修复手术前后上颌后牙区的咬合面视图。可以看到治疗前上颌尖牙的大面积破坏和第一磨牙的折裂。

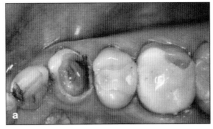
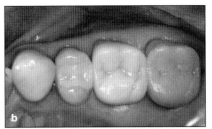

图9-42 （a和b）修复前后上下颌牙弓的正面观。治疗前视图显示了旧的上颌全口义齿，由于牙的磨耗，导致咬合垂直距离的改变。同时可以观察到下颌弓的咬合面/切面的改变和前牙外观不佳。治疗后的视图显示出咬合的重建和美学的恢复。

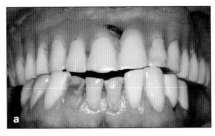
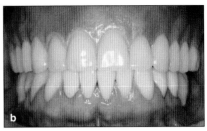

扫一扫即可浏览
参考文献

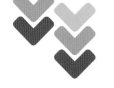

第二部分

制订治疗计划的过程：为发现的问题提供解决方案
The Planning Process: Providing Solutions to Identified Problems

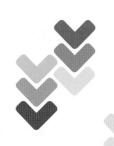

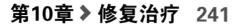

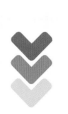

第10章

修复治疗
Restorative Treatment

在完成整个检查过程后，口腔医师应清楚了解患者的主诉、期望和个人特征，以及所有诊断和预后的列表及其治疗目标。这些信息为治疗计划的第二阶段——治疗方案的分析和制订治疗计划做好准备。本章内容聚焦在修复治疗方案的选择。

口腔治疗可以定义为旨在治疗口腔疾病（或牙齿问题）而进行的任何措施[1]。然而，必须记住的是，治疗必须遵循诊断[2-3]。修复治疗是指恢复由龋坏、磨耗、外伤或副功能运动等导致的牙齿功能、完整性及形态的破坏[4]。在这个阶段，从修复学的角度来看，口腔医师一定要检查余留牙列，并确认有问题的牙齿排列位置是正确的且从牙髓和牙周的角度看是有修复价值。换句话说，余留牙列满足了口腔其他所有专业判定预后的标准[5]。修复治疗程序可能涉及单颗牙的修复、缺失牙的修复或者两者都有。

单颗牙和缺失牙的修复治疗

一般来说，当修复单颗牙齿时，所提供的治疗方案通常取决于牙体组织的破坏程度。当大部分牙冠组织存在时，治疗主要是恢复牙冠原有的解剖结构（图10-1）。有时，需要处理某一因素来解决美观问题。这些程序通常属于直接修复领域[3]。当发生更大范围缺损时，修复治疗可能需要对有问题牙齿进行牙髓治疗，制作桩核和制作全冠修复体（图5-28）。根据病例的整体复杂程度，可能需要一名修复医师来制作最终的修复体（图6-16）。必须牢记，修复治疗选择的基牙（天然牙列或种植体）必须在牙弓内排列位置正确，且有足够可用于修复的剩余牙体组织。此外，基牙应具有良好的牙周和牙髓预后（见第9章）。

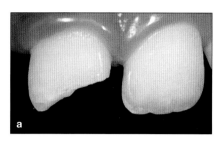 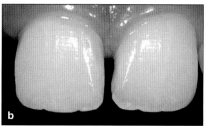

图10-1 （a）正面观显示右侧上颌中切的冠折。注意在这个特定情况下，保留了大部分牙冠组织。（b）使用光固化复合树脂来恢复原始解剖形态（由Guilherme Senna博士提供）。

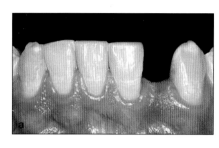 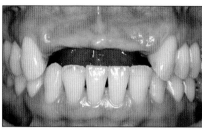

图10-2 （a和b）临床图像显示单颗牙和多颗牙缺失。

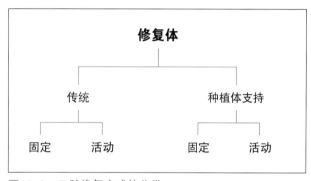

图10-3 口腔修复方式的分类。

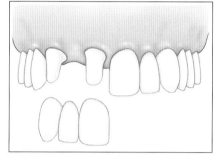

图10-4 修复缺失牙的固定局部义齿修复方式的示意图。

不管牙齿组织的破坏程度如何，修复治疗的主要目标之一就是将患牙恢复到原有的解剖结构。一旦实现了这一点，就能自动获得功能、发音和美学。虽然相同的理念也适用于缺失牙的修复治疗（图10-2），但有很多因素会影响最终治疗结果[6]。为了便于理解牙列缺损和牙列缺失的各种修复方案，修复方式的分类至关重要。

修复方式的分类

修复方式有许多不同的分类系统[1]，图10-3列出了本文所用的分类方法。

传统修复体

缺失牙的治疗可通过传统修复体、种植修复体或联合修复进行[5,7]。传统修复体分为固定修复体和活动修复体两大类。固定修复体通常是粘接固位和牙支持式的。可用于治疗牙体缺损（如全冠修复）或牙列缺损（图10-4）。活动修复体也可以分为可摘局部义齿和全口义齿两类（图10-5）。可摘局部义齿是治疗牙列缺损的常见选择。有时，也可用于有牙患者的夹板固定装置，但现在已经不常用了。

可摘局部义齿根据其支持方式可以分为两类。第一类由天然牙（肯氏Ⅲ类和Ⅳ类；图

图10-5 修复缺失牙的活动修复方式的示意图：（a）可摘局部义齿RPD；（b）全口义齿。

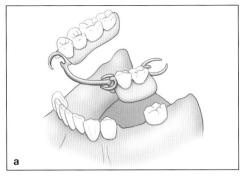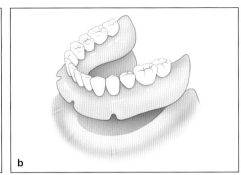

图10-6 （a和b）肯氏Ⅲ类和Ⅳ类的示意图。

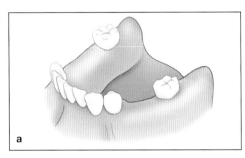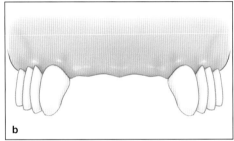

图10-7 （a和b）肯氏Ⅰ类和Ⅱ类的示意图。

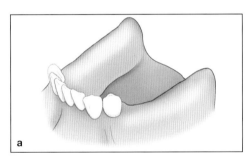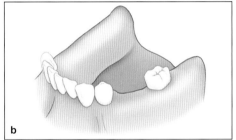

10-6）和/或种植体提供支持；第二类由天然牙和缺牙区牙槽嵴共同提供支持（牙和黏膜混合支持式，肯氏Ⅰ类和Ⅱ类；图10-7）。肯氏分类的详细信息见第6章。

全口义齿也可以分为两类。第一类牙槽嵴提供唯一的支持；第二类牙槽嵴和剩余牙根提供支持和固位。目前，缺牙区牙槽嵴支持的活动修复体不再是修复治疗的首选，特别是对于年轻患者而言，因为这会导致支持组织的损伤[8-9]。

种植修复体

种植修复体可根据其支持方式、支架设计、固位方式分为3种不同类型（图10-8）。第一种分类是依据支持方式，并与牙弓中种植体的数量和分布直接相关。支持方式可分为仅由种植体支持、种植体和天然牙共同支持或种植体和缺牙区牙槽嵴共同支持。

在种植体支持的修复体中，咬合力完全由种植体承担，这仅在牙弓前后段都分布有种植体或存在悬臂时才成为可能（图10-9）。种植体也可与天然基牙相连（种植体-天然牙共同支持的修复体）。选择这种方式时需要非常谨慎，因为天然基牙可能出现咬合过载或其他问题[10]。在这个种植体和缺牙区牙槽嵴共同支持的特定情况下，

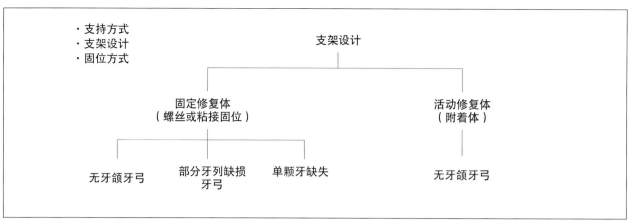

图10-8 种植修复体的分类。

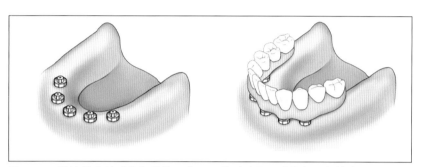

图10-9 种植体支持式修复体的示意图，此时采用悬臂修复后部缺失牙。

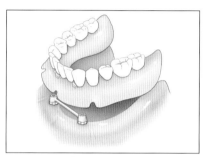

图10-10 种植体/黏膜共同支持的修复体的示意图。

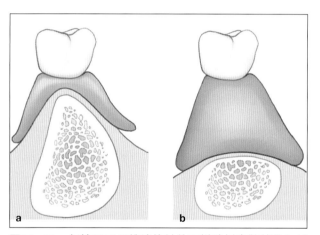

图10-11 与缺牙区牙槽嵴接触的丙烯酸树脂鞍基的矢状面。（a）保留大部分牙槽嵴，牙槽嵴没有或很少发生吸收。（b）发生了牙槽嵴重度吸收。应避免使用可摘局部义齿（作为一种永久治疗方式）修复远中游离端的牙齿缺失，因为这种修复方式与牙槽嵴的广泛吸收有关。

种植体只放置在牙弓的前牙区，后牙区承受的咬合力经丙烯酸树脂鞍基直接传导至牙槽嵴上（图10-10）。采用这种修复方式，发生骨吸收的方式可能与前面提到的可摘局部义齿相同[8-9]（图10-11）。

种植修复体可以是固定修复体或活动修复体。单冠修复体和部分牙列缺损的修复体通常是固定修复体，其支持完全来自种植体。牙列缺失牙弓也可通过固定或活动修复体来重建。

固位

固定修复体可通过螺丝固位或粘接固位。如前所述，必须在外科手术前就确定好任何特定修复体的特征。在为最终修复体选择最理想固位形式时，修复牙冠–牙槽嵴比和修复空间分析数据会有很大帮助（见第7章）。

活动修复体通常通过附着体固位，并可分为两类：按扣式附着体和杆型附着体。牙冠–牙槽嵴比分析和修复空间评估分析同样对特定病例的最佳附着体类型选择至关重要。

牙列缺损和牙列缺失的修复方式

牙列缺损和牙列缺失采用传统修复学和口腔种植修复学都能实现成功修复。然而，部分患者在修复缺失牙时（尤其在美学区）不能接受某些传统修复方式（固定或可摘局部义齿），尽管这种修复方式具有很高的可预测性。在一些情况下，种植修复体较传统修复体具有更多的优势。下面的章节将详细讨论传统修复方式和种植修复方式。由于传统修复相关的资料非常多，且很容易通过文献获得，所以我们将侧重介绍种植体支持式修复体。

扫一扫即可浏览
参考文献

第11章

传统修复
Conventional Restorative Dentistry

缺失牙可通过传统的固定或活动修复进行修复，用于支持、固位的天然基牙、牙根及牙槽嵴的情况[1]常常决定了修复方式的选择。传统修复的相关资料有很多而且很容易获得。

总体考量

传统的固定修复体通常由全冠或部分冠提供固位，因此需要预备相邻的健康牙齿或者已行冠修复的牙齿。从这个意义上来说，与种植体植入相比，传统修复方式被认为更具有侵入性，因为它危及了天然牙的保存（图11-1）。此外，固定局部义齿也更难清洁，这导致许多患者倾向于选择种植体来修复单颗牙齿，即使缺牙区相邻的牙齿上有需要重新修复的现存修复体[1-2]。

传统的活动修复体通常由天然基牙、牙槽嵴支持或者由两者共同支持，通过卡环或者附着体提供固位（11-2a）。同样，这种修复体会危及邻牙和牙槽嵴的完整性，因为传导至天然基牙和牙

图11-1 （a）侧切牙缺失和缺牙区邻牙完整的上颌牙弓。（b）传统的固定修复方案包含对邻牙进行固定局部义齿的牙体预备。（c）相比之下，单颗种植修复不会涉及完整的邻牙。

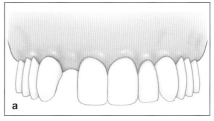

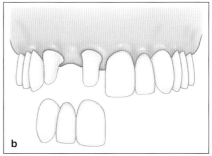

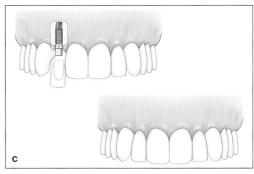

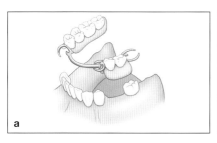
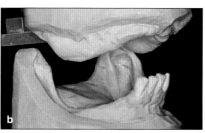

图11-2 （a）下颌牙列缺损的示意图显示，采用传统可摘局部义齿修复缺失的牙齿。（b）注意到，缺牙区牙槽嵴上的咬合负荷导致的重度牙槽嵴吸收。

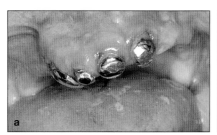
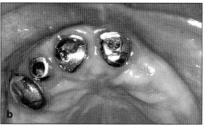
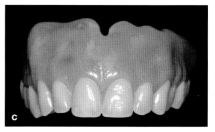

图11-3 （a和b）戴上颌全口义齿患者的上颌前牙区的正面观和殆面观。在右侧尖牙、右侧侧切牙、右侧中切牙和左侧中切牙的根面都有金属"帽"。注意到，在保留牙根的区域没有发生牙槽嵴吸收，而其他区域发生了重度牙槽嵴吸收。体内研究表明，长时间佩戴传统全口义齿（c）的患者缺牙区牙槽嵴牙会出现明显吸收。

槽嵴的咬合力常会导致天然基牙的过度负载和牙槽嵴的吸收[2-3]（11-2b）。对于大部分患者来说，除了导致牙槽嵴吸收，可摘局部义齿和全口义齿常与固位、咀嚼效率、不适感等问题有关[4-6]。除非有手术禁忌证，种植修复体可获得更好的效果。

影响修复效果和预后的因素

固定修复体

牙列缺损固定修复的效果及预后主要取决于参与治疗的天然基牙的情况[1,7]。这种情况可能受牙齿位置、剩余牙体组织、冠根比、缺牙区跨度和松动度影响。如果从牙髓和牙周角度看特定的天然基牙是有修复价值的，那么修复治疗的预后是好的（见第9章）。修复体设计的其他方面（如底冠设计）可能会影响修复体的强度（饰面材料的抗折性）和美观，也可能会妨碍口腔卫生维护（如外展隙过小）。一般来说，这些因素是决定最终修复体整体寿命的主要因素，并将决定治疗预后是有利的、可疑的、不利的。如果修复设计

是合理的，单冠修复和三单位固定局部义齿预后最佳[8]。

活动修复体

对于肯氏Ⅲ类、Ⅳ类牙列缺损的传统活动修复体的预后决定因素与上述固定修复体相同。换句话说，如果卡环选择和设计合理，牙支持式可摘局部义齿预后最佳[9-10]。然而，在肯氏Ⅰ类和Ⅱ类情况中，可摘局部义齿与下颌后牙区牙槽嵴的吸收有关（图11-2b），在全口义齿也存在类似问题[3-6]（图11-3）。因此，在这些情况下，其预后认为是可疑的或较差的。当牙弓中保留有健康牙根时，可能会降低全口义齿对剩余牙槽嵴的损害，因为剩余牙根有利于牙槽骨的保存[11-12]（图11-3）。一般来说，可摘局部义齿和全口义齿不应作为牙列缺损和牙列缺失的首选修复方式（永久修复方式），特别是对于年轻患者来说，因为活动修复体的使用可能会损害剩余牙槽嵴[3-6]。但是，在确定永久修复方法前，活动修复体可能是必要的暂时修复方式。

扫一扫即可浏览
参考文献

第12章

种植体支持式修复体
Implant-Supported Restorations

种植体支持式修复体可用于牙列缺损和全牙列缺失的治疗，并已经报道这两种情况的种植治疗的成功率都很高[1-3]。第9章提供了预后判断和支持结构（剩余牙槽嵴和种植体基台）评估的相关信息，第10章介绍了一套包含不同设计和固位方式的修复分类系统（图10-8）。本章将阐述用于治疗牙列缺损和全牙列缺失的种植体支持式修复体的一些特点。还将讨论影响治疗效果的因素和不同类型修复方式的预后。

牙列缺损的种植体支持式修复体

牙列缺损常采用固定修复治疗。有时当修复体是由牙和黏膜共同支持时，也可使用种植体和天然牙支持的活动修复体来代替传统可摘局部义齿（RPD）。

固定修复体

本节将讨论治疗牙列缺损（单颗牙和多颗牙缺失）的固定修复体的部分特点。

用于单颗牙缺失的修复体

在第4章（框4-2）已经讨论了获得美学微笑的部分必要条件，特别是在美学区。除了美学，单冠修复体和固定局部义齿选择正确的固位方式也至关重要。

螺丝固位修复体

已证实螺丝固位和粘接固位修复体都能获得良好效果；然而，在某些特定的临床情况下，选用螺丝固位修复体更有效[2-4]。这些特定的临床情况包括：

- 下颌中切牙、下颌侧切牙和上颌侧切牙的修复治疗：在这种情况下，粘接固位修复体可能会损害美学效果，因为修复部件的宽度常与牙齿颈部宽

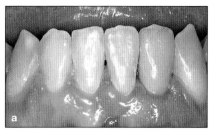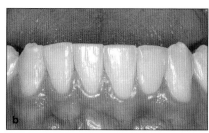

图12-1 （a）下颌前牙的口内图像，其中左侧下颌侧切牙为粘接固位修复体。注意与对侧侧切牙相比，左下颌侧切牙修复体的形状和体积。种植体的植入位置有利于粘接固位修复体的制作，导致缺乏足够的空间来正确塑形牙冠，从而损害了美学效果。（b）下颌前牙的口内图像，其中左侧下颌侧切牙为螺丝固位修复体。因为种植体的植入位置有利于螺丝固位修复体的制作，它可以实现更自然的外观，特别是在牙冠的颈部。

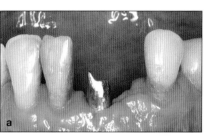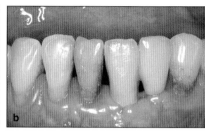

图12-2 下颌前牙的口内图像，显示种植体替代左侧下颌中切牙。注意到右侧下颌中切牙的大小和形态与用于修复左侧中切牙的基台（a）以及修复牙冠（b）的关系。基台颈部的宽度差不多超过了天然牙颈部的宽度。这导致了不太理想的美学效果。

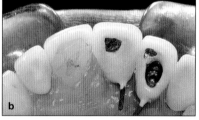

图12-3 （a和b）左侧上颌中切牙、侧切牙的侧面观和咬面观。由于深覆𬌗和浅覆盖，制作种植体支持的牙冠（特别是粘接固位牙冠）的可用修复空间非常有限。

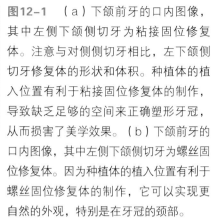

图12-4 研究模型的侧面观，显示第三磨牙的冠高度极低。在这种情况下，螺丝固位修复体是修复第三磨牙唯一可行的替代方案。

度等宽，这样就导致没有空间上饰面瓷。此外，前牙颈部区域呈现轻度内凹，而粘接固位修复体中，由于修复部件尺寸的缘故无法做到颈部内凹，常出现颈部外凸或平直的轮廓。此时的牙冠呈现的美学效果非常不理想（图12-1和图12-2）。

- 深覆𬌗和浅覆盖情况下上颌前牙的修复治疗：深覆𬌗、浅覆盖常见的特点是修复体和牙冠的修复空间受限（图12-3）。在这种情况下选用粘接固位会降低修复体的粘接高度，从而对固位和预后产生不利影响。因此，在这种特定情况下，选用

粘接固位修复体是禁忌证。

- 垂直向修复空间不足的情况：正如前文第7章所指出的，粘接固位金属烤瓷修复体的理想垂直向修复空间是8~12mm[2,4-5]。在垂直修复空间小于7mm时，固位可能成为粘接固位修复体面临的一个问题。Goodacre等[6]建议，在进行全冠修复体预备时，磨牙和前磨牙的最低高度为4mm，切牙的最低高度为3mm。将冠边缘设计在龈下（1mm）可额外增加基牙高度和固位力。然而，应注意不应将边缘放置在龈下超过1mm，因为操作者可能无法清除多余的粘接剂。在口腔种植中，龈下区域残留的粘接剂与软组织并发症有关[7-8]。虽然这些数据最初来源于使用磷酸锌

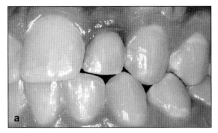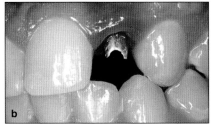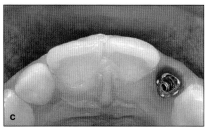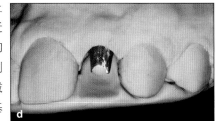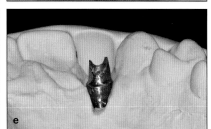

图12-5　（a）临床图像显示了左侧上颌侧切牙与对颌牙的关系。注意到接近切对切的咬合。这个咬合方案使侧切牙的垂直向修复空间变小，在这个病例中，侧切牙已经很短了。（b~e）不戴冠修复体时正面观和殆面观。注意到基台的垂直高度不足以提供合适的固位。尽管已将边缘位于龈下，但垂直高度仍不足。在这个特定情况下，因为垂直向空间减小，使用螺丝固位的修复体可以获得更可预测的结果。

水门汀进行粘接，但对粘接水门汀仍适用。明确垂直向修复空间小于5mm时需选用螺丝固位（图12-4）。因此，在垂直修复空间受限的情况下，在放置种植体位置时要谨慎，应使其有利于螺丝固位修复体的制作；否则，可能无法进行适当的修复程序（图12-5）。将种植体固定在一起修复也可以增加固位力。

粘接固位修复体

　　尽管螺丝固位修复体有许多优点，但在某些特定的单颗牙（一组牙）缺失的临床情况下并不一定有效[2-4]。这些情况包括：

- 殆面大小与殆面螺丝孔直径的相对关系：理想情况下，殆面螺丝孔的直径不应超过殆面的1/3（图12-6）。这就能在不影响牙冠抗力的情况下制作一个既有足够的咬合接触面积，又有天然牙殆面解剖结构的牙冠。因此，在殆面过小的牙冠上，应避免使用螺丝固位修复体。

- 需要反复调改后牙修复体邻接区时：当患者张口受限和/或患者不适的情况下，需反复多次取下

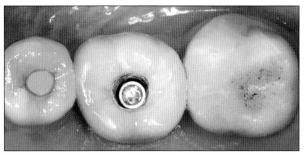

图12-6　下颌螺丝固位修复体（前磨牙和磨牙）的殆面观。注意到两个牙冠中螺丝孔（前磨牙用临时修复材料填充）的直径与牙冠咬合面大小之间的关系。螺丝固位修复体应避免用于咬合面严重减小的牙冠上。理想情况下，螺丝孔的直径不应超过咬合面的1/3。

和戴入修复体（如螺丝固位修复体）来调改后牙修复体邻接区，这将会是一项艰巨的挑战。

移除修复体

　　螺丝固位修复体常比粘接固位修复体更容易拆卸和取下。有时因为某些特定的问题（如螺丝松动、崩瓷、邻面接触丧失）（图12-7），可能需要拆除种植体支持的牙冠，粘接固位的单冠比螺丝固位的修复体更难拆除，不管它是否是暂时性粘接。冠粘接后，几乎很难确定基台和基台螺

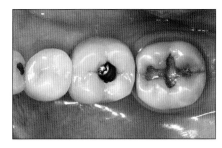

图12-7 𬌗面观显示了一个种植体支持式的螺丝固位金属烤瓷修复体。注意到冠的远中面无邻面接触。这个问题很容易解决，因为螺刀很容易进入修复螺丝通道。

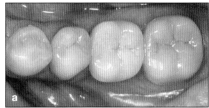

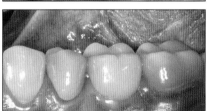

图12-8 （a～c）种植体支持式粘接固位冠的𬌗面观和侧面观。需要注意的是，随着冠的就位，几乎不可能精确地确定基台螺丝的确切位置。（d和e）𬌗面观显示中空导板（带和不带金属套管）用来帮助定位基台螺丝的确切位置。

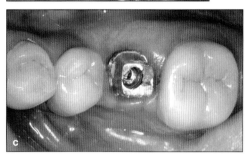

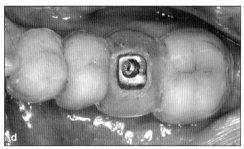

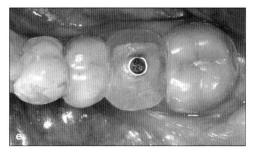

丝的准确位置（角度）（图12-8a～c），因此在移除过程中常会损坏牙冠。如果必须取出粘接固位的单冠，可以使用特殊的工具来辅助确定修复体的螺丝通道（图12-8d和e）。文献中描述了这种特殊工具的制作方法[9]，这里将介绍这项技术：

（1）最终修复体试戴和进行所有最终调整之后（图12-9a），在戴有最终修复体的石膏模型上制作一个2.0mm厚的透明中空导板（模板）（图12-9b）。这个步骤之后，去除多余的材料，以便模板可以轻易地从诊断模型上取下（图12-9c）。然后在患者口内试戴中空导板并进行必要的调改，以便获得良好的丙烯酸支架适合性。进行这个操作时最终修复体应戴入患者口内。

（2）从基台上移除最终修复体（图12-9d），将模板就位到石膏模型上。在模板𬌗面钻一个通往基台固位螺丝的孔（图12-9e）。

（3）在金属套管（内径2.1mm）内接入螺丝刀，并将螺丝刀定位在基台螺丝开口处（图12-9f）。确保模板上的孔足够宽而不干扰螺丝刀的正确就位（角度）。为此可以使用成品导向套管。也可使用同尺寸的其他材料制作的套管（如Fishing的铜套管，Ottoni）。

（4）使用自固化的丙烯酸树脂将导向套管连接到模板上（图12-9g）。

当钻孔以获取基台螺丝通道的𬌗面开孔时，该技术对粘接固位修复体造成的损伤最小。在某些情况下，拆下的冠可以重新戴入，用复合树脂封闭𬌗面的开孔，从而避免制作新的牙冠。

用于多颗牙缺失的修复体

在多颗牙缺失局部固定义齿修复中同样要考虑单牙缺失修复的相关概念。此外，在进行

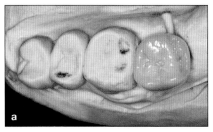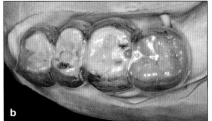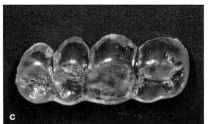

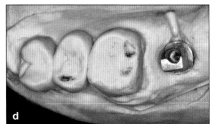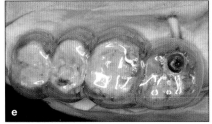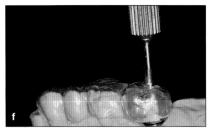

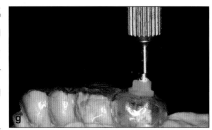

图12-9 （a）工作模型的𬌗面观显示，制作完成的种植体支持式粘接固位金属烤瓷修复体就位在基台上。（b）工作模型的𬌗面观显示，中空导板覆盖在模型的最终修复体上。（c）去除多余材料后的中空导板的图像。（d）模型上种植基台的𬌗面观。注意到，基台螺丝略偏向舌侧。（e）导板就位在模型上的图像，此时牙冠未就位在模型上。注意到，在导板的咬合面上钻了一个可以通往基台螺丝的孔。（f）侧面观显示，导板就位在模型上，且在基台螺丝开口处连接了螺丝刀。注意到在螺丝刀上的金属套管。（g）侧面观显示，金属套管附着在导板上。这个程序中使用了透明冷凝丙烯酸树脂。如果需要重新取下粘接固位牙冠，金属套管可以引导车针到基台螺丝的确切位置。采用这种方法，在𬌗面钻孔进入基台螺丝通道时，对粘接固位牙冠造成的损伤最小。

粘接固位的固定局部义齿（基台之间平行）制作和支架设计时，应强调种植基牙的位置，因为这可能会影响修复体的强度和口腔卫生[2,10]。

影响种植体支持式固定修复体治疗效果和预后的因素

固定局部义齿成功的最终效果和良好的预后取决于以下几个方面：

- 正确的种植体位置（唇倾度、唇舌向位置、近远中倾斜度、近远中向位置）。
- 适当的冠-基台高度比（粘接固位修复体）（图12-11）。
- 正确的修复空间评估。
- 正确选择修复体的组成部分和固位方式（螺丝固位或粘接固位）。
- 正确的修复体设计（悬臂、形态过凸、外展隙）

（图12-10）。

- 正确的咬合设计。
- 修复体的适合性。
- 美学。

适当的冠-基台高度比（粘接固位修复体）

图12-11a展示的是冠-种植体高度比倒置的下颌后牙侧位图像。这常见于重度骨吸收的情况下。除非选择合适的修复部件，否则冠-基台高度比也将倒置（图12-11b和c）。为获得更佳的可预期效果，基台高度应为牙冠高度的2/3。使用个性化基台更容易实现这个目标。制作个性化基台可满足理想长度和宽度，从而获得良好的固位和治疗预后。个性化基台之间还可设计成相互平行的（图12-12）。

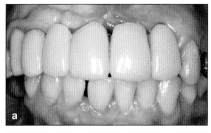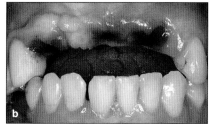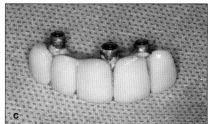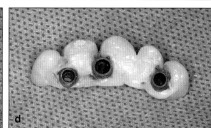

图12-10　（a和b）临床图像显示由于修复体设计不当导致的牙龈炎症。由于桥体的盖嵴式设计，很难保持良好的口腔卫生。（c和d）注意修复体的组织面是凹形的，这使得这个区域成为清洁盲区，妨碍了适当的口腔卫生维护。因此，可能会损害治疗预后。

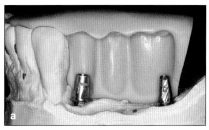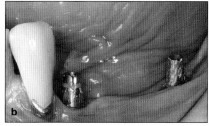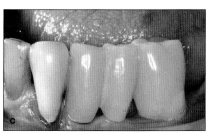

图12-11　（a~c）成品基台相对于牙冠高度过短的情况。因此，可能会损害固位力。还需要注意，已经尝试使两个基台平行。因为它们是成品的，只能进行如此多的调整来重建平行。

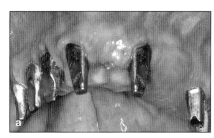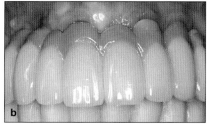

图12-12　（a和b）几个长度与牙冠高度相匹配的个性化基台。

种植基牙支持的可摘局部义齿

骨结合种植体支持的可摘局部义齿可用来解决某些特定的问题。有时，种植体可放置在牙列缺损（肯氏Ⅰ类或Ⅱ类）的后牙区，以使可摘局部义齿由种植体和天然基牙共同支持。这对牙列缺损患者非常有利，因为采用这种类型的修复设计，𬌗力不会直接作用在缺牙区的牙槽嵴上[11]（图12-13）。

必须记住，在使用这种治疗方式时，遵循传统RPD制作原则非常重要。因此，口腔医师在计划进行种植基牙支持的牙冠修复时，应提前选好合适的固位体及修复体的形状。一般来说，传统的RPD要么使用卡环（冠外固位体），要么使用附着体（冠内或冠外）。无论使用何种类型的固位体，基台冠都需要有合适的形状和外形来容纳固位体，包括𬌗支托、合适的固位区、导平面和/或足够的空间来容纳附着体。此外，有必要确认支持RPD的其他基牙是否需要修改其解剖结构。在某些情况下，需要替换现有的修复部件来获得

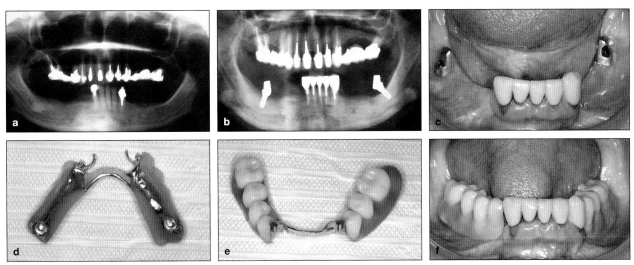

图12-13　（a和b）下颌后牙区种植体植入前后的全景片。（c）下颌牙弓的临床图像显示了后牙区牙槽嵴上的种植基台。（d和e）种植基台支持的活动修复体。在后牙区，由套筒型附着体提供固位，而在前牙区由冠内附着体提供固位。（f）患者口内戴入修复体的正面观。

合适的就位道和固位力。

这种治疗方式也适用于当上颌前牙区已发生重度骨吸收，修复体-牙槽骨关系不当无法制作固定修复体时。在这种特殊情况下，使用杆式附着体可获得最佳效果。因此，必须对修复空间进行恰当的评估，以确保有足够的修复体制作空间。

影响种植基牙支持式RPD治疗效果和预后的因素

最终结果的成功和良好的治疗预后取决于以下几个方面：

- 正确的种植体位置。
- 正确的修复空间评估。
- 基台冠的正确设计（导平面、基台外形和高度）。
- 选择正确的固位体（冠外vs冠内附着体）。
- 正确的就位道。
- 正确的咬合设计。
- 修复体的适合性。
- 美学。

牙列缺失的种植体支持式修复体

牙列缺失可以使用固定修复体或活动义齿来修复，临床研究表明这两种修复方式都有效[1-2.5]，特别是由有经验的口腔医师操作时。尽管这两种类型的修复方式都获得成功的效果，但许多患者更倾向于选择固定修复。然而，这种偏好的产生常与以往传统活动义齿修复体的不良体验（如固位不良、咀嚼不适、咀嚼效率低）有关。一旦患者熟悉了种植体支持式活动修复体（种植体支持式覆盖义齿）的特点，一般来说就不会产生活动义齿相关的担忧。此外，在某些情况下，活动修复体比固定修复体更有效[10]。

固定修复体

牙列缺失的治疗可选用局部固定修复体（分段修复体）或全牙弓固定修复体。一般来说，这些修复体常用金属烤瓷和金属烤塑制作。随着新技术的出现，无金属系统（氧化锆）已经可用

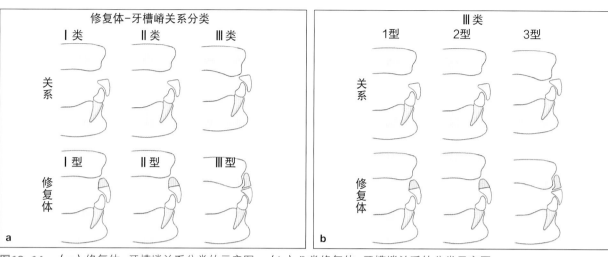

图12-14 （a）修复体-牙槽嵴关系分类的示意图。（b）Ⅲ类修复体-牙槽嵴关系的分类示意图。

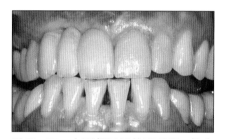

图12-15 上下颌牙弓的正面观。注意到，用于修复右侧中切牙和尖牙的种植体支持的局部固定义齿（右中切牙、侧切牙和尖牙）。在这种情况下，发生了中度牙槽嵴吸收，这可划分为Ⅱ类修复体-牙槽嵴关系和Ⅱ型修复体（不需要使用粉红色牙龈材料的较长的牙冠）。

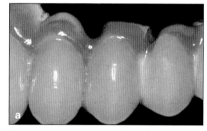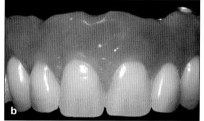

图12-16 Ⅲ型金属-烤瓷（a）和金属-烤塑（b）修复体的实例。

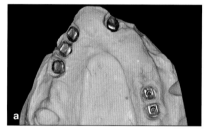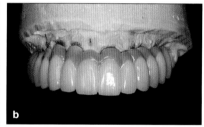

图12-17 （a）上颌研究模型的𬌗面观，模型上的基台用于支持分段式粘接固位修复体。（b）研究模型上的Ⅲ型金属-烤瓷修复体（分段修复体）的正面观。

于全瓷支架和修复体的制作。因为本书的主要目的是阐述诊断和修复治疗计划的原则，就不讨论不同材料和不同修复方式的对比。关于传统及种植体支持式修复体的制作方法和相关新材料的应用，建议读者参考相关的专业文献获取更多的信息。由于金属烤瓷和金属烤塑是最常用、最传统的修复体，在接下来的章节中将把它们作为参考。

固定局部修复体

如前所述，牙槽嵴骨吸收程度会影响修复缺失牙的修复体特性，特别是修复体的设计。当牙槽嵴骨吸收程度是轻中度时，可以选用金属烤瓷固定修复体。这种情况常对应Ⅰ类和Ⅱ类修复体-牙槽嵴关系（图12-14；见第7章），多见于牙列缺损的患者（图12-15）。由于牙列缺失患者大多长期佩戴全口义齿，此时大部分患者表

图12-18　（a）金属支架试戴时的口内图像。流动硅橡胶材料用于检查金属支架的密合度。（b）戴硅橡胶材料的金属支架的组织面观。

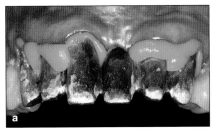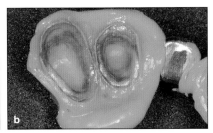

现出中重度的牙槽嵴骨吸收（垂直修复空间为8～15mm）。因此，为牙列缺失患者制作的修复体大部分属于Ⅲ类修复体-牙槽嵴关系，并需要用龈色材料（瓷或丙烯酸树脂）来模拟根部结构和软组织（Ⅲ型修复体）（图12-16）。

图12-19　调改完成的上下颌金属-烤瓷修复体戴入口内的图像。修复体的设计、适合性和咬合等方面在最终修复体的长期成功中起着重要的作用。

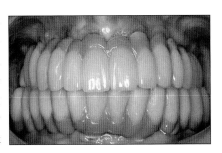

假定种植体的数量、位置和分布都合理，可采用局部固定修复体（分段修复体）而不是全牙弓固定修复体进行牙列缺失的修复（图12-17）。分段修复体既可用螺丝固位，也可用粘接固位。理想的情况下，对于具体的修复体应该在手术方案之前就确定其固位方式，并考虑到具体的临床情况，包括牙槽嵴的大小、形状、倾斜度，修复体-牙槽嵴的关系和修复空间。

种植体的位置（倾斜）对修复程序产生很大的影响。当种植体间或种植体与邻牙不平行时，种植体冠获得合适的就位道将会成为一个难题。种植体倾斜度也会影响固定局部修复体的固位情况。为方便就位，粘接固位的固定局部修复体要求基台互相平行。因此，应选择合适的修复部件用来实现基台的平行。在种植系统的选择时，不仅要考虑与骨结合相关的因素（如种植体表面类型），还要考虑修复部件（拟选择的种植系统）的可获得性。如果种植体不能为修复体提供合适的修复组件，只有良好表面性能的种植体是没有意义的。

理想情况下，为了可以使用螺丝固位修复体，螺丝通道孔应该设计在后牙𬌗面的中央或前牙舌隆突处。当垂直修复空间等于或小于4mm时，建议使用螺丝固位修复体。应避免大跨度螺丝固位修复体，特别是当修复体涉及多个基牙时，因为整铸支架由于支架的变形更难获得适合性（被动就位）[5]。当出现轻微变形时，可通过适当调改粘接修复体来消除这种变形，但无法对螺丝固位的金属烤瓷修复体进行这些调整（图12-18）。同样需要牢记的是，在某些情况下，植入位置不当的种植体要么损害修复治疗，要么无法进行修复治疗。支架的设计（如适当的邻间隙）、修复体的适合性（被动就位）和𬌗力在最终修复的长期成功中起着重要的作用（图12-19）。

全牙弓固定修复体

当牙槽嵴吸收导致垂直修复空间过大（大于15mm）时，除非进行骨移植手术，否则相对于剩余牙槽嵴而言，修复体的位置在垂直向常有较大的悬臂[5]。在这种情况下，使用金属烤塑全牙弓固定修复体（复合型修复体；图12-20）能获得更有利的应力分布。已在第9章讨论了全牙弓固定修复体的制作技术建议。

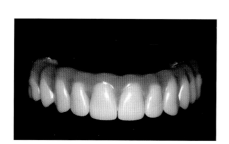

图12-20 金属烤塑全牙弓固定修复体（复合型修复体）正面观。

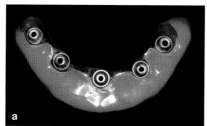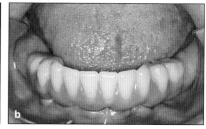

图12-21 （a和b）下颌全牙弓混合固定修复体的组织面观和正面观。注意到，组织面是设计成平的以利于适当的口腔卫生维护。下颌牙弓的这种设计不会对唇部支撑造成任何不良影响。

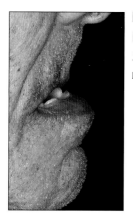

图12-22 侧面图像显示上颌牙槽嵴重度吸收。

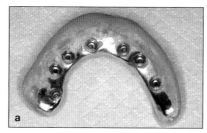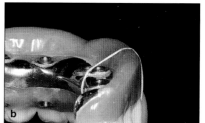

图12-23 （a和b）上颌全牙弓混合固定修复体的组织面观和侧面观。修复体设计了颊侧翼缘来提供唇部支撑，因此在组织面形成了凹面。因为凹面的存在，患者将无法有效清洁组织面。

上颌牙列缺失

虽然全牙弓固定修复体已证实能成功重建下颌无牙颌，但用于重建上颌时必须谨慎。上颌无牙颌的全牙弓固定修复体的成功与否取决于很多因素，其中修复设计是最重要的因素。

在大多数情况下，下颌全牙弓固定修复体的组织面应设计为平坦的，而不影响唇支撑和口腔卫生（图12-21）。然而，在上颌修复体设计时，可能会出现两种不同的情况。

第一种情况，当上颌骨发生重度骨吸收时（图12-22），为了提供唇支撑，修复体设计出盖过牙槽嵴的颊翼。这样就在组织面出现了凹形（图12-23）。因此，就造成了口腔卫生维护的盲区。除非改善牙槽嵴的形态，否则认为这种情况不利于制作固定修复体，这种情况常出现在Ⅲ类修复体-牙槽嵴分类和Ⅲ型修复体中[5,10]（图12-14b）。

第二种情况，修复体的颊翼设计成相对牙槽嵴呈凸形、圆弧形或平坦形（图12-24），因此

颊翼就不会盖过牙槽嵴。这种设计既不损害唇支撑，也不妨碍口腔卫生。认为这种情况更有利于固定修复体的制作，常见于Ⅲ类修复体-牙槽嵴关系和Ⅰ型、Ⅱ型修复体。

在具有良好的生物力学、咬合负荷和正确就位情况下，无牙颌固定修复治疗的成功取决于是否具备有利的修复体-牙槽嵴关系。如果修复体-牙槽嵴关系不理想，活动修复体将会获得更好的预期结果。

影响种植体支持的固定修复体治疗效果和预后的因素

最终的治疗成功和良好的预后取决于以下几个方面：

- 正确的植入位置。
- 正确的修复空间评估。
- 选择正确的固位方式（螺丝固位vs粘接固位）。
- 修复体的合理设计（悬臂、外形过凸、外展隙）。

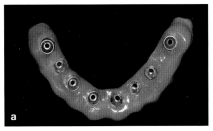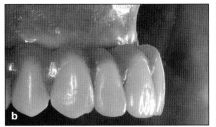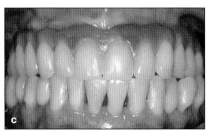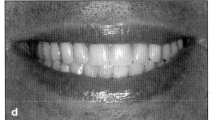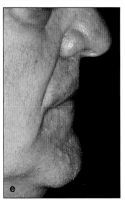

图12-24 （a）上颌全牙弓混合固定修复体的组织面观。（b和c）在这个病例中，提供唇部支撑的颊侧翼缘设计为凸形、圆弧形或平坦形。因此，它并没有覆盖牙槽嵴的颊侧部分，从而有利于适当的口腔卫生维护。（d和e）正面观和侧面观显示并没有损害唇部支撑。

- 饰面材料的正确选择（瓷vs丙烯酸树脂）。
- 合适的修复体–牙槽嵴关系。
- 正确的咬合设计。
- 修复体的适合性。
- 美学。

活动修复体

可以根据支持类型、支架设计和固位方式对活动修复体或覆盖义齿进行分类。

支持类型

活动修复体可分为两类：①种植体/黏膜混合支持式修复体；②完全由种植体支持式修复体。

种植体/黏膜混合支持式活动修复体

在生物力学上，这类修复体类似于末端游离缺失的传统RPD。因为部分咀嚼力直接传递到牙槽嵴上，种植体/黏膜混合支持式修复体常对剩余牙槽嵴产生不利影响，导致牙槽嵴吸收。因此，当推荐这类修复方式作为永久修复时要谨慎，特别是对于已经发生了中重度牙槽嵴吸收的年轻患者，因为这种治疗方式可能会使现有的条件变得更差，并危及长期预后[12-14]。换句话说，不宜向年轻患者推荐这类修复方式作为永久性治疗。种植体/黏膜混合支持式修复体可能更适合那些仅有轻中度牙槽嵴吸收的老年患者。图12-25所展示的是杆卡式附着体固位的覆盖义齿。这类修复体常用于上下无牙颌咬合重建，在适应证选择合适时，种植体/黏膜混合支持式活动修复体已被证实是可预测的和长期有效的。

种植体支持式活动修复体

在这种修复方式中，咀嚼力完全由种植基牙承担。虽然种植体/黏膜混合支持式修复体和完全由种植体支持的修复体均能提供合适的功能、发音和美学，从远期效果来看，完全由种植体支持的修复体能获得更好的预后[12-14]。

支架设计

还可根据支架设计和固位方式来研究种植体支持式活动修复体。由于上颌无牙颌的治疗被认

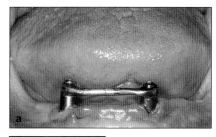
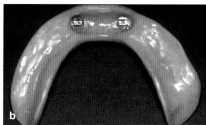
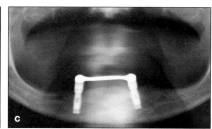
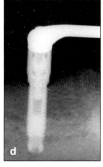
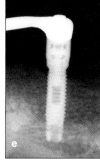

图12-25 （a）采用杆卡式附着体固位的覆盖义齿治疗下颌无牙颌的正面观。（b）修复体的组织面观。（c~e）使用25年后种植基台的全景片和根尖周X线片。注意到两颗种植体周围的骨水平（>90%）。

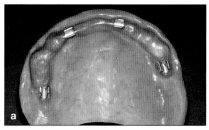
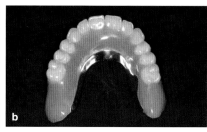

图12-26 全腭板（a）和开窗式腭板（b）的上颌覆盖义齿。

图12-27 附有按扣式附着体的上颌牙弓临床图像。注意到牙弓内种植体的数量和分布。当种植体间至少间隔16mm时，特别是在后牙区，开窗式腭板设计的修复体对牙槽嵴或修复体没有风险。

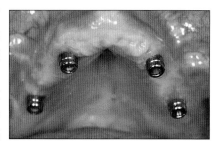

为是最具挑战的修复程序之一，因此，本节将详细介绍上颌无牙颌的治疗。上颌覆盖义齿常设计成全腭板或开窗式腭板（图12-26）。大多数患者更喜欢开窗式腭板设计，因为选用开窗式腭板舌能直接接触到上腭部，这样进行功能运动时感觉更自然。研究表明，由4颗种植体支持的覆盖义齿，如果种植体间的距离大于或等于16mm（特别是在后牙区）时，腭板并不能明显将负荷分散到腭板下的硬腭组织上[15]（图12-27）。因此，对于上颌非夹板式固定式种植体的数量和分布满足上述要求时，覆盖义齿腭板可设计为开窗式。此外，金属支架可以增加修复体的强度，并防止折断。

固位方式

覆盖义齿常通过附着体来获得固位，种植修复中使用的绝大多数附着体是由传统修复使用的附着体改良来的[16-18]。目前，覆盖义齿的附着体种类繁多，而且还在不断更新中。附着体既可以从口腔材料制造商处直接购买，也可以在技工室定制。无论其设计如何，在为特定病例选择附着体时，应仔细考虑以下因素：

- 牙槽嵴高度和可用的修复空间。
- 种植体的分布和种植体的倾斜度。
- 附着体系统到骨嵴顶的高度（附着体的垂直高度越高，杆、螺丝和种植体上所受的力越大）。
- 附着体到殆平面的距离（"这个高度代表了附着体上所受殆力增加的程度"）。

　　然而，各种各样的附着体并没有统一的命名。覆盖义齿最常用的附着体类型可分为按扣式附着体和杆式附着体两大类[16-19]。因此，本节将选这两类附着体为代表并进行讨论。

按扣式附着体

　　市场上存在许多不同类型的按扣式附着体，最常见的类型是球帽型和Locator（Zest）附着体。因为按扣式附着体的高度，推荐用于大部分牙槽嵴无吸收或牙槽嵴仅发生中度吸收的情况下。在第7章已经讲述了不同类型附着体建议的垂直向修复空间（表7-2）。如前所述，建议的垂直空间是11mm，最小的修复空间是8mm。在垂直空间受限的情况下，常考虑降低牙槽嵴的高度来获得合适的修复空间。

　　当考虑使用按扣式附着体时，咬合面与附着体之间的最佳距离应不超过附着体至骨嵴顶之间的距离。因此，按扣式附着体用于牙槽嵴重度吸收时可能导致修复体的不稳定[5]。出现这种不稳定的原因是咬合面与附着体之间的距离可能是附着体与骨嵴顶之间距离的2倍甚至更多。此时，从修复体传导到附着体上的力显著增加，尤其是当修复体受到侧向力时。还需要考虑到的另一点是，当修复体不稳定时会导致附着体短期内迅速磨损而影响固位[5,19-20]。

　　当种植体位置分布合理，且种植体间无明显不平行（＜17°）时，按扣式附着体能很好地行使功能[20-22]。与球帽型附着体相比，Locator附着

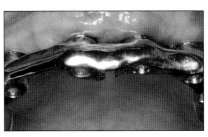

图12-28 上颌牙弓正面观，显示使用金属杆与种植体形成夹板式固定。

体展现出更好的固位性能。此外，由于Locator附着体的自调整系统（Self-aligning System）能够保持其垂直向和铰链轴的灵活性，与球帽型附着体相比，对种植体间的不平行的容忍度更大[23-24]。当垂直修复空间过大或种植体植入位置不合适（倾斜）时，使用杆式附着体可获得更可预期的结果[5,19-20]。

杆式附着体

　　杆式附着体适用于以下两种情况：①无牙颌前后牙区种植体明显不平行时（＞30°）；②牙槽嵴发生明显吸收时[5,19]。

　　当牙槽嵴重度吸收时，特别是在上颌前牙区，除非进行植骨手术，否则种植体往往更唇倾。因为种植体的明显唇倾，当使用按扣式附着体固位时，修复体很难获得一个明确的就位道，因为前牙区的种植体与后牙区的种植体不平行。此外，重度骨吸收会使附着体与咬合面之间距离过大。这个高度代表了从修复体传导到附着体上力增加的程度，并将导致修复相关并发症（例如，过载和生物学并发症）。

　　杆式附着体的一个重要特征是种植基台间的刚性夹板连接（图12-28）。只要种植体间位置分布合理，这一特征将使咬合力更均匀地分布在所有的种植体上。此外，杆式附着体的制作可以不需考虑种植体的倾斜度情况，且代表修复体准确就位道。

　　有几种不同形状的杆。侧壁平行的杆靠摩擦力提供刚性固位。可以通过将不同类型的附着体

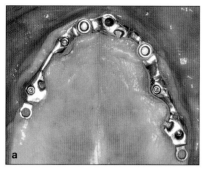

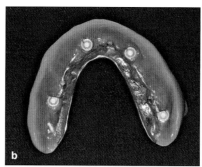

图12-29 （a）上颌牙弓殆面观显示夹板固定的种植体。注意到在金属杆上有两种附着体的组合。金属杆上有4个按扣式附着体和3个H形附着体。（b）活动修复体的组织面观，显示金属支架和附着体的阴性部分。

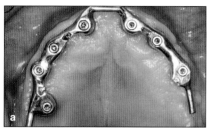

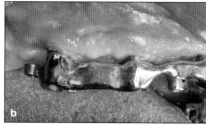

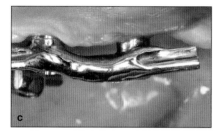

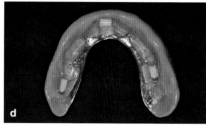

图12-30 （a~c）联合使用不同类型附着体（金属杆卡式附着体和H形附着体）的金属杆的殆面观和侧面观。（d）活动修复体的组织面观。金属卡的强度比塑料卡的高，且使用时间更长。

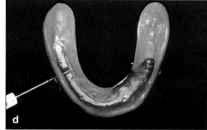

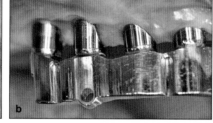

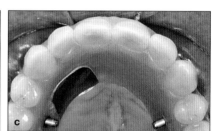

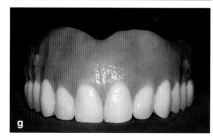

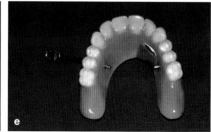

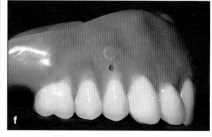

图12-31 （a和b）患者口内金属杆的正面观和侧面观。注意到杆背面的环。（c）在启动锁定机制之前，患者口内修复体的殆面观。注意到两个插销从修复体穿出。要激活固位机制，须用手指按压这两个插销，使它们滑动并插入环中。（d）修复体内部和组织面图像显示用于解锁左侧附着体的钥匙。注意到，一侧插销处于锁殆位置，而另一侧处于解锁位置。（e）将钥匙插入孔中，两个插销均处于解锁位置。（f）修复体侧面观显示金属插销的通道。要解锁附着体，必须插入钥匙并按下。这将使插销从环中滑出，从而使固位系统失效。在两侧都解锁后，可以将修复体从口内取出。（g）修复体的正面观。

整合到杆上来增加辅助固位，附着体本身也能增强固位（图12-29和图12-30）。当修复体内的附着体部件与杆吻合时，便建立了牢固连接。这给患者一种固定修复的感觉，提高了咀嚼的效率和信心。图12-31展示了一个病例，杆式附着体使用两个金属插销充当锁定装置，提高了咀嚼时的固位力。

对于杆式附着体，建议的垂直空间是19mm，最小的垂直空间为16mm[5,25]。在垂直空间受限的情况下，常考虑降低牙槽嵴的高度以获得合适的修复空间。

影响种植活动修复体治疗效果和预后的因素

成功的最终结果和良好的治疗预后取决于以下几个方面：

- 合适的种植体位置。
- 合适的修复空间评估。
- 选择正确的固位方式（按扣式附着体vs杆式附着体）。
- 合适的支架设计（全腭板与开窗式腭板）。
- 正确的咬合设计。
- 修复体的适合性。
- 美学。

扫一扫即可浏览
参考文献

第13章

制订治疗计划
Treatment Plan Development

做出诊断和制订治疗计划的最终目标是为了能够有效满足患者期望和需求。根据定义，口腔治疗计划被认为是做出诊断后为患者设计的一系列治疗程序[1]。治疗计划必须详尽，以便可以纠正、消除或解决所发现的问题。特定问题的治疗选择可能不是唯一的。进行治疗程序以使现有问题得到完全或部分治疗，或者在某些情况下根本不需要进行治疗。

在设计治疗计划时，口腔医师应事先告知患者他/她的临床状况、所有存在的问题及其局限性、每种治疗方案的优缺点、与每种修复方案治疗效果相关的任何局限性以及每种替代治疗方案的预后。还应预估出每个治疗方案的费用。应该以一种有组织的方式记录这些信息，因为这些信息不仅用于治疗方案情况的介绍，在之后还作为知情同意的一部分呈现给患者[2-3]。

治疗计划可能具有不同的特点，制订治疗计划时应考虑以下3个要素：

（1）治疗计划可以关注患者的整体情况（综合计划），也可以只关注某一专业领域（个性化的专科计划）。

（2）治疗计划的进程会受治疗调整等多因素的影响。

（3）治疗计划可设计为理想方案或替代计划[4-5]。

综合治疗计划

综合治疗计划将患者作为一个整体来考虑，包括对所有已发现问题的解决方案。为了有效实现这个目标，口腔医师必须能够在检查阶段识别问题。这包括患者的个人特征（主诉和期望）、个性因素、医学因素和口腔问题。在制订综合治疗计划时，必须考虑这些因素的所有相关信息。

在第一次检查阶段，以分段的方式进行患者评估，收集各个单独区域的相关信息（牙周、牙齿、牙髓、咬合、缺牙区，正畸和口腔外科手术

265

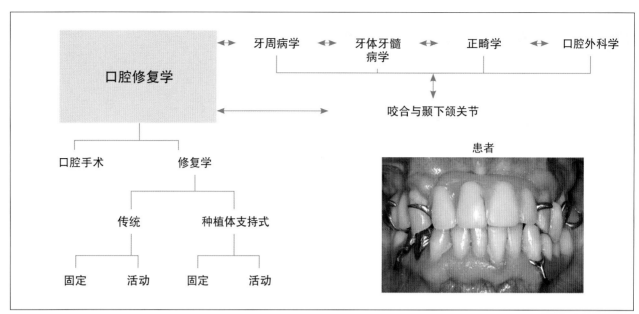

图13-1 显示制订综合治疗计划中涉及的所有领域的图表。

相关的检查），并整理出各个区域的问题清单。单独区域的评估过程加速了数据收集，并有利于学习过程。在完成这个阶段后，必须将所有专业领域相关的临床发现（图13-1）整合到综合治疗计划中，并确定治疗顺序。只有在整体了解患者的需求并确定系列治疗后，才能制订个性化的专科计划。这个方法确保了不会遗漏任何有用的重要信息。

因此，为了方便口腔医师全面掌控整个病例，制订治疗计划必须从综合治疗方案到个性化的专科治疗计划。为了获得最好的治疗效果，必须将涉及个体治疗的所有专科问题整合到一个综合治疗计划中。换句话说，最终的治疗计划应该整合纠正所有问题所需的治疗程序。

牙体缺损和牙列缺损的综合治疗计划可能包括以下所有程序：

- 解决主诉（可行时）。
- 解决相关口腔黏膜的问题。
- 解决牙周问题。
- 解决相关牙齿的问题（包括牙髓问题）。
- 解决咬合和颞下颌关节（TMJ）问题。

- 修复缺失牙。
- 解决正畸问题。
- 解决涉及重大口腔外科手术的问题。

一旦制订了总体治疗计划，就可以考虑个性化的专科治疗计划。

个性化的专科治疗计划

个性化的专科治疗计划是指主要聚焦于口腔医学特定领域的治疗计划。例如，让我们考虑一个具体的口腔修复程序，用全冠修复体替换现存的不良修复牙冠。

为这个特定情况制订治疗计划包含以下所有程序：

- 拆除现有修复体并去除龋坏。
- 制作丙烯酸树脂临时修复体。
- 评估剩余牙齿组织量：
  - »如果有足够的剩余牙齿组织量，完成全冠牙体预备，制作终印模。
  - »如果剩余牙齿组织量不够时，可以考虑以下选择：

◇进行核修复（如复合树脂或银汞合金堆核），完成全冠牙体预备，制作终印模。重衬临时修复体。

◇问题牙齿的根管治疗，制作桩核，最终牙体预备和终印模。重衬临时修复体。

• 修复体试戴，调𬌗，最终粘接。

必须强调的是，只有在确认问题牙齿的位置正确，且从牙髓和牙周角度看牙齿有修复价值后才会给出这些治疗建议。换句话说，必须满足口腔医学其他领域的所有预后标准[4-5]。

在分析专家提供的治疗计划时必须谨慎，因为在某些情况下，这个计划可能会偏向或局限于制订治疗计划的口腔医师的个人专业。结果是，治疗计划是分节的，甚至常常忽略各个领域间的关联度。例如，牙周医师制订的治疗计划可能会更关注实现更好的牙周预后，而不考虑修复、牙髓或正畸治疗的需要。同样，由口腔种植学家制订的治疗计划往往只关注于修复缺失牙，而没有适当考虑其他口腔领域有关的问题。因此，患者的病情可能会恶化，并损害整体治疗效果。

一个精心制订的个性化专科计划是获得患者整体治疗成功的必要条件，但是再次强调，只有在整体了解患者的需求并确定系列治疗后，才可以制订专科计划。

治疗调整因素

特定患者的治疗目标和治疗方案受很多不同因素的影响。这些因素通常被称为治疗调整因素，与患者和口腔医师都有关。

与患者相关的调整因素

与患者相关的治疗调整因素又可进一步分为积极调整因素和消极调整因素，并受患者期望、患者意识、社会因素、经济因素和医学因素等影响。

患者的期望和意识对口腔治疗既可以产生积极的影响也可以产生消极的影响，而且可能是理想治疗计划最重要的调整因素。获得牙齿健康的期望和对这种需求的认识是为患者提供最佳治疗的基本要素和前提。受过良好教育的患者通常是积极的、合作的。希望口腔医师告知他/她的问题，并提出可行的治疗方法。还需要让患者了解不处理问题的影响。

患者期望受很多不同因素的影响，例如对口腔治疗的恐惧、过往的不良经历、即刻治疗的需求程度、延迟治疗的可行性、口腔需求的复杂性以及推荐的治疗方案。尽管这些因素带来了困难，但是经验丰富的口腔医师仍可以找到克服这些困难的办法，仍为患者提供合适的治疗。但是，对于那些拒绝接受必要口腔治疗和不遵医嘱的患者，口腔医师几乎做不了什么。这些患者通常很难管理。

社会因素可能会以不同的方式影响患者接受的治疗类型。例如，常见的阻碍患者接受必需治疗的社会因素包括需要长时间出差的职业或只有短暂的时间来关注健康需求的职工。财政宽裕或财政受限是常见的经济因素，这也是理想治疗计划的主要调整因素。保险公司设置的限制条件也是最佳治疗的常见负面调整因素。

医学问题是主要的负面调整因素，并将以各种方式影响患者接受的治疗类型，在某些情况下，甚至完全禁止进行口腔治疗（见第2章）。对医学问题相关因素的分析将为口腔医师提供必要的信息，来确定在既定的时间内可进行口腔治疗的量、一天中最适合治疗的时间以及治疗对患者总体健康的影响。应考虑这些因素，因为它们会影响预后判断。还应特别关注有精神问题的患者。应该咨询患者的内科医师或精神病学家，并根据精神问题的严重程度确定是否需要修改口腔治疗计划或禁止口腔治疗。

最终，在确定理想治疗计划后，在制订治疗计划流程时，应同时对患者所有相关的治疗调整因素进行分析，因为理想治疗计划只包含可能的最佳治疗预后。只有将所有负面因素调整到理想状态，才能使制订的治疗计划对每名患者来说都是符合实际的。

与口腔医师相关的调整因素

与口腔医师相关的调整因素包括知识、技能和临床经验。在口腔医师为患者选择最佳修复方案的能力中，知识和受教育水平起着至关重要的作用。为了使治疗具有可预测性，治疗计划应基于科学原则。尽责的口腔医师应该是一个终身学习者，总是将当前进展和新的治疗方式融入他/她的日常实践中。

除了扎实的知识基础外，口腔医师还必须具备必要的技能用来提供治疗。然而，口腔医师也许选择不提供某些类型的治疗。在这种情况下，应将患者转诊到能够提供专门治疗的口腔医师处。

临床技能会随着临床经验的增加而提高。自信和技能只能在实践中获得。此外，有经验的口腔医师通常可以在治疗更复杂的病例中表现更出色，因为他们在之前病例积累的知识有助于预测最终效果和治疗局限性。

了解可能会影响治疗计划制订的因素后，口腔医师可以做更好准备，并思考满足患者需求的理想和替代方案。

理想治疗方案

治疗方案可以设计为理想的或替代的。在尝试设计任何一种治疗方案前，口腔医师首先应该了解什么是理想的方案。这是区分两种类型的关键。此外，头脑中有指南来帮助撰写这两类方案

也是很重要的。这个准则应该提供一个明确的概念，即一旦完成了既定的治疗计划，应该达到什么目标（见第9章）。了解这两个事实是达成一个能够有效满足患者期望和需求的治疗计划的基础。

理想治疗方案被认为是将患者的口腔状况恢复到后天问题发生之前的状态，这似乎是合理的。后天的问题是指龋齿、不良修复体、拔牙和缺失牙未修复的后遗症，以及许多其他类似情况。因此，本文将理想治疗计划定义为使患者的口腔状况恢复到最初的健康状态或后天问题发生之前的相同状态。该定义可用于单颗牙的治疗以及全口牙列咬合重建。为此，口腔医师必须了解健康状况是什么样或看起来是什么样，并据此制订治疗目标和预期效果（如重建已经改变的或疾病的状态到原始的健康状态）。同样需要指出的是，理想治疗方案应包含产生最佳治疗预后所需考虑的所有因素，并作为所有其他计划方案的参考。在制订理想治疗计划的最初并没有考虑治疗调整因素。

尽管上述定义可适用于牙列缺损和牙列缺失，但在后面的章节中，对每个类别进行单独考虑。

牙列缺损的理想治疗方案

从修复学的角度来看，对于牙体缺损和牙列缺损来说，理想治疗方案是修复患者到损伤开始前的正常状况。这个概念不仅适用于个别牙缺失的治疗，也适用于全口重建病例。在修复单颗牙齿时，不论发生了多严重的组织破坏，必须要牢记的是，治疗的最终目标是将牙齿修复到原来的状态，更具体地说是修复到原来的解剖形态（如发生破坏之前的相同牙齿形状）。这应该是开始治疗的前提。再强调一遍，为了实现这一点，口

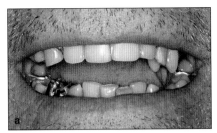
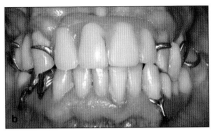
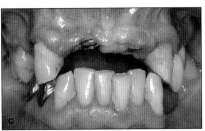
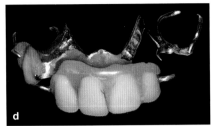
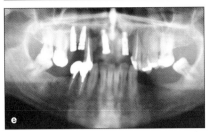

图13-2 （a和b）患者初始状态的口外和口内正面观。（c）上下颌牙弓的正面观，显示种植体植入在上颌前牙区。（d）患者的RPD图像。（e）全景片。

腔医师必须有一个概念，即牙齿处在健康状态下是什么样子，并利用这个概念来完成修复治疗过程。将问题牙齿恢复到其原始健康状态的诊断蜡型通常是成功完成修复程序的有利参考。

个别牙治疗的理念同样适用于涉及牙齿错位、𬌗平面改变和咬合垂直距离改变的更复杂病例的治疗（图13-2）。在这种情况下，口腔医师必须了解上下颌牙弓处于健康状态的样子（包括它们的相互关系），并在修复重建过程中使用这些信息作为参考。因此，可以认为理想治疗方案（和其修复程序）是将口腔重建到任何问题发生之前就已经存在的原始状态。

第1章概述了制订理想治疗方案的准则（见第6页"修复治疗计划的制订原则"）。下面的病例报告展示了此过程。

病例报告

一名54岁的男性患者，由他的牙周医师转诊到诊所。

主诉

进行患者评估时，患者抱怨上颌可摘局部义齿（RPD）不美观和不适（图13-2a和b）。

患者需求和期望

患者之前在上颌牙弓内植入了种植体，并转诊到口腔修复医师处来完成修复治疗（图13-2c）。在这个阶段，患者只是希望完成治疗的修复部分，这样他就不用再佩戴上颌可摘局部义齿（图13-2d）。由于经济原因，他只想治疗上颌牙弓。他根本不想为下颌佩戴传统的可摘局部义齿，但希望在将来能用种植体支持式修复体进行修复。

病史

患者身体健康，病史中未发现任何会妨碍必要口腔治疗的医学问题。

口腔病史

患者在12年前就已经佩戴上下颌可摘局部义齿，自此未进行其他治疗。20年前在他的家乡进行了现存修复体治疗（全冠、部分冠和银汞充填体）。

初步临床检查和诊断

与患者的主诉和期望相关的发现

患者的主诉和期望被认为是切合实际的。患者似乎是容易相处的人，很有动力并且愿意合作。

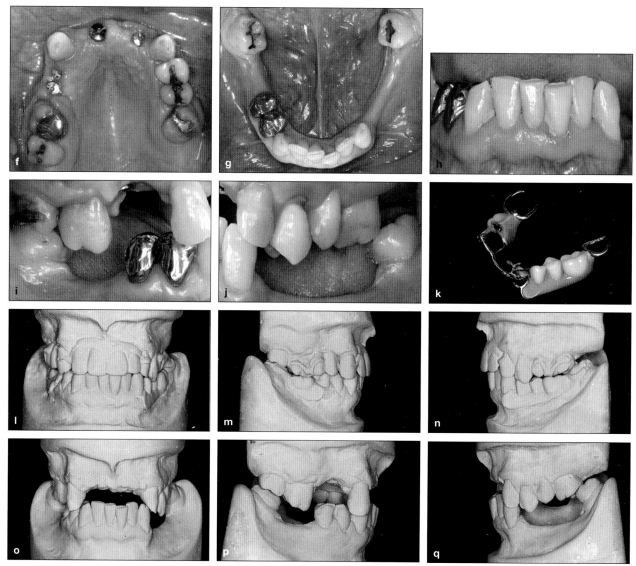

图13-2（续） （f和g）上下颌牙弓的殆面观。（h）下颌前牙的正面观。（i和j）左右象限后牙区的侧面观。现有下颌RPD的图像。注意到改变的殆平面和丙烯酸树脂人工牙的磨损。（k~n）翻制现有修复体的模型，将研究模型上殆架后的正面观和侧面观。（o~q）上殆架模型的正面观和侧面观，显示天然牙位置改变和咬合垂直距离的丧失。

与患者整体口腔状况相关的发现

　　口外检查（面部分析）相关的所有方面都在正常范围内。患者的微笑类型归为低位笑线（见图13-2a）。口腔黏膜检查未发现异常情况。牙周检查显示广泛性牙龈炎（探诊出血），但无可疑牙周袋。也未检查到牙齿的明显松动。对余留牙列的临床和影像检查（图13-2e）显示：

- 上下颌牙弓：肯氏Ⅲ类，1型。
- 整体骨水平：70%~90%。

- 不良修复体（牙齿编号）：2、3、12、13、15、28、29（图13-2f和g）。
- 位置改变的牙齿（牙齿编号）：3（伸长），12（伸长），17（伸长和移位），23和26（轻度伸长），31（伸长和移位）（图13-2h~j）。
- 修复缺失牙列的现有修复治疗：现有的活动修复体（图13-2d和k）显示出磨损和改变的殆平面。在没有考虑基牙在牙弓内和对颌牙弓中的位置改变的情况下制作的现有修复体。

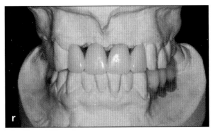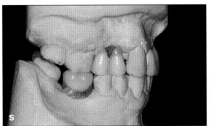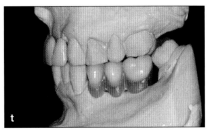

图13-2（续） （r~t）上𬌗架的上下颌研究模型的正面观和侧面观，此时诊断蜡型就位在研究模型上。

- 与口腔种植体有关的发现：修复右上颌第二前磨牙和第一前磨牙的种植体间不平行且距离太近。
- 咬合分析：咬合分析显示上颌双侧后牙区的𬌗平面发生了较大改变，并且垂直距离丧失。检查以下问题：
  » 由于牙齿位置改变而导致的𬌗平面改变（图13-2l~q）。
  » 由于后牙的咬合支持不足而导致咬合垂直距离丧失。
  » 由于𬌗平面改变和咬合垂直距离的丧失导致颌间隙（前后区域）的减少。
- 颞下颌关节检查：无功能紊乱的临床症状或体征，无副功能习惯。
- 缺牙区的检查：
  » 上颌牙弓：前牙缺牙区的检查，在进一步检查最终修复牙冠位置与种植体位置的关系时，发现种植体的植入位置不理想。
  » 下颌牙弓：水平向间隙能满足可摘局部义齿的正常制作。然而，由于咬合垂直距离的改变，垂直向空间受限。
- 正畸和口腔外科相关方面：不需要咨询正畸医师或口腔外科医师。

预后

　　尽管存在一些临床问题，但牙周、牙髓以及所有牙齿相关方面的预后都良好。由于右上颌第二前磨牙和第一前磨牙位点植入的两颗种植体之间距离较近，患者在保持适当的口腔卫生方面会遇到困难。

治疗目标

1. 满足患者的主诉和期望。
2. 治疗牙龈炎。
3. 更换不良修复体。
4. 纠正牙齿错位问题。
5. 纠正𬌗平面/切平面。
6. 重建正确的咬合垂直距离。
7. 纠正牙弓间隙。
8. 修复缺失的上下颌牙齿。
9. 建立复诊计划（维护和控制）。

讨论

　　一旦确立了治疗目标，就可以实施治疗措施来实现既定的目标。诊断蜡型可用来显示牙齿是如何恢复到原来状态的（图13-2r~t）。然后，才能确定实现上述目标的方法（如固定还是活动）和材料（如金属陶瓷与无金属支架）。修复方法和材料的选择应基于何种选择可以提供最佳的治疗预后。

　　下面介绍的综合治疗计划仅用于阐明治疗计划程序中涉及的哲学思维。这并不是说在这个特定病例中使用的治疗方案是该病例治疗的唯一选择。

计划治疗（综合）

- 消除牙龈炎症的牙周治疗。
- 更换不良修复体（第2、3、12、13、15牙齿）。

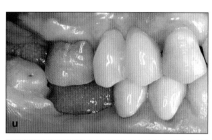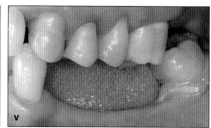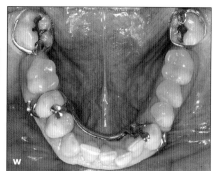

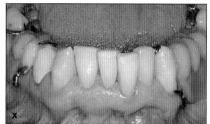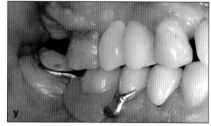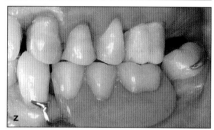

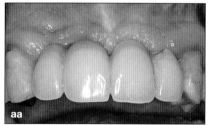

图13-2（续） （u和v）上下颌牙弓的侧面观，显示了治疗后的左右象限的后牙。注意到，双侧的𬌗平面已经被纠正了。𬌗平面的纠正和重建的咬合垂直距离为下颌RPD的制作提供了足够的空间。（w和x）下颌牙弓的𬌗面观和正面观。合理设计的卡环可以提供足够的固位力且不会影响美观。（y和z）右侧和左侧的侧面观，显示了上下颌牙弓的重建。（aa）戴入种植体支持的固定局部义齿的上颌前牙图像。

- 纠正错位牙齿相关的问题（修复性牙齿塑形，牙体组织的减少以及全冠修复体的制作）。
- 制作上颌弓的种植体支持式修复体。
- 为下颌牙弓制作新的可摘局部义齿。

  图13-2u～aa显示了对这名患者进行的治疗。

小结

为牙列缺损牙弓有效制订理想治疗计划，口腔医师应该：

（1）了解患者初诊时的情况。这包括了解所有现有问题。

（2）直观地观察患者的原始健康状况。换句话说，口腔医师应该能够想象出问题之前的牙齿状况。在这一阶段，应区分后天获得性的问题和生长发育的问题。

（3）确定治疗目标。治疗目标应确保患者的口腔状况恢复到先天性问题发生之前的状况。

（4）制订理想的治疗计划。治疗目标一旦确立，理想治疗计划的制订也就一目了然了。

（5）确定实现治疗目标的方法。可以通过不同的修复方式来实现既定的治疗目标。在为特定病例选择修复方式时，口腔医师应考虑为患者提供最佳治疗预后的替代方法。此时，可以根据特定患者的需要选择材料和方法。

（6）制订其他治疗计划。在确定理想计划后，还应制订其他计划。在制订这些其他计划时，应考虑患者的主诉和期望以及治疗方法。将选择其中一个计划作为患者切合实际的口腔治疗计划（参见本章后面的"替代治疗方案"）。

牙列缺失的理想治疗方案

可通过传统修复体或种植体支持式修复体来实现无牙颌的重建。种植修复较传统修复有几个优势，且可以通过固定或活动修复体来完成治疗。这两种修复方式都能有效，特别是有经验的口腔医师操作时[6]。尽管这两种方法都取得了成功的结果，但患者往往更喜欢选用固定修复体进行治疗。口腔医师的责任不单是为特定患者确定最佳的治疗选择，而且还要为患者提供必要的信息，以便在知情的情况下做出最适合他/她个人需要的选择。

制订理想治疗方案的准则

无牙颌重建的理想治疗计划应有利于修复体的制作，这个修复体能够帮助患者有效咀嚼而无疼痛和不适、发音正确和拥有满意的外观。此外，选择的修复方式应保存支持结构（软硬组织），并确保整体治疗的最佳预后。

对颌牙弓相关情况的考量

必须注意不要因为对颌牙列的不良情况而影响理想的治疗。例如，下颌牙弓的情况可能会损害上颌无牙颌的重建。在某些情况下，对颌牙列的位置（过高、过低、扇形移位）可能会妨碍上颌牙齿的理想排列，从而可能会损害理想的计划。

修复体设计

修复体的设计会影响支持结构（软硬组织）的保存和治疗寿命。这两个方面与良好的治疗预后直接相关。也需要特别注意与修复体设计相关的其他因素。这些因素包括咬合负荷对支持组织的影响、生物力学、修复体–牙槽嵴关系以及口腔卫生。

修复体设计与支持组织上的咬合负荷

已证实，缺牙区牙槽嵴对通过全口义齿传递的负荷非常敏感。体内研究已经表明，下颌后牙区牙槽嵴的吸收与肯氏Ⅰ类及Ⅱ类RPD的过度伸展的基托和全口义齿有关[7-8]。在种植/黏膜混合支持的覆盖义齿中也观察到了同样的问题。因此，软组织支持的修复体不应该是修复缺失牙的首选修复方式（最后的治疗选择），因为它们的使用可能会对剩余牙槽嵴产生不利影响[9]。

另外，种植体支持式修复体不会对剩余牙槽嵴造成任何有害的影响。从生物力学的角度来看，从修复体传导到种植体和从种植体传导到周围骨组织的咬合力通常都能被很好地耐受，并且不会对种植体周围的骨组织造成不良影响[9]。因此，种植体支持式修复体被认为是治疗牙列缺损（远中游离端情况）和牙列缺失的理想修复方式，因为它们提供了最好的治疗预后。

修复体设计与生物力学

修复体的设计会对咬合力如何传导到种植体以及从种植体传导到周围骨组织产生重要影响。根据修复体的特征，咬合力要么被最小化，要么被最大化。一般来说，由于修复体外形过凸或悬臂存在，咀嚼力往往会最大化[10-11]，而这些方面通常与修复体的不稳定（螺丝松动、折裂、骨丧失）有关。

因此，无牙颌的理想治疗方案应考虑制作没有悬臂或悬臂很小的修复体。种植体的理想数量和分布有助于消除或减少悬臂的长度。这种方法可以减少螺丝松动和折裂的风险[10-11]。

修复体设计与修复体–缺牙区牙槽嵴关系

在口腔种植中，修复体（修复牙冠）位置与牙槽嵴的关系影响治疗预后和修复体相关的重要方面，即修复体设计（固定修复体或活动修

273

复体）、固位的类型（螺丝固位或粘接固位牙冠）、发音、美学和口腔卫生。

特定修复体的设计会以有利或不利的方式影响其与缺牙区牙槽嵴的关系。当治疗无牙颌时，大多数修复体将归类为Ⅲ型修复体（见第7章）。如前所述，当Ⅲ型固定修复体的设计不妨碍适当的口腔卫生时，就获得有利的关系。这通常出现在Ⅲ类修复体–牙槽嵴关系（1型和2型）的情况下，此时，固定修复体被认为是治疗无牙颌的理想修复方式，特别是对于上颌无牙颌来说。在Ⅲ类（1型和2型）的情况下使用固定修复体获得良好的治疗预后。

在Ⅲ类3型的情况下，可能需要使用盖嵴式修复体来提供合适的唇部支撑和发音。在患者要求上颌进行种植体支持的固定修复时要特别注意。正如第7章所述，在某些情况下，盖嵴部会在修复体组织面形成凹面，从而损害口腔卫生维护。因为合适的口腔卫生维护对于良好的预后和治疗寿命是非常必要的，所以在这种情况下理想的计划应考虑活动修复体（即种植体支持式覆盖义齿）。

小结

在为无牙颌制订有效的理想治疗计划，口腔医师应该：

（1）选择的修复体应保存支持结构。因此，种植体支持式修复体是理想的修复方式。

（2）出于生物力学的考量，理想的修复体应该设计成无悬臂或非常小的悬臂。

（3）当治疗Ⅲ类（1型和2型）修复体–牙槽嵴情况时，应该使用固定修复体。

（4）当治疗Ⅲ类3型修复体–牙槽嵴情况时，应该使用活动修复体。

替代治疗方案

有时，口腔医师可能会遇到无法实现所谓的理想治疗方案的情况。这可能与许多原因有关，例如时间限制、经济限制、医学禁忌证或这些因素的组合。其中一些因素属于治疗调整因素分类。

当不能选择理想方案时，必须设计出切实可行的替代方案。不管对理想方案做了什么改变，相对理想方案而言，第二治疗方案应该是一个功能性的、持久的替代方案。替代方案源自理想，并根据治疗调整因素或材料和方法等方面进行调整。适应与材料和方法有关的方面的需求。如果修改理想方案的主要原因仅仅是经济方面，那么更换材料可能会将治疗费用控制在患者经济承受范围内。

对于每一个病例，必须单独考虑理想治疗方案切实可行的替代方案。然而，列出口腔诊疗中出现的每一种理想治疗情况的替代方案几乎是不可能的。另外，可以推荐从理想治疗计划过渡到替代治疗计划的准则。

在为理想治疗方案选择替代治疗方案时，口腔医师应提前计划，并考虑这个可行的方法在今后的改进替代方案，使其尽可能接近理想方案。为达到这个目标，首先要考虑的一个因素是尽可能坚持理想治疗计划中最初设定的目标。此外，当选择理想治疗方案的替代治疗方案时，口腔医师应考虑到这个方案应是后期更全面完善治疗的一部分，不能影响未来可能的治疗实施。而且除了不影响外，好的替代方案还应考虑到与未来治疗的可兼容性，特别是当它们更优时（如最初的治疗计划是种植体固位式覆盖义齿，而后期可制作种植体支持式固定修复体）。在可能的情况下，应尽量保留植入的修复体以及修复体包含的修复部件，以最大限度地减少时间或材料的浪费。最后，当特定临床情况的治疗预后可疑时（如部分修复体的治疗预后不太理想），治疗计划应设计为可以接受将来的失败而不会损害整个修复体。

一旦为特定患者制订了切实可行的计划，就可以确定治疗程序的顺序。

治疗顺序

确定有序的治疗顺序是提高效率的前提，也是制订治疗计划的核心内容[4-5,12-13]。一旦制订了综合和专科治疗计划，就应该确定治疗过程涉及所有领域的一系列治疗。一个有序的治疗程序是治疗过程顺利进行的关键。

尽管治疗顺序可能会有所不同，但首先可以遵循一些常规准则来对整体治疗过程的程序进行排序[4-5,12-13]。当患者有许多相互关联的问题和治疗需求时，排序过程可能很有挑战性。通常治疗顺序的简要概述如下：

（1）解决主诉和急症的紧急治疗。

（2）牙周基础治疗（减少牙龈炎症和出血）包含洁治术和局部刮治术、预防保健和家庭护理指导。

（3）控制龋齿，去除刺激因素（不良修复体、活动修复体的刺激部分）。

（4）临时修复和策略性口腔手术（美学修复要求改善患者的整体外观）。

（5）初步调𬌗（消除大的咬合干扰）。

（6）出于病理状况或修复目的的牙髓治疗。

（7）拔除保留无望的牙齿。

（8）拔除或缺失牙齿的临时修复。

（9）高阶的牙周治疗：策略性拔牙（拔除牙齿后的临时修复）和牙槽嵴增量手术（同时进行或不进行种植体植入）。

（10）牙周和牙髓再评估。

（11）大范围的和/或小范围的正畸治疗和正颌外科治疗。

（12）种植体植入。

（13）最终修复程序。

（14）维护与控制。

如前所述，尽管口腔医师在进行治疗排序时可以遵循某些准则，但也可能会发生例外。排序过程中的许多挑战在于口腔医师如何解决意想不到的问题。

扫一扫即可浏览
参考文献

第三部分

介绍治疗计划并取得治疗同意
Presenting Treatment Plans and Obtaining Consent to Treatment

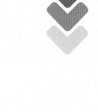

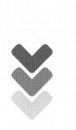

第14章

让患者做出知情决策
Preparing the Patient to Make an Informed Decision

一个受过良好教育的患者会为治疗做出更好的准备，这不仅有利于形成良好的医患关系，还可能减少医疗事故索赔的风险。为此，专业人员应做好准备全面讨论有关病例。这包括向患者提供其问题的全面信息，并提供多种治疗选择。此外，口腔医师应事先评估每个备选方案的优缺点、权衡各种治疗方案的利弊及提出的每种治疗费用。这样做，患者将站在一个理想的地位来权衡选择，最终选择符合他/她个人最大利益的治疗。最后，口腔医师将事先设计个性化知情同意书并获得患者的同意，包括对诊断的理解、各种治疗方案的相对优势以及将要进行治疗的费用。知情同意书还要包括对疾病和治疗预后更全面的解释及预期治疗结果的相关信息。

患者教育

患者教育至关重要。通过告知患者自身的情况，口腔医师将有机会展示自身的能力、组织能力和知识。这绝对有助于促进医患信任，毫无疑问，这不仅可以提高患者对治疗计划的接受程度，而且有助于达到成功的治疗[1]。为实现这一目标，口腔医师应提前做好准备并讨论病例的所有方面，并对患者可能存在的任何问题或担忧保持开放的态度。因此，在与患者见面之前，口腔医师应回顾所有的诊断（问题清单）和可行的替代治疗方案来满足患者的需要。

此外，在更复杂的病例中，强烈建议专门安排一次预约，以进行患者教育和治疗计划介绍。在这个预约过程中，口腔医师应该专注于与患者建立友好关系，并尽力增加患者的信任[1]。如前所述，在当代口腔医学中，在讨论治疗相关方面的角色，口腔医师正从所有决策中的最终权威者转变为信息咨询专家、教育工作者和患者顾问。患者是做出最终选择的人，而口腔医师的责任是协助患者做出决策。要记住，与口腔医师建立良好关系的患者很少会通过起诉口腔医师来获得满意度。

为了有效地进行患者教育，应特别注意以下几点：

- 如果可能的话，这个会谈应该在牙椅以外的环境中进行。如果更喜欢在椅旁谈话的话，要让患者处于直立坐姿，口腔医师自己调整位置以便与患者面对面坐着；在这次会谈中绝不要让患者处于仰卧位置。
- 使用患者能理解的语言。
- 不要用一些小细节让患者尴尬。
- 避免使用威胁性或产生焦虑的术语。
- 确认患者对正在讨论内容的理解程度。在整个讨论过程中，鼓励患者提出问题，并定期验证患者是否理解所讲的内容。
- 尽可能多地使用教具（上𬌗架的研究模型、诊断蜡型、影像图像、口外和口内照片、插图、宣传小册子、书籍等），以促进患者对所述主题的理解。

患者教育可以从告知患者自身的问题和诊断开始。患者必须明白为什么治疗是必要的[2]。如前所述，问题清单对于解决患者的问题有很大帮助。在这个讨论中，口腔医师应使用非专业术语，鼓励患者提出问题和表达任何疑问。只有在这一阶段彻底结束后，口腔医师才应该开始讨论治疗方案。

告知患者存在的问题

患者教育的第一阶段包括告知患者在前一检查阶段发现的问题（或可能导致问题的因素），这些问题的发展程度或阶段，以及解决这些问题的任何限制因素[3]。所有存在的问题都应得到解决，并解释每一个问题的性质和预后。当情况需要时，应提醒患者，目前提供的部分信息是由其他专家提供的，必要时可能需要再次咨询这些专家。应着重强调任何涉及可疑或不利预后的情

况。口腔医师必须确保患者充分理解正在讨论的内容以及为什么治疗是必要的。

- 为方便讨论，应整理已发现问题的各个领域相关的问题并获得问题清单。此外，口腔医师应使用所有可用方法来促进患者对其临床情况的理解[4]。在不同评估阶段使用的辅助诊断工具（如口内图像、已上𬌗架的模型、诊断蜡型、放射导板、影像图像）将会起到很大的帮助[5]。应该允许并鼓励患者提出问题。在整个谈话过程中，口腔医师应该评估患者是否理解正在讨论的内容[4]。如果口腔医师判断患者缺乏理解能力，则其他人（近亲）应参与整个过程。这是非常有价值的，特别是对一些有认知障碍的老年人。如果有必要，可能会再安排一次预约来彻底弄明白问题。

要顺利完成这部分患者教育，口腔医师应能够：

- 列出所有可能导致问题的具体问题或因素。
- 描述现有问题的发展程度或阶段。
- 描述每一个问题可能产生的不利影响。
- 确定进展中的问题是否可以消除或控制（或两者都不能）。
- 确定列出所有问题的预后。
- 告诉患者如果不进行治疗可能发生什么。

一旦解决了所有存在的问题或可能导致问题的因素，所有与这些问题有关的疑问都得到了满意的回答，口腔医师就可以继续介绍可行的治疗方案来解决发现的问题。

介绍治疗计划并选择最佳治疗方案

患者了解问题和解决方案（诊断和治疗）之间的关系至关重要。这种认知有助于患者理解为什么治疗是必要的[6]。此外，患者应该意识到，治疗计划是专门为解决其个人需求而设计和

定制的。因此，对于每一个问题都应该提出解决方案。在这个过程中，患者应该明白，一个特定的问题可以用不同的方式（通过不同的选择）解决，其他口腔医师或专家（牙体牙髓医师、牙周医师等）可能需要参与治疗[4,6]。

患者明白这一点很重要，即口腔医学不是一门精确的科学，在治疗过程中可能会出现不可预见的情况，特别是在复杂的全口重建病例中，因此可能需要修改治疗计划。例如，在牙体预备过程中可能会发生牙髓暴露，因此患者可能需转诊到牙髓科医师处进行根管治疗。或者，在拆除全冠修复体后，口腔医师可能会发现需要更换桩核。如果出现这种情况，必须告知患者问题的性质，并提供解决问题的所有必要信息，包括可能的治疗方案和额外费用。口内临床照片是一种记录情况的有效方式。在获得患者知情同意后，将这个额外的治疗纳入治疗计划。

此时，在讨论中包含患者的主诉和期望以及可选择的替代治疗方案是一个明智的做法。在这个阶段，口腔医师基本上能确定这些期望是否切合实际、是否可以完全实现、部分实现或根本不能实现。还应强调患者合作的重要性（如足够的口腔卫生维护、戒烟、必要时戴夜间咬合板、复诊进行维护治疗等），同时还应强调配合、合作或缺乏合作对治疗总体预后的影响。

治疗结果相关的信息也是治疗计划讨论中的有用内容。不同的治疗方法可能产生不同的治疗效果。因此，必须事先告知患者不同治疗方案存在的优缺点。这些信息对患者做决定时非常重要。对每一种治疗方案的可能结果的了解有助于治疗决策。这样的预测可以帮助口腔医师选择最佳的方案，并作为向患者介绍治疗计划的重要辅助内容。患者需要知道的一些最重要的结果是医师实施特定治疗操作的成功率和整个治疗的平均预期寿命。

目前，接受治疗的患者数量逐渐增多，同时也更多样化。这些患者会提出更多问题，对自己口腔外观和功能有更高的期望，并经常在互联网和各类大众媒体上寻求答案。现在的患者希望获得有关他们口腔健康的适当而准确的信息。他们更有可能寻求并接受在制订治疗计划决策时某种程度的所有权。有了足够的信息，他们就能更好地比较和权衡治疗方案，并更好地做好准备，就自己的最大利益做出更明智的判断。最重要的是，如果发生不良后果，他们也会做更好的准备。

当患者成为治疗计划的完全参与者时，这个过程就变成了一个相互尊重的讨论，而不是一个由口腔医师设计、指导和分发给患者的计划。口腔医师应该清晰、坦率和准确地指导患者在治疗选择范围内进行选择。为了实现这一目标，口腔医师应在提出治疗建议之前权衡各种治疗方案的相对好处。

当提出治疗方案时，口腔医师不应该讨论太多的替代方案。基于以前的评估，口腔医师应该排除不太有希望的选择，只提供最合适的选择。过多的信息可能会造成混乱，并对患者在决定什么是最好时产生负面影响。为使介绍治疗计划过程成功，口腔医师必须做到以下几点：

- 提供一系列完整的治疗方案来解决现有的问题。
- 评估每种治疗方案的利弊，并考虑各种治疗方案的相对好处。
- 描述许多可能的治疗方案的预期结果。
- 告知患者在特定选择中可用的不同类型的技术和材料。
- 告知患者每种治疗方案所涉及的费用。
- 告知患者进行X治疗、Y治疗和不治疗的利弊。
- 告知患者治疗中涉及的其他专业。

在对哪种治疗方式是最适合患者需求的和实现何种程度的期望达成共识后，应获得患者书面同意。一旦完成了这一点，就可以实施治疗措施。

复杂病例治疗计划的介绍

复杂病例治疗方案的介绍可能需要特殊的方法。在这种情况下，很难精确地列出解决患者需求的所有必要措施。在某些情况下，在治疗过程中需要改变治疗计划[7-8]。例如，在治疗过程中，口腔医师可能会发现某颗牙齿的反应不佳，因此需要拔除。如果没有告知患者这种可能性以及与之相关的额外费用，可能会出现尴尬的局面，整个治疗也可能会受到影响。治疗计划的重大改变会影响所选用的修复方式和修复体制作及整体治疗的相关费用，这可能会导致患者的不安。因此，在为涉及基牙预后可疑、种植体植入和大范围修复体的复杂全口重建病例或牙列缺损患者制订治疗计划时，要非常谨慎[7-9]。

一种解决办法是将治疗分为两个阶段。第一阶段处理主诉（如果可能的话），包括牙周治疗、龋病控制、拔除无保留价值的牙齿、牙髓治疗和临时修复。因为在第一阶段所涉及的大多数治疗都是明确的，也可以为患者提供这一初始阶段相关的费用。至于第二阶段的费用，口腔医师可向患者提供一份潜在治疗费用的预算。在第一阶段完成后，计划最终修复和重建治疗阶段之前，可以观察患者对治疗的反应。这种将治疗分为两个阶段的方法可以更好地控制治疗程序和费用，并便于患者更好地理解。

与患者达成共识

在患者决定了治疗的大致方向后，口腔医师应该检查有关特定治疗方案的所有细节，特别是短期和长期预后。回顾患者的主诉和期望，确定患者所选择的治疗方式是否能达到这样的期望也很重要。需要再次提醒患者，在治疗过程中的某

些阶段可能需要其他口腔医师或专家来解决口腔修复学领域之外的问题。

患者常常要求口腔医师就最符合患者利益的治疗方案发表意见，因此口腔医师应该随时准备发表意见。然而，只有在患者明确了他/她的治疗选择后，提供意见才是明智的。

此时还应回顾治疗费用、安排预约的最佳时间、预约的次数和持续时长以及完成整个治疗所需的大约时间等有关方面。当需要额外治疗的时候，对这些额外的治疗做一个预算是明智的（例如预估牙髓或牙周治疗的费用）。这将使患者对整个治疗的总费用有一个总体的概念。此时应该鼓励患者提问。许多口腔医师选择将部分讨论委托给其他工作人员（如业务经理或工作助理）。

在患者教育和介绍治疗计划的过程中，口腔医师应检查患者是否理解了所讨论的每一个要素。这便于后期获得患者的知情同意。良好的治疗计划介绍是与患者建立信任和融洽关系的前提。一个好的介绍可以增加对口腔医师能力和知识的信任，从而提高患者对治疗计划的接受程度，而一个处理不当的介绍会破坏医患关系，并导致患者质疑口腔医师的能力。

获得患者知情同意

在大多数法律制度中，专业人员有义务向患者介绍与任何预期治疗有关的风险。换句话说，必须向患者提供有关病情和建议治疗的充分信息，使一个理性的人能够做出自愿和知情的决定。这也被称为知情同意。但必须考虑的是，签署的知情同意书并不能自动证明取得了有效和自愿的知情同意。患者仍可声称提供的信息不足，如果在知道有关事实的情况下不会同意治疗。因此，口腔医师在获得患者同意时，必须确保提供给患者的信息是完整而准确的。

如前所述，如果进行得当，患者教育和治疗计划介绍的谈话可以作为获得患者知情同意的基础。而获得知情同意的证据在医疗纠纷是一个关键因素，要求患者签署知情同意书，表明患者已接受到有关其口腔状况的所有必要信息，以及解决所有现存问题的治疗方案的信息。知情同意也表明患者有机会提出问题，而且所有的问题都得到了满意的回答。应特别强调预后可疑的情况，因为这些情况往往是问题的根源。除了知情同意书外，口腔医师还可向患者提供一份详细的治疗计划和治疗顺序的副本。这样既有助于患者按计划治疗，也可以了解治疗处于哪个阶段。一些口腔医师选择在治疗计划中添加诊断和问题清单，并将此文件用于知情同意。

在获得知情同意的过程中，口腔医师应评估患者是否存在理解了推荐的治疗方案、治疗的风险和好处、可选择的方案、不治疗的可能后果，以及患者在权衡这些方案时是否理性。如前所述，如果口腔医师认为患者缺乏理解的能力，其他人（近亲）应该参与谈话[10]。必须格外谨慎，只有确保完全了解同意书之后才能签署同意书。部分老年患者虽然仍保留法律权限，但可能已经缺乏自己做出医疗决策的能力。为此，如有必要，可安排额外的预约。这样患者有机会将文件副本带回家，目的是在患者同意进行不可逆的治疗之前，确保其有足够的时间更好地评估文件。在某些情况下，为了安全起见，口腔医师可以要求患者和其家人或陪同者双方都签署同意书。

一般而言，知情同意书的大部分要素在口腔医学所有领域中都是相同的。但是，有些专业可能要求在特定方面更详细的信息。

知情同意书可以分为多个部分，一般包括以下内容：

- **一般信息**：患者姓名、日期、口腔医师姓名、口腔医师注册号（必要时）、办公室所在地。

- **诊断与预后：**
  - »可能导致某些问题的具体因素。
  - »现有问题的发展阶段或程度。
  - »发现的与现有问题相关的限制性或风险。
  - »每个问题可能造成不良影响。
  - »进展中的问题是否可以消除或控制或两者都不能。
  - »列出所有问题的预后。
  - »患者如果不进行治疗可能发生什么的信息。

- **治疗方案及治疗预后：**
  - »可用于解决现有问题的治疗方案，以及每种方案的优缺点。
  - »所介绍的治疗方案的风险和相对好处。
  - »介绍的治疗方案的预期结果。
  - »建议治疗方案相关的局限性或风险。
  - »可能会发生的并发症。
  - »某个特定选择可用的不同类型的技术和材料。
  - »每种治疗方案的费用。
  - »X治疗、Y治疗和不治疗的优缺点。
  - »治疗预后。

- **补充领域**：这个空间可以用来列出或强调与病例有关的任何相关信息或重要方面，如：
  - »预后可疑的区域（应强调这些区域）。
  - »与其他专业领域有关的问题（牙髓病、牙周病、正畸和口腔外科）。
  - »治疗中涉及的其他专业，以及口腔医师推荐的专业人员（口腔医师的姓名、专业和电话号码）。
  - »预估整个治疗完成的时间。
  - »在治疗过程中可能出现的不可预见的情况，应包括在同意书中。

- **最后部分**：在这个部分中，患者承认：他/她已经阅读了同意书，以上所有的解释都使他/她满意，患者有机会提出问题，所有问题都得到了满意的答复，他/她明白口腔医学不是一门精确的

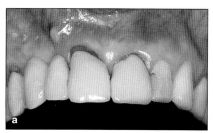 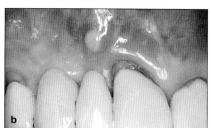 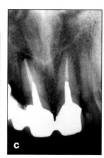

图14-1 （a）右侧上颌前牙正面观。（b）侧面观显示右侧上颌中切牙根尖部有瘘管形成。（c）根尖周X线片显示右侧中切牙根尖周病变。

科学并无法保证治疗效果，同意授权由指定口腔医师提供的治疗。患者或法定监护人必须签署知情同意书。

虽然本节讨论的知情同意书更倾向于修复治疗，但也可能包括与其他专业领域（牙髓病、牙周病、正畸和口腔外科）有关的问题。这可以证明对患者进行了全面检查。有关其他专业方面的详细资料可以在对患者进行了评估的每位专家提供的临床报告中找到。这些报告是患者临床记录的组成部分。

有时，可能需要修改治疗计划。因为在治疗期间可能会发生改变，因此可能需要在治疗计划中纳入新的程序。当出现这种情况时，患者应该被赋予提出问题和考虑其他选择的权力。口腔医师可选择写一份另外的知情同意书，然后并入原知情同意书中，也可以仅在临床记录中填写一份说明来记录已经讨论的程序，并需要涵盖知情同意书的所有要素和患者口头同意进行治疗。此外，为了确保患者承认和授权，口腔医师可要求患者在病历上记录增加临床操作步骤附近的地方签字。

制订治疗计划过程到此结束。此阶段完成后，可启动治疗程序。下文展示一个病例报告来演示制订整体治疗方案的过程。

病例报告

一位38岁的女性患者，由她以前的口腔医师推荐到这家诊所。

主诉和患者期望

患者就诊时抱怨右侧上颌中切牙不适和疼痛（图14-1a）。在这个阶段，患者只是想了解问题是什么，并尽快解决问题。她还提到，这颗牙齿曾经治疗过两次，由于牙齿问题的性质她不愿意再治疗这颗牙齿。她也不想要一个新的局部义齿，因为如果牙齿将来出现问题又需要拆除义齿。

健康状况

患者健康状况良好，病史并未显示出任何不宜进行必要的口腔治疗的医学问题。口腔病史包括前两次右侧上颌中切牙的根管治疗。尽管进行了这些治疗，但仍存在持续感染和体征。

初步临床检查

患者主诉相关的检查结果

临床检查发现右侧上颌中切牙根尖部有瘘管形成（图14-1b）。影像学检查显示患牙有根尖周病变（图14-1c）。

患者整体口腔状况相关的检查结果

　　所有与口外检查相关的方面均在正常范围内。患者的微笑类型为低位笑线。口腔黏膜检查未发现异常。牙周检查显示广泛性牙龈炎（探诊出血），但没有可探及的牙周袋。临床及影像学检查未发现其他异常情况。患者未诉说或在临床检查中未发现咬合或颞下颌关节功能紊乱的症状和体征。

　　咬合分析显示，双侧后牙𬌗平面的轻微改变及深覆𬌗。下颌骨前伸和侧方运动都在正常范围内。

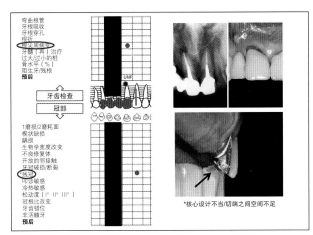

图14-1（续）　（d）牙齿检查表。

问题清单、诊断和治疗目标

患者姓名：＿＿＿＿＿＿＿＿＿＿＿＿＿＿＿＿＿＿＿＿＿＿＿＿＿

检查日期：＿＿/＿＿/＿＿

与口外检查相关的问题 无	治疗目标
与口腔黏膜检查相关的问题/*预后 8#牙根尖对应部位的瘘管形成	治疗目标 确定病变的来源和治疗方法
牙周问题/*预后 广泛性牙龈炎	治疗目标 消除牙龈炎症
与牙齿相关的问题/*预后 8#： 牙髓感染/根尖周病变 这颗牙已经治疗过两次了。尽管已经进行治疗，仍存在持续感染和体征 此外，所讨论的牙齿是四单位固定局部义齿的基牙之一 预后：可疑与不利之间 右侧下颌切牙和尖牙轻微伸长	治疗目标 消除感染 纠正左侧下颌尖牙（牙尖）和侧切牙（远中）的长度（形态）

图14-1（续）　（e）问题清单、诊断和治疗目标。　　　　➞

咬合和颞下颌关节问题 / *预后 深覆𬌗	治疗目标
缺牙区相关的问题/ *预后 无	治疗目标
正畸相关的问题/ *预后 无	治疗目标
口腔外科手术相关的问题/ *预后 无	治疗目标

治疗中所涉及的专业（除修复学科外）：（请指出）
–牙体牙髓病学 –牙周病学

图14–1（续） （e）问题清单、诊断和治疗目标。

诊断和预后

患者被诊断牙髓感染伴瘘管形成，这也导致右侧上颌中切牙预后不良（图14–1d）。患者不愿意尝试牙髓再治疗方法。

治疗目标

拔除右侧上颌中切牙并用种植体支持式修复体修复右侧上颌中切牙、侧切牙和尖牙（图14–1e）。

治疗计划

- 制作丙烯酸树脂临时固定局部义齿（从右侧上颌第一前磨牙到左侧中切牙）以替换现有的由右侧第一前磨牙和中切牙支持的四单位固定局部义齿。
- 拔除右侧上颌中切牙，使用两颗种植体支持式固定局部义齿修复右侧上颌中切牙、侧切牙和尖牙。
- 为右侧第一前磨牙和左侧中切牙制作新的全冠修复体。

图14–1f为该病例的综合治疗方案表。

讨论

- 初始影像学检查显示种植体植入的骨量不足。由于需要进行软硬组织移植，治疗分为两个阶段：①骨和牙龈移植；②种植体植入和修复体制作。
- 图14–1g显示了针对这个特殊情况的知情同意书。

治疗顺序

第一阶段

1. 拆除现存的固定局部义齿和左侧中切牙上的现存修复体。
2. 制作一个由右侧第一前磨牙和中切牙支持的临时固定修复体。
3. 在戴入和调整临时修复体（图14–1h和i）后，将患者转诊到牙周医师处拔除右侧中切牙。同时进行完整的牙周评估和牙槽嵴增量术（图

综合治疗方案

患者姓名：_____

检查日期：___/___/___

<table>
<tr><td colspan="2">非修复学科领域的治疗措施：

1. 转诊到牙周医师处进行牙周评估、基础治疗（洁治、根面平整和牙周刮治）和口腔卫生宣教。

主要问题区域：拔除8#，牙槽嵴增量术和种植体植入（2~3颗种植体）来修复6#、7#和8#

2. 转诊到牙髓医师处拆除9#的桩核</td></tr>
<tr><td colspan="2">与修复学科相关的治疗措施：</td></tr>
<tr><td>牙位</td><td>治疗计划</td></tr>
<tr><td>5# –9#</td><td>制作丙烯酸树脂临时固定义齿来替换现存的修复体</td></tr>
<tr><td>6#, 7#, 8#</td><td>制作2颗或3颗种植体支持式三单位固定局部义齿</td></tr>
<tr><td>5#</td><td>制作新的全冠修复体</td></tr>
<tr><td>9#</td><td>制作新的全冠修复体
额外程序：制作一个新的桩核</td></tr>
<tr><td>10#, 11#</td><td>调磨左侧下颌尖牙（牙尖）和侧切牙（远中）的长度（形态）</td></tr>
<tr><td colspan="2">治疗所涉及的专业（非修复学科）
1. 牙周病学
2. 牙体牙髓科</td></tr>
</table>

图14-1（续） （f）综合治疗方案。

14-1j和k）。在这个阶段，也可以进行微量牙体磨除来纠正左侧下颌尖牙（牙尖）和侧切牙（远中）的长度（形态）。

在拆除现有修复体后，进行临时修复体调整期间，注意到左侧上颌中切牙舌侧（桩核）和对颌切牙之间的空间不足以制作合适的新修复体（图14-1l~o）。由于这个原因，将患者转诊到牙髓科医师处拆除现有的铸造桩核。这就可以制作出设计更合理的新的铸造桩核，这反过来将有利于新的全冠修复体的制作。

4. 观察到合适的愈合后（图14-1p），制作一个放射导板用于重新评估缺牙区的骨量。现有的临时修复体将作为制作放射导板的参考。图14-1q和r显示了已上𬌗架的模型以及上颌模型的𬌗面

口腔治疗同意书

患者姓名：_____ 日期：_____

本人特此声明，口腔医师已告知本人口腔疾病及以下口腔问题：

·8#牙齿牙髓源性感染，根尖有瘘管形成和牙髓病变，因此需要拔除该牙齿。通常与该治疗相关的风险包括以下各项，每一项都已向我进行了满意的解释：

      –拔牙位点的骨吸收。

      –相邻牙齿的牙龈退缩，这可能导致该牙显得更长。牙龈退缩还可能导致"黑三角"。

我还被告知额外的外科手术，如牙槽嵴增量术（骨和牙龈移植）可以最大限度地减少或预防骨吸收的影响，有时需要进行多次外科手术，才能获得足够的骨量进行种植。我再次确认，已经向我解释了这些操作的好处。我被告知，只有通过正畸治疗，才能纠正双侧后牙殆平面的改变以及深覆殆情况，我决定不继续进行这种治疗。

我已经被告知修复缺失牙的不同的修复方式以及它们的优缺点。我已经了解了这些信息，我选择了种植治疗。我已收到一份治疗计划的副本，其中详细说明了治疗中使用的材料和方法以及费用预算。我还被告知了治疗的大致持续时间以及治疗中可能涉及的其他专科。

我明白口腔医学实践不是一门精确的科学，并意识到医师不能或不会保证具体的结果。我也意识到，在治疗过程中可能会出现不可预见的情况，这很有可能改变现在的情况，并要求医师在选择与目前所考虑治疗不同或不同的治疗时进行最佳的专业判断。在这种情况下，将向我解释新问题，所有额外的信息将记录在补充信息栏（用于记录治疗过程中出现的不可预见事实或新信息的地方）。不论出现的新情况的性质如何，我请求医师做任何对我最有利的决定。

我承认，本次治疗的长期成功取决于我在本次治疗的愈合阶段所进行的维护，在此同意在治疗完成前尽可能避免不利行为，如在治疗结束前避免用前牙咬硬物。我也承认，长期的成功取决于有效的家庭口腔卫生习惯以及医师安排的专业随访。

本人同意医师为科学和教育目的对操作进行摄影、录像和/或影像记录，并同意在任何出版物中使用这些记录。

我的签名如下，我同意我已经阅读本知情同意书，我理解其内容或口腔医师已向本人解释，我同意上述的每一项陈述，我有机会就治疗提出问题，我的问题已得到满意的回答。

我在xx城市，国家签署这份知情同意书。

_____

                患者签名：

图14-1（续）（g）知情同意书。   →

补充信息/额外治疗程序

项目#1

在拆除现有修复体后，注意到9#牙齿的桩核设计不合理（核设计不足/切端空间不足）。因此，需要制作一个新的桩核。

我（患者姓名）授权口腔医师执行上述额外治疗程序。

_____

患者签名：

日期：_____

图14-1（续）（g）知情同意书。

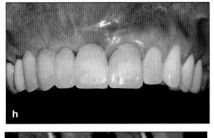
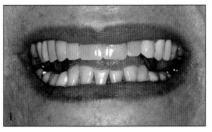
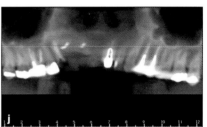
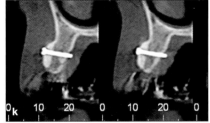
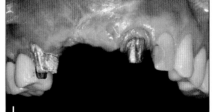
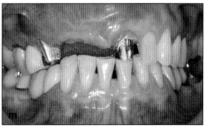
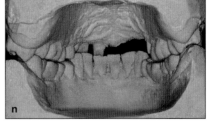
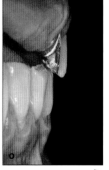

图14-1（续）（h和i）在患者口内戴入并调整好的临时修复体的口内图像和微笑图像。（j和k）影像图像显示用于固定骨移植材料的微螺钉。（l）正面观显示拆除现有修复体和拔除右侧中切牙后缺牙区的情况。（m）正面观显示咬合状态下的上下颌牙齿。（n）上𬌗架的模型的舌面观。注意到下颌切牙与对颌缺牙区之间的垂直向修复空间。（o）侧面观显示左侧中切牙桩核的舌侧与对颌切牙之间的间隙。由于空间不足，制作了新的金属桩核。也需注意，由于深覆𬌗和左侧下颌尖牙及侧切牙（切牙远中和尖牙牙尖）的伸长，垂直向修复空间受限。

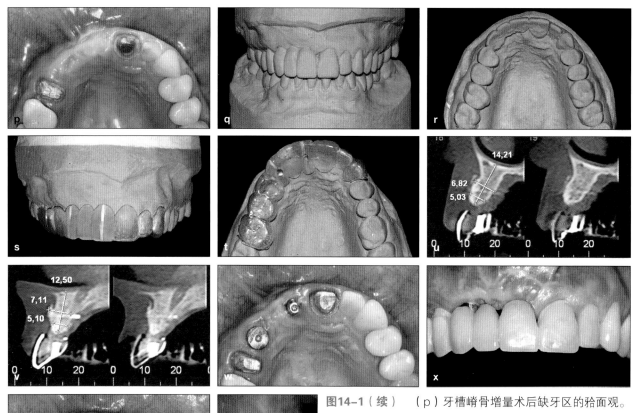

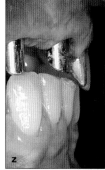

图14-1（续） （p）牙槽嵴骨增量术后缺牙区的𬌗面观。（q和r）翻制临时修复体（上颌牙弓）的模型的正面观和𬌗面观。该模型将用于制作中空的丙烯酸树脂放射导板。（s和t）中空的丙烯酸树脂放射导板的正面观和𬌗面观。（u和v）右侧中切牙和尖牙对应部位的影像图像。这两个位点的图像都显示用于种植体植入的骨量充足。这些图像也证实了在放射导板上确定的植入路径可用于实际种植体植入。（w）种植体植入在右侧中切牙和尖牙位点的𬌗面观。（x）调改现存临时修复体，以便在愈合期间使用。（y和z）右侧中切牙和尖牙对应位点的种植体基台的𬌗面观、侧面观。注意到，左侧中切牙制作了一个新的铸造桩核，其舌侧预留出足够的空间以合适的新牙冠（底冠和烤瓷）的制作。还需注意到，左侧第一前磨牙上制作和粘接的新牙冠。

→

观。图14-1s和t展示了在翻制的现有临时冠的模型上制作的放射导板。舌侧的孔提示了种植体可能的植入路径。在影像检查前，这些孔必须用牙胶充填。

5. 如果植骨手术取得了满意的结果，继续植入种植体。如果没有取得满意的结果，考虑进一步的植骨手术。

在这个特殊病例中，骨移植获得的骨量虽然不理想，但却是足够的（图14-1u和v）。患者也不想接受进一步的手术和治疗，她的低位笑线也不会暴露出修复体颈部，所以拒绝了进一步的骨增量术。

在了解到现有的限制条件后，植入种植体并对现有临时修复体进行调改，以便在愈合期间使用（图14-1w和x）。

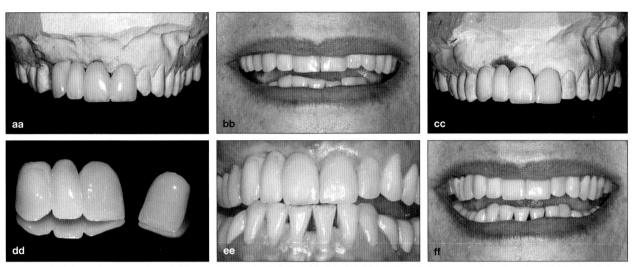

图14-1（续）　（aa和bb）研究模型和患者口内种植体支持式丙烯酸树脂临时修复体正面观。（cc）研究模型上准备进行试戴的最终修复体的正面观。（dd）最终修复体。（ee）患者口内的最终修复体。同时，评估了前伸运动和侧方运动，并进行了必要的最后调整。（ff）治疗结束时的正面观。

第二阶段

1. 确认实现了合适的愈合和骨结合后，制取印模（在种植体水平）用于制作个性化基台（图14-1y和z）。在这个特定病例中，种植体植入的位置有利于粘接固位修复体的制作。随后，制作一组由种植体支持式新临时修复体（图14-1aa和bb）。

2. 制作一个由种植体支持式三单位固定局部义齿以及第一前磨牙和左侧中切牙的最终修复体（图14-1cc～ff）。

扫一扫即可浏览
参考文献